Annegret F. Hannawa, Günther Jonitz
Neue Wege für die Patientensicherheit: Sichere Kommunikation

Neue Wege für die Patientensicherheit: Sichere Kommunikation

Evidenzbasierte Kernkompetenzen mit Fallbeispielen aus der medizinischen Praxis

Annegret F. Hannawa

Beitragender Co-Autor:
Günther Jonitz

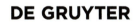 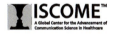

Autor

Prof. Dr. Annegret F. Hannawa, Ph.D.
Präsidentin, ISCOME Global Center for the
Advancement of Communication Science in
Healthcare (www.iscome.org)
Direktorin, Center for the Advancement of
Healthcare Quality and Patient Safety (CAHQS,
www.patientsafetycenter.org), Fakultät für
Kommunikationswissenschaften,
Università della Svizzera italiana (USI), Schweiz

Beitragender Co-Autor

Dr. med. Günther Jonitz
Facharzt für Chirurgie
Präsident der Ärztekammer Berlin 1999–2017
Gründungsvorstand des Aktionsbündnis
Patientensicherheit (APS) und des Deutschen
Netzwerks Evidenzbasierte Medizin (DNEbM)

Koordinatorin der Fallbeschreibungen

Sandra W. Hwang, M.S.P.H.
*Johns Hopkins Bloomberg School of Public Health,
Baltimore, Maryland, USA*

Editoren der Fallbeschreibungen

Erin E. Hartman, M.S.
University of California, San Francisco, USA

Sandra W. Hwang, M.S.P.H.
*Johns Hopkins Bloomberg School of Public Health,
Baltimore, Maryland, USA*

Eric Kang, B.A.
Johns Hopkins University, Baltimore, Maryland, USA

Kara Guisinger, B.S.
*Ohio University-Heritage College of Osteopathic
Medicine, Athens, Ohio, USA*

Nicole Rothfusz, B.S.
*Ohio University-Heritage College of Osteopathic
Medicine, Athens, Ohio, USA*

Robert M. Wachter, M.D.
University of California, San Francisco, USA

Begutachter der deutschen Ausgabe

Dr. med. Kai P. Schnabel, MME
*Abteilungsleiter, Institut für Medizinische Lehre
(IML), Abteilung für Unterricht und Medien
Universität Bern, Schweiz*

ISBN 978-3-11-053557-0
e-ISBN (PDF) 978-3-11-053734-5
e-ISBN (EPUB) 978-3-11-053619-5

Library of Congress Cataloging-in-Publication Data
A CIP catalog record for this book has been applied for at the Library of Congress.

Bibliografische Information der Deutschen Nationalbibliothek
Die Deutsche Nationalbibliothek verzeichnet diese Publikation in der Deutschen Nationalbibliografie;
detaillierte bibliografische Daten sind im Internet über
http://dnb.dnb.de abrufbar.

© 2017 Walter de Gruyter GmbH, Berlin/Boston
Umschlaggestaltung: wragg / iStock / Getty Images Plus
Foto Backcover (Jonitz): Kathleen Friedrich
Satz: le-tex publishing services GmbH, Leipzig
Druck und Bindung: CPI books GmbH, Leck
♾ Gedruckt auf säurefreiem Papier
Printed in Germany

www.degruyter.com

MIX
Papier aus verantwor-
tungsvollen Quellen
FSC® C083411

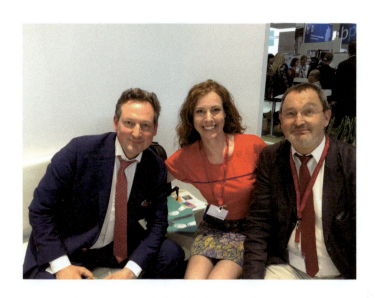

Grußwort von Dr. Eckhart von Hirschhausen

Durch die Pionierarbeit von Annegret Hannawa und Günther Jonitz habe ich erst gelernt, welche Schlüsselfunktion Kommunikation und Patientensicherheit haben. Ich wünsche jedem Patienten Ärzte, die diese Themen verinnerlicht haben und leben.

Dr. Eckhart von Hirschhausen

https://doi.org/10.1515/9783110537345-201

Grußwort von Hardy Müller

Obschon ein großer Teil der Behandlungsfehler auf Defizite in der Kommunikation zurückzuführen sind, wird die sichere Kommunikation selten gelehrt und gelernt. Verbesserungspotentiale liegen damit brach. Prof. Hannawa liefert mit Ihren Forschungen und Publikationen konkrete Vorschläge, wie die Versorgung durch sichere Kommunikation verbessert werden kann. Es ist zu wünschen und notwendig, dass diese Erkenntnisse in der Praxis umgesetzt werden.

Hardy Müller
Geschäftsführer Aktionsbündnis
Patientensicherheit e.V.

https://doi.org/10.1515/9783110537345-202

Vorwort von Prof. Dr. Gerd Gigerenzer

Ein Arzt operiert das falsche Knie oder den falschen Patienten; ein Pilot landet ein voll funktionsfähiges Flugzeug, ohne das Fahrwerk auszufahren. Wie kann das passieren? Und vor allem: Wie kann das verhindert werden? Im Gesundheitswesen ist die World Health Organization (WHO) für Sicherheit zuständig, im Flugwesen die International Civil Aviation Organization (ICAO). Die WHO reguliert Sicherheit, jedoch deutlich weniger als die ICAO, obgleich sie die gleichen rechtlichen Möglichkeiten hätte. In jedem Cockpit arbeiten Piloten mit Checklisten, um die Kommunikation zu sichern und Fehler zu vermeiden; im Operationssaal wird diese lebensrettende Technik jedoch keineswegs durchgängig eingesetzt. Vor einigen Jahren saß ich mit einem Flugsicherheitsexperten und dem Leiter einer Klinik in einem Münchner Lokal. Als wir über die Sicherheit für Passagiere und Patienten sprachen, wandte sich der Experte an den Kliniker: „Wenn wir in der Luftfahrt so arbeiten würden wie Sie in der Medizin, dann würde uns jeden Tag ein Flugzeug mit 150 Passagieren abstürzen."

Der Luftfahrt ist es gelungen, eine weitgehend positive Fehlerkultur zu schaffen. Man geht davon aus, dass Fehler nun einmal gelegentlich vorkommen, und betrachtet sie als wichtige Informationsquelle. Tritt ein Fehler auf, sucht man nach der Ursache, um diese zu beheben. Zudem geht beispielsweise die Lufthansa offen mit dem Risiko eines Absturzes um und benennt die derzeitige Wahrscheinlichkeit mit 1 von 10.000.000 Flügen. Angestrebt wird eine Quote von 1 in 100.000.000, und auch das wird offen kommuniziert. In Kliniken herrscht dagegen meist eine negative Fehlerkultur: Fehler dürfen einfach nicht passieren, und wenn es dennoch dazu kommt, verschweigt oder vertuscht man sie. Gelingt dies nicht, sucht man nach einem Schuldigen, der möglichst die gesamte Verantwortung allein übernehmen soll. Diese defensive Kultur verhindert es, mit Fehlern offen umzugehen, die Ursachen zu beseitigen und Patientensicherheit zu verbessern. Ich kenne keine Klinik, die das derzeitige Risiko eines fatalen Fehlers in ihrem Haus benennt und ankündigt, auf welchen Wert sie sich verbessern will. Patienten bezahlen für diese negative Fehlerkultur mit ihrer Gesundheit und ihrem Leben, Ärzte und andere Gesundheitsberufe leiden unter ihrem persönlichen Versagen, und für die Gesellschaft wird es teurer.

Medien und Politiker haben weitgehend dabei versagt, dieses vermeidbare Massensterben zu benennen und dagegen vorzugehen. Während Jahr für Jahr Zehntausende Deutsche durch vermeidbare Fehler in Kliniken sterben, machen uns die Medien Angst vor Rinderwahnsinn, Vogelgrippe, Schweinegrippe, Ebola und anderen vermeintlichen Katastrophen, bei denen bisher entweder kein einziger Deutscher starb oder nur wenige ums Leben kamen.

Was tun? Das Buch von Hannawa und Jonitz über „Neue Wege für die Patientensicherheit" bietet hier einen hilfreichen Ansatz. Es analysiert einen zentralen Aspekt der Patientensicherheit, der oft nicht ernst genommen wird: Kommunikation. Kommunikation kann an vielen Stellen misslingen. Die Ursache vieler Fehler liegt im Versagen

https://doi.org/10.1515/9783110537345-203

der Kommunikation zwischen Ärzten, medizinischem Personal und Patienten, wenn beispielsweise bei der Übergabe eines Falles nicht über bestehende Allergien informiert wird oder im Gespräch zwischen Ärzten und Patienten bzw. deren Angehörigen Missverständnisse über die Medikation des Patienten entstehen. Um das Bewusstsein für die vielfältigen Möglichkeiten misslungener Kommunikation zu stärken und daraus zu lernen, stellen die Autoren 39 konkrete Fälle vor sowie allgemeine Prinzipien und nützliche Strategien der Kommunikation. Dieses anschaulich und klar geschriebene Buch wird allen Beteiligten die Augen über die Bedeutung unmissverständlicher Kommunikation öffnen und Lösungen aufzeigen. Es stellt einen wichtigen Schritt in Richtung einer positiven Fehlerkultur im Gesundheitswesen dar.

Der Untertitel des Buchs lautet „Evidenzbasierte Kernkompetenzen mit Fallbeispielen aus der medizinischen Praxis", es richtet sich also primär an Ärzte. Es sollte jedoch ebenso vom Pflegepersonal gelesen werden und vor allem fester Bestandteil jedes Medizinstudiums werden. Und ich wäre nicht überrascht, wenn auch wachsame Patienten es gern lesen möchten. Die Kunst der Kommunikation wird jedenfalls erst gelingen, wenn sie Teil des ärztlichen Berufsethos ist und entsprechend gelebt wird.

Prof. Dr. Gerd Gigerenzer
Direktor, Harding-Zentrum für Risikokompetenz
Max-Planck-Institut für Bildungsforschung, Berlin

Vorwort von Sir Liam Donaldson

When things go wrong in life, poor communication is invariably involved. We are all familiar with its role in creating a misunderstanding between friends, in an inadvertent act of humiliation, or in unknowingly misleading someone who then makes a bad decision. Even when it does not cause physical harm, its impact can be long lasting: two friends who never speak again; a person's loss of confidence in the workplace; a situation that triggers severe depression. And those examples only illustrate poor communication involving words. A person's body language, for example, can disrupt a group's dynamics, sour the atmosphere at the top table of a wedding, or shut down a discussion. Poor communication may be part of the warp and weft of the human condition but that does not make it trivial.

When it comes to the major events in life, the quality of communication becomes even more important. Decades of research in many different academic disciplines have illuminated the nature of communication when someone becomes ill and encounters a healthcare system and its practitioners. There are multiple strands to this area of communication, often described in unsatisfactory topic descriptions: "breaking bad news," "the sick role," "the consultation," "shared decision-making." This vast field of study has enriched understanding of the nature and role of communication in health, illness, cure, and care. Some of the resulting knowledge has been translated into improvements in communication; most commonly, the practical actions have been in the area of medical and nursing education and training.

The academic discipline of communication science has been growing in importance to take its place alongside psychology, the social sciences, and evaluative methods in helping to understand and explain the role of communications in a wide range of fields, including medicine and healthcare. In healthcare, though, much of the focus has been on the process of patient care and not on wider themes. Important amongst them is patient safety, a particular priority for all health systems around the world. Unsafe care is a major problem for modern healthcare, whether it is being delivered in high-, middle-, or low-income countries. It arises from: simple mix-ups (for example, an inadvertent overdose of a medicine being given), persistent errors (for example, wrong-site surgery), chronic failures to reduce risks (for example, pressure sores), dysfunctional care (for example, bad clinical management of the acutely ill, deteriorating patient), and sudden catastrophic events (for example, failure to act on signs of fetal distress leading to a baby's death). These and many other situations can, and do, cause injury, disability, and death.

Professional, academic, and policy interest in patient safety began in the early 2000s and, at the outset, the term most often used was "medical error." Whilst error is indeed a core element, the experience of safety work in other high-risk industries is that weak and poorly designed systems make error more likely and amplify its impact when it does occur. This systems thinking, helped by the insight created by James

https://doi.org/10.1515/9783110537345-204

Reason's metaphor of the *Swiss Cheese*, is now deeply embedded in healthcare. The systems perspective is recognized as the paradigm shift that led to sustained improvement of aviation safety.

Whilst healthcare worldwide has embraced systems thinking in patient safety, hopes that it would be equally transformative have proved to be misplaced. The level of understanding of why similar adverse events repeatedly occur is poor. In other sectors, accident investigation yields actionable findings that have reduced future risk. Healthcare cannot claim much success in understanding nor in effective action.

When accidents or poor safety performance occur, investigations almost always reveal more than one failure in communication. In nonhealth sectors, such communication failures have been codified and led to successful change. Patient safety is in desperate need of rigor and clarity in assessing the role of communication in causing harm.

Annegret Hannawa, the leading figure in advancing the role of communication science in patient safety, has done a great service by turning her attention to producing a proper framework for analysis and explanation of unsafe healthcare. She and her contributing chapter authors have used a series of clinical vignettes to draw out the main communication contributions to critical incidents. This bottom-up approach is immensely revealing. It should not be a surprise to see how important central communication was to what went wrong. But it is surprising to see the scale and complexity of it.

The resulting framework set out in the seminal chapter by Hannawa is a groundbreaking conceptualization of the role of communication in the causation of unsafe care. The ideas and constructs in the book will be of great value to scholars but also to patient safety practitioners and policy-makers.

In healthcare, the use of the term "communication failure" is too often taken as an acceptable causal explanation in its own right. No longer will this be credible. In future, for those who claim that communication played a part in the causation of harm, the challenge will be: "That is too vague to be of any value. Explain how it fits into the Hannawa Framework."

Sir Liam Donaldson, M.D.
Former Chief Medical Officer for England
Founder of the World Alliance for Patient Safety

Abkürzungsverzeichnis

AHRQ	Agency for Healthcare Research and Quality
ALL	akute lymphoblastische Leukämie
APS	Aktionsbündnis Patientensicherheit
BIBAP	bi-level positive airway pressure
BMG	Bundesministerium für Gesundheit
COPD	chronisch obstruktive Lungenerkrankung
CT	STAT-Computertomographie
DNEbM	Deutsches Netzwerk Evidenzbasierte Medizin
eGA	elektronische Gesundheitsakte
GQMG	Gesellschaft für Qualitätsmanagement im Gesundheitswesen
hCG	humanes Choriongonadotropin
ICAO	International Civil Aviation Organization
IHI	Institute of Healthcare Improvement
INR	international normalized ratio
IOM	Institute of Medicine
i.v.	intravenös
mmHg	Millimeter Quecksilbersäule
MRSA	methicillinresistenter *Staphylococcus aureus*
ng/ml	Nanogramm pro Milliliter
NSTEMI	non-ST segment elevation myocardial infarction
OP	Operation
PACS	Picture Archiving and Communication Systems
PCI	perkutane Koronarintervention
PJ	praktisches Jahr
p.o.	per os (über den Mund)
POLST	Physician Orders for Life-Sustaining Therapy
SACCIA	Sufficiency, Accuracy, Clarity, Contextualization, Interpersonal Adaptation
TTP	thrombotisch-thrombozytopenische Purpura
UE	unerwünschtes Ereignis
VTE	venöse Thromboembolie
WHO	World Health Organization

https://doi.org/10.1515/9783110537345-205

Inhalt

Teil II: Fallstudien aus sechs medizinischen Versorgungsphasen

Einleitung

Bedeutung des Problems

In den vergangenen 30 Jahren haben sich die Ausgaben für das Gesundheitswesen in den Industrienationen verdoppelt (Leatherman und Sutherland 2004). Doch ist die *Qualität* der Gesundheitsversorgung inadäquat geblieben (Chassin 2013; Classen et al. 2011; Landrigan et al. 2010; McGlynn et al. 2003; World Health Organization 2000). Durch unvollständigen, übermäßigen und fehlerhaften Gebrauch von Ressourcen, Dienstleistungen und Maßnahmen produzieren Gesundheitssysteme auf der ganzen Welt unnötige Kosten (McLoughlin and Leatherman 2003). Selbst in entwickelten Ländern erhält nur jeder zweite Patient die empfohlenen Behandlungen (Harrison et al. 2015; McGlynn et al. 2003; Schuster et al. 2005; Jha et al. 2010; Jha et al. 2013), und viele Ärzte halten sich nicht an medizinische Leitlinien (Farquhar, Kofa und Slutsky 2002). Diese Statistiken erfordern dringliche Maßnahmen, um die Qualität der Gesundheitsversorgung weltweit zu verbessern.

Obgleich die Gesundheitsversorgung Nutzen trägt, stellt sie für Patienten auch ein gewaltiges Sicherheitsrisiko dar. Erste globale Statistiken der Weltgesundheitsorganisation (WHO) zeigen, dass jedes Jahr mindestens 43 Millionen Menschen durch medizinische Eingriffe physischen Schaden erleiden (Jha et al. 2013). Diese Schadensfälle verursachen etwa 23 Millionen Lebensjahre mit Behinderungen und 132 Milliarden Dollar Zusatzkosten für vermeidbare medizinische Versorgung (Jha et al. 2013). Mehr als zwei Drittel dieser Fälle entstehen durch Behandlungsfehler, welche die dritthäufigste Todesursache in den USA darstellen (Makary und Daniel 2016) und weltweit zu den „Top 10" der medizinischen Ursachen für Behinderungen zählen (Jha et al. 2013). Umgangssprachlich ausgedrückt übersteigt diese Statistik die Anzahl der Todesfälle, die zu beklagen wären, wenn jeden zweiten Tag drei Jumbojets abstürzen würden – oder, in einem anderen Vergleich, die Gesamtzahl aller Verletzten und Todesfälle, die auf Verkehrsunfälle, Suizide, Stürze, Vergiftungen und Ertrinken zurückzuführen sind (Kohn, Corrigan und Donaldson 2000). Folglich stellen medizinische Behandlungsfehler ein weltweites Gesundheitsproblem dar, das statistisch gesehen sogar schwerwiegender ist als weitverbreitete Krankheiten wie AIDS und Brustkrebs.

Eine der Hauptursachen vermeidbarer Schadensfälle in der Medizin wird immer wieder auf „mangelhafte Kommunikation" zurückgeführt. Laut Statistiken beläuft sich die Prävalenz dieser Schadensfälle auf 25 % (Wakefield 2007; Australian Institute of Health and Welfare & the Australian Commission on Safety and Quality in Healthcare 2007) bis 80 % (Joint Commission 2007, 2012). Die Fachliteratur zeigt einhellig, dass Behandlungsergebnisse besser sind, wenn Kliniker mit Kollegen und Patienten „gut" kommunizieren. Analog dazu gilt, dass mangelhafte Kommunikation den Erfolg von medizinischen Behandlungen immer wieder schmälert und die Patientensicherheit ernsthaft gefährdet (Kesten et al. 2010; Klipfel et al. 2011; Pfrimmer 2009;

https://doi.org/10.1515/9783110537345-206

Twedell und Pfrimmer 2009). Weil sich mangelhafte Kommunikation im Kontext der Gesundheitsversorgung besonders unerbittlich auswirkt (s. Beyer et al. 2009), ist *sichere Kommunikation* ein Kernkriterium für eine sichere medizinische Praxis.

Lücken in der Fachliteratur

Bis heute konzentriert sich die Literatur in der interdisziplinären Versorgungsforschung lediglich darauf, dass *klarer* und *mehr* miteinander kommuniziert werden muss. Zwischenmenschliche Kommunikation umfasst jedoch weit mehr als nur *klare* und *zureichende* Informationsinhalte. Sie ist ein komplexer zwischenmenschlicher Prozess, durch den Menschen interaktiv ein *gemeinsames Verständnis* erschaffen. Informationen müssen also nicht nur hinsichtlich ihrer Klarheit und Quantität optimiert werden. Es ist ebenso wichtig zu verstehen, wie komplexe Kommunikationsprozesse in verschiedenen Versorgungskontexten und zwischen Individuen unterschiedlicher Herkunft erwünschte Behandlungsergebnisse *beeinträchtigen* oder *fördern* können. Es gilt also zu erörtern, *wann* und *wie* zwischenmenschliche Kommunikationskompetenzen *patientensicherheitsfördernd* wirken können.

Menschen neigen generell dazu, ihre eigenen Kommunikationskompetenzen zu überschätzen (vgl. *Lake-Wobegon-Effekt*; Alicke und Govorun 2005; Sedikides, Gaertner und Toguchi 2003). Ein *Bewusstsein* dafür zu entwickeln, dass es *notwendig* und *nützlich* ist, die eigene Kommunikationskompetenz zu erweitern, stellt also eine grundlegende Hürde dar. Kommunikationsschwächen lassen sich immer leichter bei anderen als bei sich selbst finden. Diese Asymmetrie wird noch verstärkt durch die Tatsache, dass im Alltag selten katastrophale Kommunikationsfehler auftreten (z. B.: „Niemand, den ich kenne, ist bisher gestorben, weil ich unfähig wäre zu kommunizieren."). Gerade im Gesundheitswesen steht dies jedoch einer gesunden, patientensicherheitsorientierten Selbstreflexion im Weg. Nur weil wir jeden Tag kommunizieren, heißt das noch lange nicht, dass wir *sicher* kommunizieren. Schon kleine Kommunikationsmängel können im Gesundheitswesen schlimme Folgen nach sich ziehen.

Für ein evidenzbasiertes Verständnis der zwischenmenschlichen Sinnfindungsprozesse in verschiedenen Kontexten wenden Kommunikationswissenschaftler seit über 100 Jahren wissenschaftliche Methoden und systematische Beobachtungen an. Die moderne Kommunikationswissenschaft hilft uns zu verstehen, wie sich relevante Kommunikationsprozesse in eine sichere und hochwertige Gesundheitsversorgung übersetzen lassen. Solche Erkenntnisse haben das Potenzial, der dringlichen Herausforderung im Gesundheitswesen nachzugehen, den klinischen Informationsaustausch zu verbessern. Bisher liegen jedoch nur wenige evidenzbasierte Untersuchungen an der Schnittstelle zwischen der Patientensicherheit und den Kommunikationswissenschaften vor, die die Gesundheitsversorgung unmittelbar sicherer und hochwertiger gestalten könnten (Pannick et al. 2015). Dieses Buch widmet sich dieser interdisziplinären Schnittstelle und leistet somit einen innovativen Beitrag zur Fachliteratur.

Besonderheiten dieses Buchs

Anhand von 39 Fallbeispielen verbindet dieses Buch die kommunikationswissenschaftliche Fachliteratur mit aktuellen Kernthemen in der Patientensicherheit. Dieser interdisziplinäre Ansatz schafft eine einzigartige Wissensgrundlage für Lehrkräfte, Studierende und klinische Fach- und Pflegekräfte in der Medizin. Ihnen wird in diesem Buch ein evidenzbasierter Rahmen für die Praxis geboten, der die Patientensicherheit und die Versorgungsqualität in den Mittelpunkt stellt. Das Kommunikationsmodell und die Hannawa SACCIA Kernkompetenzen, die in diesem Buch erstmals vorgestellt werden, beruhen auf evidenzbasierten Theorien, empirischen Forschungen und interdisziplinären Anwendungen aus der Kommunikationswissenschaft. Die Diskussionen im zweiten Teil des Buchs beruhen auf echten Fallbeispielen aus der medizinischen Praxis, über die anonym Bericht erstattet wurde und die zur Analyse freigegeben wurden. Die meisten Fallbeispiele in diesem Buch stammen aus den *Morbidity and Mortality Rounds of the Web* (WebM&M) der *Agency for Healthcare Research and Quality* (AHRQ) aus den USA. Die Fallbeschreibungen durchliefen dort sorgfältige Begutachtungen und Korrekturen (https://psnet.ahrq.gov/webmm). Mittels kommunikationswissenschaftlicher Analysen wird der theoretische Rahmen aus dem ersten Teil dieses Buches auf die 39 Fälle angewendet. Hiermit ermöglichen die Autoren dem Leser ein erfahrungsbasiertes Lernen, indem diverse Aspekte der Patientensicherheit evidenzbasiert betrachtet werden. Anregende Fragen zur Diskussion, anschauliche Übungen und umfassende Literaturangaben sollen dieses Buch zu einem hilfreichen Nachschlagewerk für Ärzte, Pflegekräfte, Lehrkräfte und Studenten machen.

Kurze inhaltliche Übersicht

In diesem Buch werden 39 unerwünschte Ereignisse beschrieben, die heikle Themen in der Patientensicherheit ansprechen, z. B. Patientenübergaben, Stürze, Medikationsfehler, Fehldiagnosen und Seitenverwechslungen bei Operationen. Die Auswahl der Fallbeispiele erfolgte nicht randomisiert. Daher ist die Stichprobe nicht repräsentativ für die Häufigkeitsverteilung der dargestellten Patientensicherheitsprobleme. Dennoch zeigen die Fallbeispiele, in welchem Umfang Kommunikationsprobleme im Gesundheitswesen verbreitet sind. Sie heben hervor, an welchen Stellen die zwischenmenschliche Kommunikation für eine hochwertige Gesundheitsversorgung sorgt und Patientenschaden vermeidet und an welchen Stellen die Patientensicherheit an fehlerhafter Kommunikation scheitert. Indem die Autoren die Grundprinzipien der Kommunikationswissenschaft auf tatsächliche Patientensicherheitsfälle beziehen, verdeutlichen sie, wie Beinahe-Schäden und unerwünschte Ereignisse durch fehlerhafte zwischenmenschliche Handlungen entstehen und wie sie künftig vermieden werden können.

Dieses Buch gibt Ärzten, Pflegekräften, Lehrkräften und Studenten einen innovativen, praktischen Ansatz für eine bessere und sicherere Gesundheitsversorgung. Der Aufbau des Buchs orientiert sich chronologisch an den verschiedenen medizinischen Versorgungsphasen. Diese Struktur erlaubt einen schnellen Zugriff auf konkrete Fallbeispiele, in denen die Patientensicherheit und Versorgungsqualität beeinträchtigt wurden. Die Autoren illustrieren konkrete Lösungsvorschläge, wie eine kompetente zwischenmenschliche Kommunikation der Schlüssel für die Vermeidung, Intervention und Reaktion auf vermeidbaren Schaden und Beinahe-Schaden am Patienten sein kann.

Buchaufbau und Struktur

Dieses Buch ist in zwei Teile gegliedert. Die sechs Kapitel im ersten Teil des Buchs vermitteln die Grundlagen der Patientensicherheit und der zwischenmenschlichen Kommunikation. Die Kapitel behandeln: 1. Prinzipien der Patientensicherheit, 2. Prinzipien der zwischenmenschlichen Kommunikation, 3. Herausforderungen im Gesundheitswesen, 4. Zwischenmenschliche Kommunikation im Gesundheitswesen, 5. Die Hannawa SACCIA Kernkompetenzen für eine sichere Kommunikation im Gesundheitswesen, und 6. Lehrsätze aus der Kommunikationswissenschaft. Alle sechs Kapitel enthalten Querverweise zu den Fallstudien im zweiten Teil des Buchs.

Der zweite Teil des Buchs beinhaltet die 39 Patientensicherheitsfälle. Um den Lesern ein schnelles Nachschlagen zu ermöglichen, sind die Fälle in sechs chronologische Phasen der Gesundheitsversorgung untergliedert (s. Hannawa und Roter 2013): 1. Anamnese, 2. Diagnostik, 3. Behandlungsplanung, 4. Brückenzeit (engl. *storage*, d. h. die Zeit zwischen Planung und Behandlung), 5. Behandlung und 6. Nachsorge. Jeder Phase sind sechs Kommunikationsebenen untergeordnet. Diese beinhalten Interaktionen unter Klinikern und Patienten, die sich auf dem Mikro-, Meso- und Makro-Level abspielen (s. Tabelle 1). Zur *Mikro-Ebene* zählen Interaktionen zwischen einzelnen Fachkräften und Patienten (Arzt-Patient-Kommunikation) oder mit Familienangehörigen (Arzt-Familienangehörigen-Kommunikation). Das *Meso-Level* umfasst Interaktionen zwischen Ärzten und anderen Fachkräften innerhalb eines Versorgerteams (Teamkommunikation) und zwischen einzelnen Fachkräften mit unterschiedlichem beruflichen Hintergrund (Interprofessionelle Kommunikation). Die Fälle, die sich auf dem *Makro-Level* abspielen, beinhalten Interaktionen zwischen *vielen* individuellen Fachkräften mit diversen beruflichen Hintergründen (Berufsübergreifende Kommunikation) und zwischen mindestens zwei Einrichtungen (Interinstitutionelle Kommunikation). Damit diese Kommunikationsebenen in den Fallbeispielen leichter zu erkennen sind, ist jedem Fallkapitel im zweiten Buchteil ein aussagekräftiges Symbol zugeordnet (s. Tabelle 1).

Die 39 Fälle veranschaulichen neun aktuelle Themenbereiche in der Patientensicherheit. Um das Nachschlagen zu erleichtern, werden auch diese Themen am An-

Tab. 1: Struktureller Aufbau der Fallbeispiele in Teil II des Buches.

Kommunikationslevel		Phase 1: Anamnese	Phase 2: Diagnostik	Phase 3: Behandlungs-planung	Phase 4: Brückenzeit	Phase 5: Behandlung	Phase 6: Nachsorge
Microlevel	Arzt-Patient	Fall 1 (UE)	Fall 7 (SE)	Fall 13 (BS)	Fall 19 (UE)	Fall 26 (SE)	Fälle 33 (UE), 34 (BS)
	Arzt-Familie	Fall 2 (BS)	Fall 8 (HS)	Fall 14 (OS)	Fall 20 (HS)	Fall 27 (UE)	Fall 35 (UE)
Mesolevel	Klinisches Team	Fall 3 (HS)	Fall 9 (UE)	Fall 15 (OS)	Fälle 21 (UE), 22 (UE)	Fall 28 (UE)	Fall 36 (SE)
	Interprofessionell	Fall 4 (BS)	Fall 10 (SE)	Fall 16 (UE)	Fall 23 (HS)	Fälle 29 (SE), 30 (UE)	Fall 37 (UE)
Macrolevel	Berufsübergreifend	Fall 5 (UE)	Fall 11 (SE)	Fall 17 (BS)	Fall 24 (HS)	Fall 31 (HS)	Fall 38 (BS)
	Interinstitutionell	Fall 6 (HS)	Fall 12 (UE)	Fall 18 (BS)	Fall 25 (SE)	Fall 32 (UE)	Fall 39 (UE)

Anmerkung: UE = unerwünschtes Ereignis, BS = Beinahe-Schaden, HS = harmloser Schaden, OS = Ohne Schaden, SE = schwerwiegendes Ereignis.

Tab. 2: Aktuelle Themen der Patientensicherheit mit zugehörigen Symbolen.

Symbol	Thema der Patientensicherheit	Handlung	Häufigkeit
	Medikation	Fehlangewendet	8
		Übermäßig	3
		Unvollständig	1
		Versehentlich	1
		Unterlassen	1
	Diagnostik	Falsch	3
		Verpasst	1
		Verspätet	4
	Übergabe	Unvollständig	3
	Rechtzeitigkeit	Verzögerte Behandlung	8
		Verzögerte Diagnose	4
	Postoperative Beobachtung	Ungenügend	1
	Wiederbelebung/Intubation	Irrtümlich	3
		Missverständnis	1
	Entlassung	Nicht erfolgreich	3
		Irrtümlich	1
	Operation	Riskant	2
		Irrtümlich	1
		Falschseitig	1
	Sturz	Vermeidbar	1

fang jedes Fallkapitels durch Symbole repräsentiert. Tabelle 2 stellt die Verbindung zwischen diesen aktuellen Patientensicherheitsthemen und den Symbolen her und zeigt, in wie vielen der 39 Fallbeispiele die jeweiligen Themen behandelt werden.

Tabelle 3 fasst weitere Charakteristiken der Fallbeispiele zusammen. Die Häufigkeitsverteilung in der Tabelle zeigt, dass die 39 Fälle ein breites Spektrum von medizinischen Zwischenfällen abdecken. Das Buch veranschaulicht *Beinahe-Schäden* (engl. *near miss*; Fälle 2, 4, 13, 17, 18, 34, 38), *unerwünschte Ereignisse ohne Schaden* (engl. *no harm events*; Fälle 14, 15), *unerwünschte Ereignisse mit harmlosem Schaden* (engl. *harmless hit*; Fälle 3, 6, 8, 20, 23, 24, 31), *unerwünschte Schadensereignisse* (engl. *adverse event*; Fälle 1, 5, 9, 12, 16, 19, 21, 22, 27, 28, 30, 32, 33, 35, 37, 39) und *schwerwiegende Ereignisse* (engl. *sentinel event*; Fälle 7, 10, 11, 25, 26, 29, 36). Die meisten Fälle

Tab. 3: Weitere Falleigenschaften (ohne Symbolisierung).

Art des Zwischenfalls		Dringlichkeit		Versorgungssituation	
Beinahe-Schaden (engl. *near miss*)	7	Notfall	30	Stationär	28
Ereignis ohne Schaden (engl. *no harm event*)	2	Schub	7	Ambulant	11
		Vorsorge oder Nachsorge	2		
Ereignis mit harmlosem Schaden (engl. *harmless hit*)	8				
Schadensfall (engl. *adverse event*)	17				
Schwerwiegendes Ereignis (engl. *sentinel event*)	7				

spielen sich in der Notaufnahme und während stationärer Krankenhausaufenthalte ab. Es werden aber auch Beispiele aus der ambulanten Versorgung, bei chronischen Krankheiten und während Routine- bzw. Nachsorgeuntersuchungen behandelt.

Jedes Fallkapitel im zweiten Buchteil beinhaltet einen diagnostischen Teil, der die Kommunikationsfehler kategorisiert und erläutert, und sie den entsprechenden Prinzipien der Kommunikationswissenschaft zuordnet. Ein kurzer Diskussionsteil bezieht jeden Fall zusätzlich auf die Inhalte, die im ersten Teil des Buchs besprochen wurden. Die Autoren fordern den Leser beispielsweise in jedem Fallkapitel heraus, die jeweiligen Kommunikationsfehler per Checkliste auf die Lehrsätze aus der Kommunikationswissenschaft (in Kapitel 6) zu beziehen. Jedes Kapitel schließt mit provokativen Fragen zur Diskussion und Übungen für eine sichere Anwendung der fallbezogenen Erkenntnisse in der Praxis. So sollen Lehrkräfte, Fachkräfte und Studenten dazu angehalten werden, die Erkenntnisse aus dem ersten Teil des Buchs auf die praktischen Fallbeispiele im zweiten Teil des Buchs zu beziehen. Diese didaktische Aufbereitung soll letztlich dazu dienen, die Kommunikationsprinzipien in der Anwendung zu verfestigen und effektiv auf die medizinische Alltagspraxis zu übertragen.

Zur Benutzung dieses Buchs

Dieses Buch eignet sich am besten als Nachschlagewerk. Obwohl manche es von Anfang bis Ende lesen mögen, finden es Studierende und Fachkräfte möglicherweise praktischer, zu bestimmten Fällen zu springen und sich dabei von ihren eigenen Bedürfnissen und Interessen leiten zu lassen. Lehrkräfte im Bereich der Patientensicherheit können sich auf eines oder mehrere Kapitel aus Teil I stützen und sich dann auf individuelle Fälle im zweiten Buchteil konzentrieren, die bestimmte Sicherheitsaspekte behandeln. Medizinische Lehrkräfte können aussagekräftige Fälle auswählen, um konkrete Phasen der Gesundheitsversorgung zu behandeln. Patientensicherheitsexperten und Risikomanager können themenspezifische Zwischenfälle anhand von Fallbeispielen aussuchen und besser verstehen.

Der erste Buchteil soll einen Überblick über die kommunikationstheoretischen Grundlagen bieten. Der zweite Buchteil wendet diese Erkenntnisse dann auf konkrete Fallbeispiele an und gewährt somit einen praktischen Einblick in patientensicherheitsrelevante Kommunikationsprozesse. Diese werden in den Fallkapiteln erläutert und anhand von Fragen zur Diskussion und Übungen vertieft. Um den didaktischen Wert dieses Buchs zu erhöhen, wurde jedem Fallkapitel ein Abschnitt *Kommunikationslehren für eine bessere Patientensicherheit und Versorgungsqualität* beigefügt, der eine Art zahlenkodierte „Checkliste" bereithält. In diesem Abschnitt wird der Leser dazu angehalten, Querverbindungen zu den in Kapitel 6 beschriebenen *Lehrsätzen aus der Kommunikationswissenschaft* herzustellen. Hierdurch soll die Rolle problematischer zwischenmenschlicher Kommunikation in jedem medizinischen Zwischenfall veranschaulicht werden. Die Diskussionsfragen sollen das Leseverständnis vertiefen, indem sie erläutern, wie die verschiedenen dargelegten Prinzipien zusammenwirken. Hierdurch lassen sich zusätzliche Einflussfaktoren ableiten, die in den Fällen jeweils zu einer Verstärkung, Abmilderung oder Vermeidung von Schadensfällen beigetragen haben.

Zusammenfassung

Die Struktur und die Inhalte dieses Buchs sollen dem Leser eine reichhaltige, praktische Lernerfahrung ermöglichen. Die Autoren wollen den Blick des Lesers für alltägliche Kommunikationsprozesse und für Herausforderungen schärfen, die in der täglichen Praxis häufig die Patientensicherheit gefährden. Durch die erweiterten Erkenntnisse, die in diesem Buch geschildert werden, soll es möglich werden, ähnliche Situationen in der medizinischen Praxis wiederzuerkennen und entsprechend zu benennen bzw. korrigierende Maßnahmen zu ergreifen. Dass eine sichere und hochwertige Gesundheitsversorgung die aktive Teilnahme aller beteiligten Akteure erfordert, ist offensichtlich. Deshalb bezeichnen die Autoren Patienten und ihre Angehörigen an mehreren Stellen als „aktive Partner" für die Patientensicherheit. Darüber hinaus verwenden die Autoren die Begriffe „Fehler" und „Scheitern" bewusst in einer Art und Weise, die eine medizinische „Kultur der Schuldzuweisung" (engl. *blame culture*) durch eine konstruktive „Lernkultur" ersetzen soll.

Teil I: **Patientensicherheit und
zwischenmenschliche Kommunikation:
Grundlagen, Herausforderungen und Trends**

1 Patientensicherheit: Grundlagen und Herausforderungen für die medizinische Praxis

Günther Jonitz

Es gibt wohl kaum ein Thema, das die Öffentlichkeit und die Verantwortlichen in den Gesundheitssystemen in den letzten Jahren mehr beschäftigt hat als die Patientensicherheit. Auslöser hierfür war der 1999 erschienene Report „To err is human" des US-amerikanischen *Institute of Medicine* (IOM). Der IOM-Bericht proklamierte, zwischen 44.000 und 98.000 Patienten kämen jährlich durch mangelhafte Sicherheit im amerikanischen Gesundheitssystem ums Leben. Mit dieser öffentlichen Bekanntmachung kam eine weltumspannende Bewegung ins Laufen, angeführt von der World Alliance for Patient Safety der *Weltgesundheitsorganisation* (WHO). Zahlreiche Initiativen und Institutionen in vielen Ländern nehmen sich seitdem dieses Themas an.

Dem IOM-Bericht voran ging eine weniger öffentlich proklamierte und daher oft vergessene Serie im *New England Journal of Medicine*, die Harvard Medical Practice Study von Troyan Brennan und Lucian Leape aus dem Jahre 1991. Erstmalig wurde hier eine Methodik entwickelt, um behandlungsassoziierte unerwünschte Ereignisse und Schäden zu quantifizieren und somit einer systematischen Herangehensweise zu unterziehen. Das zentrale ethische Gebot der Medizin, „primum nil nocere" – „zuallererst keinen Schaden anrichten" – fand in den Harvard Studien eine objektivierbare Grundlage.

1.1 Warum ist das Thema Patientensicherheit so aktuell?

Die Patientenversorgung in Medizin und Pflege und deren Rahmenbedingungen unterliegen seit Jahren einem grundlegenden Wandel. Durch die zum Teil bahnbrechenden Erfolge der Medizin, bspw. bei der Behandlung von Tumor-, Herz-Kreislauf- und Infektionskrankheiten (HIV) und bei Stoffwechselerkrankungen wie Diabetes mellitus, sind die Behandlungen immer öfter nicht nur invasiver, sondern vor allem komplexer und länger andauernd geworden. Auch das Lebensalter und die Multimorbidität der Patienten steigen zunehmend an. Interdisziplinarität, Abstimmung der einzelnen Behandlungsschritte und eine aktive Einbeziehung der Patienten sind dabei von zunehmender Bedeutung. Die bislang im klassischen, also autoritären Stil geführten Einrichtungen sind diesen Herausforderungen immer weniger gewachsen. In einer aktuellen Umfrage des *Marburger Bundes* (IQME 2017) stellen zudem über 60 % aller Krankenhausärztinnen und -ärzte fest, dass ihnen für die Versorgung der Patienten zu wenig Zeit bleibt. Dazu kommt ein beispielloser finanzieller Druck, teils unter der fatalen Flagge des Wettbewerbs, ohne jede Einschränkung um welche Art Wettbewerb es sich handeln soll – um einen patientenorientierten, qualitätsorien-

https://doi.org/10.1515/9783110537345-001

tierten oder finanziellen Wettbewerb. Die Industrialisierung der Patientenversorgung ist somit in vollem Gang, ohne ausreichende Berücksichtigung der Bedürfnisse der Patienten oder der Gesundheitsberufe. Es war also nur eine Frage der Zeit, wann das Thema in den Fokus von Politik und der Öffentlichkeit gerät.

1.2 Was ist Patientensicherheit? Definitionen und Begrifflichkeiten

Eine allgemein anerkannte Definition von „Patientensicherheit" existiert derzeit nicht. Das *Aktionsbündnis Patientensicherheit* (APS) definiert Patientensicherheit als „Abwesenheit unerwünschter Ereignisse". Elaborierter ist die Definition von Holzer et al. (2005):

> „Die *Patientensicherheit* ist das Resultat aller Maßnahmen in den Arztpraxen, den Kliniken und den anderen Einrichtungen des Gesundheitswesens, die darauf gerichtet sind, Patienten vor vermeidbaren Schäden in Zusammenhang mit der Heilbehandlung zu bewahren. Die Patientensicherheit ist ein wichtiger Bestandteil der Qualitätssicherung in der Medizin" (Holzer, Thomeczek, Hauke, Conen und Hochreutener 2005).

Um das Thema besser zu verstehen und Ereignisse richtig einordnen zu können, sind die folgenden Begriffe für die Patientensicherheit von zentraler Bedeutung (www.aps-ev.de/glossar):

– *Kritisches Ereignis* (engl. *critical incident*): Ein Ereignis, das zu einem unerwünschten Ereignis führen könnte oder dessen Wahrscheinlichkeit deutlich erhöht.
– *Unerwünschtes Ereignis* (engl. *adverse event*): Ein schädliches Vorkommnis, das eher auf der Behandlung denn auf der Erkrankung beruht. Es kann vermeidbar oder unvermeidbar sein.
– *Vermeidbares unerwünschtes Ereignis* (engl. *preventable adverse event*): Ein unerwünschtes Ereignis, das vermeidbar ist.
– *Fehler* (engl. *error*): Eine Handlung oder ein Unterlassen, bei dem eine Abweichung vom Plan, ein falscher Plan oder kein Plan vorliegt. Ob daraus ein Schaden entsteht, ist für die Definition des Fehlers irrelevant.
– *Beinahe-Schaden* (engl. *near miss*): Ein Fehler ohne Schaden, der zu einem Schaden hätte führen können.

Nicht jedes unerwünschte Ereignis ist ein Fehler, nicht jedes Ereignis ist vermeidbar, nicht jedes Ereignis oder jeder Fehler führen zu einem Schaden, und ein Schaden muss nicht dauerhaft sein. Am klarsten wird dies anhand von zwei Beispielen (www.aps-ev.de/glossar):

> **Beispiel 1: Wundinfektion**
>
> Ein Patient mit lebensbedrohlichen Schnittverletzungen wird in der Notaufnahme behandelt.

Szenario 1

Die Wunden sind verunreinigt und können nicht vollständig desinfiziert werden. Aufgrund der verunreinigten Wunden bleiben Bakterien zurück, es entsteht eine Entzündung.

> *Kommentar:*
> Die Entzündung ist die Folge der Verletzung und deshalb als krankheitsbedingte Komplikation zu werten; es liegt *kein unerwünschtes* Ereignis vor.

Szenario 2

Die Wunden sind verunreinigt, können aber vollständig desinfiziert werden und werden anschließend versorgt. Der Patient muss jedoch an anderer Stelle (z. B. Bauchraum) operiert werden, um eine innere Blutung zu stillen. Trotz Einhaltung aller gültigen Hygienestandards kommt es in einigen Tagen zu einer Infektion dieser Operationswunde. Der bakteriologische Abstrich zeigt einen positiven Befund.

> *Kommentar:*
> Die Infektion beruht auf der zweiten Operation, also der Behandlung, und stellt somit ein unerwünschtes Ereignis dar. Da ein Fehler, z. B. bei der Einhaltung der gültigen Hygienestandards, ausgeschlossen werden kann, hätte das *unerwünschte Ereignis nicht vermieden* werden können.

Szenario 3

Die Wunden sind verunreinigt. Bei der Desinfektion werden die Hygienestandards nicht eingehalten. Es kommt zu einer Wundinfektion. Der bakteriologische Abstrich zeigt einen positiven Befund.

> *Kommentar:*
> Das Nichteinhalten der Hygienestandards stellt einen Fehler im Behandlungsprozess dar. Im vorliegenden Beispiel ist dieser ein Auslöser für eine postoperative Wundinfektion. Es handelt sich um ein *vermeidbares unerwünschtes Ereignis.*

Szenario 4

Die Wunden sind verunreinigt. Bei der Desinfektion werden die Hygienestandards nicht eingehalten. Trotz dieses Fehlers verheilen die Wunden gut, der Patient zeigt keine Symptome einer postoperativen Wundinfektion.

> *Kommentar:*
> Die fehlende Desinfizierung stellt einen Fehler im Behandlungsprozess dar. Im vorliegenden Fall bleibt dieser Fehler ohne Folgen für den Patienten: Obwohl die Hygienemaßnahmen nicht im geplanten Umfang durchgeführt wurden, entwickelt der Patient keine Wundinfektion. Es handelt sich um einen *Beinahe-Schaden*.

Beispiel 2: Arzneimittelallergie

Ein Arzt verschreibt seinem Patienten ein Antibiotikum.

Szenario 1

Im Rahmen des ärztlichen Aufklärungsgesprächs fragt der Arzt den Patienten, ob er gegen den Wirkstoff des Antibiotikums allergisch sei. Der Patient antwortet, dass er den Wirkstoff noch nie eingenommen habe und verneint die Frage. Nach einigen Tagen zeigt der Patient allergische Reaktionen.

> *Kommentar:*
> Die Arzneimittelallergie ist eine unmittelbare Reaktion auf das Medikament und deshalb ein unerwünschtes Ereignis. Zum Zeitpunkt der Verschreibung war sie weder dem Arzt noch dem Patienten bekannt und wäre daher *nicht vermeidbar* gewesen.

Szenario 2

Im Rahmen des ärztlichen Aufklärungsgesprächs fragt der Arzt den Patienten, ob er gegen den Wirkstoff des Antibiotikums allergisch ist. Der offensichtlich stark schwerhörige Patient versteht die Frage nicht und gibt keine eindeutige Antwort. Ein leichtes Kopfneigen interpretiert der Arzt als Verneinung. Der Patient, der die Fragen des Arztes nicht vollständig versteht, ist durch die Situation stark abgelenkt und vergisst, den Arzt über die ihm bekannten Arzneimittelallergien zu informieren. Nach einigen Tagen zeigt der Patient allergische Reaktionen.

> *Kommentar:*
> Die Arzneimittelallergie ist eine unmittelbare Reaktion auf das Medikament und deshalb ein unerwünschtes Ereignis. Im vorliegenden Fall hat der Arzt den Patienten nach bekannten Arzneimittelallergien befragt, es jedoch bei einer

nicht eindeutigen Antwort belassen. Diese Abweichung vom geplanten Frage-Antwort-Schema stellt einen Kommunikationsfehler dar, der aufgrund einer unklaren Verständigung zur Verschreibung des falschen Medikaments führt. Deshalb handelt es sich um ein *vermeidbares unerwünschtes Ereignis*.

Szenario 3
Im Rahmen früherer Behandlungen hat der Arzt den Patienten nach Arzneimittelallergien befragt und in seiner Akte vermerkt, dass keine Allergien bekannt sind. Da der Arzt den Patienten gut kennt, verzichtet er auf ein erneutes Fragen im Rahmen des Aufklärungsgesprächs. Nach einigen Tagen zeigt der Patient allergische Reaktionen.
> *Kommentar:*
> Der Arzt handelt im vorliegenden Fall plausibel und nachvollziehbar. Wurde die Patientenakte jedoch vor längerer Zeit angelegt, sollten bestimmte Informationen von Zeit zu Zeit aktualisiert werden. Bei dieser Art der Dokumentation besteht deshalb die Gefahr, dass – unabhängig von einem Fehler – inzwischen bekannt gewordene Arzneimittelallergien unentdeckt bleiben. Es handelt sich daher um ein *kritisches Ereignis*.

Szenario 4
Im Rahmen des ärztlichen Aufklärungsgesprächs vergisst der Arzt, den Patienten nach bekannten Arzneimittelallergien zu fragen und will dem Patienten ein Rezept für ein bestimmtes Antibiotikum ausstellen. Dem Patienten ist bekannt, dass er auf bestimmte Wirkstoffe allergisch reagiert und fragt nach, ob in dem Präparat der Wirkstoff „xy" enthalten sei. Der Arzt weiß jetzt, dass der Patient auf das Medikament allergisch reagieren würde und verschreibt ein anderes Antibiotikum.
> *Kommentar:*
> Der Arzt vergisst, den Patienten nach bekannten Arzneimittelallergien zu fragen und macht somit einen Fehler. Durch das Nachfragen des Patienten erkennt er seinen Fehler und kann ihn rechtzeitig korrigieren. Es handelt sich um einen *Beinahe-Schaden*.

1.3 Wie häufig passieren unerwünschte Ereignisse?

Im Jahr 2006 publizierte das APS einen systematischen Review zur internationalen Inzidenz von unerwünschten Ereignissen (UE), Fehlern, vermeidbaren UE und fahrlässig verursachten UE. Die Metaanalyse zeigte für hospitalisierte Patienten Häufigkeiten für UE von 5–10 %, für vermeidbare UE von 2–4 %, für durch Fahrlässigkeit herbeigeführte UE von 1 % sowie für Todesfälle von 0,1 % (Madea und Doberentz 2015). Dies deckt sich mit Erhebungen aus anderen Ländern.

Auch hat eine Umfrage der EU-Kommission ergeben, dass dieses Thema europaweit sowohl für die Bürgerinnen und Bürger als auch für die Mitgliedsländer von Relevanz ist (Council of the European Union 2009). Die WHO stellt in einer aktuellen Publikation fest, dass einer von zehn Krankenhauspatienten im Zuge seiner Behandlung einen Schaden erlebt. Die Hälfte dieser Schadensfälle ist grundsätzlich vermeidbar (WHO 2017).

Von besonderer Bedeutung bei der Einschätzung der Häufigkeit von unerwünschten Ereignissen ist die Studie von Zegers et al. (2009) aus den Niederlanden. Neben den im Wesentlichen bestätigten Zahlen zur allgemeinen Häufigkeit wurde hier ermittelt, dass ca. 50 % der durch unerwünschte Ereignisse verstorbenen Patienten eine Lebenserwartung von nur bis zu einem Jahr hatten. Bei Schwerkranken scheint somit ein höheres Risiko vorzuliegen (Zegers et al. 2009).

1.4 Wo und wie entstehen Fehler in der Gesundheitsversorgung?

Fehler in der Patientenversorgung geschehen in allen Bereichen und auf allen Ebenen – auf der individuellen und auf der organisatorischen – sowie in der Unternehmenskultur. Am bekanntesten sind Fehler in operativen Fachgebieten (27 %), in der Arzneimitteltherapie (18,3 %) und bei behandlungsassoziierten Infektionen (12,2 %; WHO 2017). Fehler in operativen Fachgebieten sind wegen des leichter ersichtlichen Kausalzusammenhangs (Täter – Tatort – Tatzeit) einfacher zu erkennen als beispielsweise Medikationsfehler – die Dunkelziffer ist jedoch hoch.

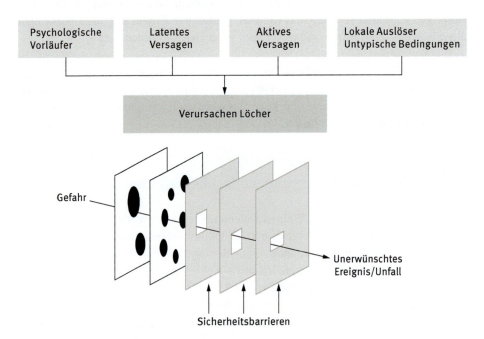

Abb. 1.1: Das Schweizer-Käse-Modell nach James Reason (1990).

Behandlungsfehler entstehen nur selten durch ein einziges unerwünschtes Ereignis. Häufig ist es eine Verkettung kleinerer Ereignisse, die jeweils unbeachtet bleiben und zu einem größeren Schaden beim Patienten führen. Das Schweizer-Käse-Modell nach James Reason (1990) zeigt das meist typische Geschehen (Abbildung 1.1).

Anhand dieser Darstellung wird auch klar, dass an mehreren Stellen durch eine Intervention der beteiligten Personen das unerwünschte, zum Teil verhängnisvolle Ereignis hätte unterbunden werden können. Eine gute Kommunikation zwischen den Fachkräften aus verschiedenen Gesundheitsberufen, aber auch mit den Patienten und deren Angehörigen ist somit von zentraler Bedeutung für die Patientensicherheit.

1.5 Thema „Sicherheitskultur": ein Baustein für die Patientensicherheit

Ohne Vertrauen entsteht keine offene Kommunikation und keine Sicherheit. Für eine erfolgreiche Implementierung von Patientensicherheitsmaßnahmen ist die Sicherheitskultur daher von zentraler Bedeutung. Es geht dabei um den Wandel von einer Kultur der Schuldzuweisung (engl. *blame culture*) hin zu einer Kultur der Verantwortung. Nicht „wer", sondern „was" an einem unerwünschten Ereignis schuld war, muss somit im Vordergrund der Analysen stehen. „You can choose between fear or safety" stellte Don Berwick, vormaliger Leiter des *Institute of Healthcare Improvement* (IHI), bei einem gemeinsamen Kongress der Gesundheitsminister und Fachexperten 2015 in London fest.

Eine Sicherheitskultur herbeizuführen, ist wie so oft eine Führungsaufgabe. Ohne Vorbild der Krankenhaus- bzw. Abteilungs- oder Einrichtungsleitung ist der Erfolg der Implementierung von sicherheitskulturfördernden Maßnahmen begrenzt. Ein wichtiges Instrument dabei ist die *Messung* der Sicherheitskultur, bspw. durch die validierten Fragebögen des Instituts für Patientensicherheit der Universität Bonn (www.ifpsbonn.de).

1.6 Patientensicherheit im deutschsprachigen Raum: Meilensteine und Errungenschaften

Zu den Institutionen, die sich dem Thema Patientensicherheit verschrieben haben, zählen im deutschsprachigen Raum die *Stiftung Patientensicherheit Schweiz* seit 2003, das deutsche *Aktionsbündnis Patientensicherheit* seit 2005 und die *Plattform Patientensicherheit* in Österreich seit 2008.

Historische Entwicklung und Meilensteine

Das Thema Patientensicherheit war bis Anfang des Jahrtausends im deutschsprachigen Raum ein Tabuthema. Ein öffentliches Ansprechen war verpönt und führte nicht selten zu einer Kampagne gegen die betroffene Einrichtung. Die Suche nach Sündenböcken war die Regel und vermied eine konstruktive Analyse und Beseitigung der tatsächlichen Ursachen. Dramatisierung und Schuldzuweisungen sind bspw. in den Medien nach wie vor häufig, aber nicht hilfreich. Deshalb war es notwendig, zunächst die Sicherheitskultur auf öffentlicher Ebene zu ändern. Dies geschah mit der Ausschreibung des *Berliner Gesundheitspreises* – der wichtigste Innovationspreis im deutschen Gesundheitswesen, ausgeschrieben und verliehen von der Ärztekammer Berlin (ÄKB), der AOK Nordost und dem AOK Bundesverband – zum Thema Patientensicherheit im Jahre 2002. Die beiden Preisträger waren das Fehlerlernsystem CIRSmedical der Schweiz von Prof. Dr. med. Daniel Scheidegger und das Fehlerlernsystem in der hausärztlichen Versorgung (www.jeder-fehler-zaehlt.de) von Prof. Dr. med. Ferdinand Gerlach. Damit war klar, dass Risiken in der Gesundheitsversorgung kein hinzunehmendes Schicksal, sondern eine angehbare Größe darstellen.

Im Jahr 2004 wurde einvernehmlich mit der AOK beschlossen, eine Netzwerkorganisation, dem Beispiel der *Gesellschaft für Qualitätsmanagement im Gesundheitswesen* (GQMG, www.gqmg.de) und dem *Deutschen Netzwerk Evidenzbasierte Medizin* (DNEbM, www.ebm-netzwerk.de) folgend, für Patientensicherheit zu gründen. Die Errichtung einer zentral für das Thema zuständigen Instanz hätte absehbar zur Zurückhaltung aller anderen Beteiligten geführt.

Die GQMG richtete im gleichen Jahr ihren Jahreskongress zum Thema Patientensicherheit aus, mit größter Beteiligung unterschiedlicher Projekte aus allen Bereichen der Patientenversorgung. Damit war die inhaltliche und wissenschaftliche Ebene erreicht. Im Jahr 2005 folgte schließlich mit der Gründung des APS, mit dem Jahreskongress der *Deutschen Gesellschaft für Chirurgie* mit Patientensicherheit als Hauptthema, und mit einer einstimmigen Resolution des *Deutschen Ärztetages* zum proaktiven Umgang mit Sicherheit und Behandlungsfehlern die Positionierung des Themas auf der politischen Ebene. Der Weg zu einem offenen und systematischen Umgang mit Patientensicherheit war hiermit geebnet.

Es gab kein anderes Ärzteparlament weltweit, das sich bis zu diesem Zeitpunkt einstimmig und konstruktiv geäußert hatte (Godlee 2009). Für die Ärzteschaft und damit die zentrale Berufsgruppe bei diesem Thema war somit die Bahn für entsprechende Aktionen auf höchster standespolitischer Ebene geschaffen (Klinkhammer 2005).

1.7 Erfolgsfaktor Strategie

Das Kernelement für diesen Erfolg war das positive Besetzen des Themas durch:
1. ein gemeinsames Vorgehen aller Akteure, inklusive der Patientenorganisationen, auf gleicher Augenhöhe (Netzwerk, politischer Schirm) im Sinne der gemeinsamen Verantwortung,
2. die Bündelung der Fachexpertise aller Beteiligten zur Erarbeitung von Handlungsempfehlungen (konstruktives, lösungsorientiertes Vorgehen) und
3. die Führung durch Dachorganisationen der Ärzteschaft, Pflege, Krankenhäuser, Krankenkassen etc. unter Schirmherrschaft des *Bundesministeriums für Gesundheit* (BMG) und das damit geschaffene gegenseitige Vertrauen.

Das bislang übliche Verfahren der öffentlichen Stigmatisierung und der Hervorhebung von Problemen, meist unter Verweis auf nötige Handlungen Dritter, und die Suche nach Sündenböcken war damit weitgehend beendet.

Paradigmenwechsel Sicherheitskultur in Deutschland

Als im Jahre 2008 das APS mit einer Broschüre *Aus Fehlern lernen* an die Öffentlichkeit trat – mit 17 Berichten von Ärzten, Pflegefachkräften und Physiotherapeuten über ihre Fehler und was sie daraus gelernt hatten –, war die mediale Resonanz groß. Da zu diesem Zeitpunkt bereits das APS-Netzwerk formell geschaffen war und zahlreiche Akteure aus allen Bereichen der Patientenversorgung Empfehlungen, Handlungsanweisungen und andere Maßnahmen getroffen hatten, war klar, dass sich das System auf dem richtigen Weg befand. Die BILD-Zeitung textete folgerichtig „Sie sind die mutigsten Ärzte Deutschlands" (BILD 2008). Die Sicherheitskultur auf nationaler Ebene war damit um 180° gedreht. Die verantwortungsbewusste und lösungsorientierte Befassung mit Fehlern und unerwünschten Ereignissen war nunmehr ein angesehenes Qualitätsmerkmal geworden (Jonitz et al. 2013).

Errungenschaften

Dank der umfangreichen Aktionen zahlreicher Institutionen im Gesundheitswesen weltweit existieren inzwischen zahlreiche Handlungsempfehlungen zur Erhöhung der Patientensicherheit und zum besseren Umgang mit Schadensereignissen. Im deutschen Sprachraum führend sind dabei die Empfehlungen des APS. Auf dessen Homepage (www.aktionsbuendnis-patientensicherheit.de) befinden sich derzeit 14 konkrete Handlungsempfehlungen, z. B. zur Implementierung eines Fehlerlernsystems (CIRS), zur Arzneimitteltherapiesicherheit, zur Vermeidung von Eingriffsverwechslungen und zur besseren Kommunikation.

Als deutschlandweites Netzwerk zum systematischen Lernen aus Fehlern und Beinahe-Fehlern führt das Krankenhaus-CIRS-Netz (www.kh-cirs.de) Fehlerberichte zusammen, wertet sie aus und gibt sie strukturiert der Fachöffentlichkeit zur Kenntnis. Auch die *Stiftung Patientensicherheit Schweiz* stellt regelmäßig Informationen zur Verfügung, unter anderem mittels eines Newsletters, und organisiert regelmäßig Aktionen zur Patientensicherheit (www.patientensicherheit.ch). Tabelle 1.1 zeigt eine Übersicht der Tätigkeiten der drei Patientensicherheitsvereine im deutschsprachigen Raum.

1.8 Horizonte: Psychologie – ein Hemmfaktor für die Patientensicherheit?

Bisher gerne unterschätzt wird die Psychologie des Arzt-Patienten-Verhältnisses als hemmender Faktor für die Patientensicherheit. Der Erwartungshaltung des Patienten an den Arzt gemäß zu handeln, entspricht in der Regel der von Eugen Bleuler (1919) beschriebene „Trieb zu helfen":

> „Man hat immer noch zu sehr den Trieb, ,etwas' gegen die Krankheit zu tun, statt der Überlegung: ,wie' kann ich helfen... Der Trieb zu heilen kann nur mehr der Antrieb und die Triebkraft unseres Handelns sein; die Richtung desselben, ... das ist ganz allein Sache des Verstandes" (Bleuler 1919).

Gleichzeitig entwickeln die meisten Kliniker und Pflegefachkräfte nach dem amerikanischen Soziologen Eliot Freidson (1988) eine sogenannte *Clinical Mentality*. Der Arzt *möchte* und *wird* handeln, denn eine Handlung mit einer geringen Aussicht auf Erfolg ist immer besser als gar keine Handlung. Er wird auch davon überzeugt sein, dass er nach bestem Wissen und Gewissen hilft. Er wird somit zu einem Placebo-Reaktor, der zutiefst von der Richtigkeit seiner Handlungen überzeugt ist.

Das, was dem Kliniker also die Energie für sein Tun gibt, ist gleichzeitig das, was ihn in seiner Wahrnehmungsfähigkeit einschränkt und gegebenenfalls hindert, unerwünschte Ereignisse als solche zur Kenntnis zu nehmen und daraus zu lernen, oder veranlasst, sich aus Schuldgefühlen heraus zurückzuziehen. Gleichwohl ist er als der eigentliche Profi im Geschehen nicht aus dieser Verantwortung zu entlassen.

In der Wissenschaft ist dieses Phänomen noch nicht ausreichend erforscht. Bei der Propagierung des Themas ist es jedoch unbedingt zu berücksichtigen. Diese psychologischen Faktoren einzubeziehen, erhöht die Akzeptanz von Maßnahmen wesentlich. Kenntnisse, Fähigkeiten und Fertigkeiten in der Patientensicherheit und eine kluge, auf ethischer Grundlage basierende ärztliche bzw. pflegerische Grundhaltung machen erst den guten Arzt bzw. die gute Pflegekraft aus.

Patientensicherheit ist lernbar. Sie ist elementar für die Aus-, Fort- und Weiterbildung aller Gesundheitsberufe, inklusive der Administration und des Managements.

Denn der souveräne und verantwortungsbewusste Umgang mit Risiken und Fehlern gehört zum Wesen aller Gesundheitsberufe.

1.9 Zusammenfassung

Patientensicherheit ist ein höchst relevantes und von niemandem zu ignorierendes Thema. Es betrifft sowohl Patienten als auch sogenannte **zweite Opfer** (engl. *second victim*) – d. h. die Ärzte oder Pflegefachkräfte, denen ein Fehler unterlaufen ist, und die Organisation, in der sie tätig sind. Aufgrund der zum Teil fatalen Folgen und der erhöhten Aufmerksamkeit der Medien ist die Patientensicherheit bestens dafür geeignet, Abläufe der Patientenversorgung, die Zusammenarbeit der Akteure und die Patientenorientierung des Versorgungssystems konstruktiv-kritisch unter die Lupe zu nehmen. Durch die Konzentration auf Schwachstellen kann in der Regel mit wenig Aufwand agiert werden. Die Verbesserung der Patientensicherheit führt zu einer „Win-win-win-Situation" – mit Vorteilen für den Patienten, für die Gesundheitsberufe und für das Gesundheitssystem durch mehr Vertrauen, höhere Qualität und geringere Kosten. Die Motivation für die Befassung mit dem Thema sollte also grundsätzlich positiv ausgerichtet sein, denn das Thema ist zwar schlimm – aber der richtige Umgang damit ist möglich und somit eine frohe Botschaft.

Tab. 1.1: Patientensicherheitsverbände im deutschsprachigen Raum.

Stiftung Patientensicherheit Schweiz	Aktionsbündnis Patientensicherheit	Österreichische Plattform Patientensicherheit
http://www.patientensicherheit.ch	http://www.aps-ev.de	https://www.plattformpatientensicherheit.at
Die Stiftung Patientensicherheit Schweiz ist eine national tätige, gemeinnützige Netzwerkorganisation zur Förderung der Patientensicherheit und Prävention von Fehlern in der Gesundheitsversorgung.	Das Aktionsbündnis Patientensicherheit ist das Netzwerk für eine sichere Gesundheitsversorgung in Deutschland. Vertreter der Gesundheitsberufe, ihrer Verbände und der Patientenorganisationen haben sich zusammengeschlossen, um eine gemeinsame Plattform zur Verbesserung der Patientensicherheit in Deutschland aufzubauen.	Die Österreichische Plattform Patientensicherheit ist ein unabhängiges nationales Netzwerk, dem die wesentlichen Einrichtungen und Experten des österreichischen Gesundheitswesens angehören, die sich mit Patienten- und Mitarbeitersicherheit beschäftigen.
Ziele		
Die Stiftung für Patientensicherheit Schweiz ist ein führendes Kompetenz- und Referenzzentrum für Patientensicherheit in der Schweiz und ein anerkannter, der Exzellenz verpflichteter Thinktank. Sie entwickelt gemeinsam mit Akteuren Lösungen zur Förderung der Patientensicherheit, sowie die notwendigen Grundlagen und fördert deren Verbreitung.	Das Aktionsbündnis Patientensicherheit hat sich zum Ziel gesetzt, die Patientensicherheit in Deutschland kontinuierlich, nachhaltig und nachweisbar zu fördern. Dieses Ziel soll vor allem dadurch erreicht werden, dass Patientensicherheit als gesamtgesellschaftliche Aufgabe wahrgenommen und die Sicherheitskultur in der Patientenversorgung gestärkt wird.	Ziele der Österreichischen Plattform Patientensicherheit sind die Unterstützung, Entwicklung und Koordination von Projekten zur Verbesserung von Patienten- und Mitarbeitersicherheit sowie der Qualität im Gesundheitsbereich, die Förderung des Bewusstseins für eine Sicherheitskultur, die Weiterentwicklung von Methoden des Risikomanagements, sowie die Erarbeitung von Empfehlungen für Entscheidungsträger.

Tab. 1.1: (Fortsetzung)

Stiftung Patientensicherheit Schweiz	Aktionsbündnis Patientensicherheit	Österreichische Plattform Patientensicherheit
	Themen und Projekte (Auszüge)	
– Aktionswoche Patientensicherheit – Facts & Figures – Bedeutende Risiken – Aus Fehlern lernen/Meldesysteme – Identifikation von Risiken – Umgang mit Zwischenfällen – Sicherheitskultur – Einbezug der Patienten – Patientensicherheit & Design – Risikomanagement – Medikationssicherheit – Progress Sichere Chirurgie – Progress Sichere Medikation (an Schnittstellen/ in Pflegeheimen) – Progress Sicherheit bei Blasenkathetern – CIRRNET	– Tag der Patientensicherheit – Aktion Saubere Hände – Krankenhaus-CIRS-Netz-Deutschland – Infektion-Prävention-Initiative – PASQ-Joint Action on Patient Safety and Quality of Health Care – Simparteam (Notfall-Simulationstraining) – Arbeitsgruppenarbeit (Themenfelder: Arzneimitteltherapiesicherheit, Behandlungsfehler, Bildung und Training, Informieren-Beraten-Entscheiden, Medizinprodukt assoziierte Risiken, Mindestanforderungen an klinische Risikomanagementsysteme im Krankenhaus und deren Methoden, Notfall)	– Critical Incident Reporting Systeme (CIRS) – Gebärdensprachdolmetscher am Display – AMEDISS (Austrian Medication Safety Strategy – Sicher ist sicher: Wie PatientenInnen aktiv werden können – Patientenhandbuch – ein Leitfaden für einen sicheren Krankenhausaufenthalt – Patientensicherheits-App – Pilotprojekt Videodolmetschen – OP-Checklisten – Kommunizieren und Handeln nach einem Zwischenfall u. a. … .
	Preise	
	Der Deutsche Preis für Patientensicherheit für innovative Initiativen und Forschungsergebnisse zur Patientensicherheit wird einmal jährlich verliehen.	Der Austrian Patient Safety Award wird alle zwei Jahre für innovative Leistungen zur Erhöhung von Patienten- und Mitarbeitersicherheit und der Qualität in Gesundheitseinrichtungen verliehen, mit dem Ziel, die Bevölkerung für das Thema zu sensibilisieren.

2 Prinzipien der zwischenmenschlichen Kommunikation

Annegret F. Hannawa

2.1 Was ist zwischenmenschliche Kommunikation?

Unter zwischenmenschlicher Kommunikation versteht man alle (d. h. verbale und nonverbale) Verhaltensweisen, die Menschen enkodieren, dekodieren und miteinander aushandeln, um verschiedene Ziele zu verfolgen. Die zwischenmenschliche Kommunikation hat unterschiedliche Funktionen. Sie dient nicht nur der gegenseitigen Verständigung, sondern auch vielen anderen Zwecken – beispielsweise wird sie eingesetzt, um andere zu informieren oder zu beeinflussen, Interaktionen zu regulieren, das eigene Gesicht zu wahren und Beziehungen mit anderen zu etablieren, aufrechtzuerhalten oder zu beenden. Die wichtigste Funktion der Kommunikation im Gesundheitswesen, im Sinne der Patientensicherheit, ist eine *erfolgreiche zwischenmenschliche Verständnisfindung*. Der Fokus dieses Buches ist daher der Zweck der Kommunikation, mittels kommunikativer Fertigkeiten mit anderen ein einheitliches Verständnis der eigenen Gedanken, Gefühle, Absichten und Bedürfnisse zu erzielen.

Das Enkodieren verbaler und nonverbaler Nachrichten kann *absichtlich* oder *unabsichtlich* geschehen. Diese Verhaltensweisen können wiederum von anderen entweder (1) *nicht* dekodiert, (2) *falsch* dekodiert oder (3) *richtig* dekodiert werden (Guerrero und Floyd 2006).

Hieraus ergeben sich sechs theoretische Kommunikationssituationen. *Absichtlich* enkodierte Verhaltensweisen können zu drei Situationen führen:

1. *Versuchte Kommunikation* – wenn absichtlich enkodierte Verhaltensweisen *nicht* dekodiert werden und Kommunikation somit nicht zustande kommt.
2. *Misskommunikation* – wenn absichtlich enkodierte Verhaltensweisen *falsch* bzw. *nicht wie beabsichtigt* dekodiert werden.
3. *Erfolgreiche Kommunikation* – wenn absichtlich enkodierte Verhaltensweisen *richtig* bzw. *wie beabsichtigt* dekodiert werden.

Gleichermaßen können *unabsichtlich* enkodierte Verhaltensweisen (d. h. Verhalten, das *nicht* für eine Dekodierung vorgesehen ist, z. B. ein besorgter Gesichtsausdruck, der andere dazu führt anzunehmen, dass es ein Problem gibt) in folgende Situationen münden:

4. *Unbeachtetes Verhalten* – wenn unabsichtlich enkodierte Verhaltensweisen nicht dekodiert werden.
5. *Missinterpretation* – wenn unabsichtlich enkodierte Verhaltensweisen *falsch*, d. h. *nicht wie beabsichtigt* dekodiert werden.

https://doi.org/10.1515/9783110537345-002

6. *Zufällige Kommunikation* – wenn unabsichtlich enkodierte Verhaltensweisen *richtig*, d. h. *wie beabsichtigt* dekodiert werden.

2.2 Verbreitete Fehlannahmen über Kommunikation

Sowohl unter Patienten als auch aufseiten des medizinischen Fachpersonals herrschen verbreitete Fehlannahmen bzw. Mythen über die zwischenmenschliche Kommunikation. Diese grundlegenden Fehlannahmen verursachen eine mangelhafte Verständnisfindung und beeinträchtigen somit täglich die Qualität und Sicherheit der medizinischen Versorgung. Dieses Kapitel erläutert einige dieser Mythen mit Querverweisen auf die Fallbeispiele im zweiten Teil dieses Buches, wo diese Mythen dann nochmals exemplarisch veranschaulicht werden.

Wenn die Verständnisfindung unter Fachpersonal oder mit Patienten scheitert, dann resultiert dies häufig aus mindestens einer der folgenden Fehlannahmen über die zwischenmenschliche Kommunikation:

1. Mythos: Kommunikation ist eine simple, zielführende Angelegenheit

In allen medizinischen Zwischenfällen, die im zweiten Teil dieses Buches behandelt werden, neigen die Beteiligten zur Annahme, dass Kommunikation eine simple, fast schon automatisch ablaufende Angelegenheit ist, die man weitgehend sich selbst überlassen kann. Es gibt einige Fallbeispiele in diesem Buch, in denen sowohl die Versorgenden als auch die Patienten fälschlicherweise davon ausgehen, dass etwas bereits kommuniziert wurde oder gerade kommuniziert wird (Fälle 6, 11, 30, 36), wie beabsichtigt verstanden wird (Fälle 35, 38) und korrekt an andere Personen weitervermittelt wird (Fälle 23, 35). In diesen Fallbeispielen verstehen die Beteiligten Kommunikation als eine lineare Informationsvermittlung. In Wirklichkeit ist Kommunikation jedoch ein anspruchsvoller, hoch fehleranfälliger zwischenmenschlicher Prozess, der seinen Zweck – nämlich eine gemeinsame Verständnisfindung – häufig verfehlt. Als Resultat führt gescheiterte Kommunikation nicht selten zu vermeidbarem Schaden oder Beinahe-Schaden an Patienten.

Aufgrund ihres mangelnden Verständnisses dieses Prozesses entziehen sich medizinische Fachkräfte und Patienten oft recht schnell der Verantwortung, ihre Kommunikation mit anderen bis zum Ende durchzuführen (d. h. bis zu einer gemeinsamen Verständnisfindung). Stattdessen sehen sie ihre Verantwortung für eine erfolgreiche Kommunikation oftmals als beendet, sobald sie meinen, ihre Botschaft gesendet zu haben. Statt ihre Kommunikation bis ans Ziel zu verfolgen – also bis zu dem Punkt, an dem alle Beteiligten ein einheitliches Verständnis teilen –, beenden sie den Kommunikationsprozess häufig zu voreilig.

2. Mythos: Kommunikation entspricht den gesagten Worten

In den Fallbeispielen sehen die beteiligten Personen Kommunikation häufig lediglich als eine Übermittlung von *Worten*. Sie gehen beispielsweise davon aus, dass Informationen mühelos durch eine Reihe von Personen an den gewünschten Empfänger übermittelt werden können. Dies widerspricht jedoch der Tatsache, dass eine solche **latente Kommunikation** (d. h. Kommunikation, die mehrere Beteiligte durchläuft, bevor sie an den beabsichtigten Empfänger gerät) typischerweise von einem *Stille-Post-Effekt* beeinträchtigt wird. Denn wenn Kommunikation sequenziell eine Reihe verschiedener Empfänger durchläuft, dann wird die Quantität und Qualität der vermittelten Information reduziert – und zwar umso mehr, je öfter die Nachricht weitervermittelt wird (s. Fälle 29 und 37). In den Fallbeispielen werden mehrere Patientenübergaben geschildert, bei denen diese Fehlannahme in ein unerwünschtes Ereignis mündet, das Patienten vermeidbaren Schaden zufügt (s. Fälle 6, 22 und 24).

Die Beteiligten unterschätzen außerdem oftmals die Bedeutung der *nonverbalen* Kommunikation. In den Fallbeispielen schreiben sie *abwesenden* verbalen Aussagen oder fehlendem Verhalten häufig beabsichtigte Botschaften zu und interpretieren sie als Kommunikation. Somit ist der Begriff „Nicht-Kommunikation" ein Paradox – denn es ist unmöglich, sich „nicht zu verhalten" (s. Watzlawick 2014). Jede Verhaltensweise – selbst eine fehlende Erwiderung oder ein Schweigen – trägt Kommunikationspotenzial. Zwar gibt es zahlreiche Möglichkeiten für *Fehlverhalten* und viele Wege, sich auf eine bestimmte Art und Weise zu verhalten, die nicht erfolgversprechend ist, aber es ist unmöglich, sich *nicht* zu verhalten. Beispielsweise kann man über einen Medizinstudenten, der während der Vorlesung oder in Gesprächsrunden keine Fragen stellt, nicht sagen, dass er sich „nicht verhält." Er verhält sich jedoch in gewisser Weise nicht so, wie er sich verhalten *sollte*. Sogar Nicht-Kommunikation (z. B. Stille oder unterbliebener Kontakt) kann für sich genommen eine Aussage vermitteln. In den Fallbeispielen im zweiten Buchteil werden solche nonverbalen Botschaften von Patienten oftmals nur unzureichend vom Klinikpersonal aufgefasst und für Diagnostik und Behandlung nutzbar gemacht (s. Fälle 7, 12, 15 und 27). Andererseits messen sowohl das medizinische Personal als auch die Patienten einer fehlenden Kommunikation mitunter eine falsche Bedeutung bei (s. Fälle 13, 21 und 39).

3. Mythos: Kommunikation = Information

Die Fallbeispiele im zweiten Teil des Buches zeigen, dass viele Akteure im Gesundheitswesen gemeinhin davon ausgehen, dass Kommunikation allein der Übertragung von *Informationen* dient. In mehreren dargestellten Fällen realisieren sie jedoch nicht, wie ihre Kommunikation – selbst wenn sie hauptsächlich Fakten beinhaltet – zudem das zwischenmenschliche Verhältnis zu ihrem Gesprächspartner definiert. Dies wirkt sich in einigen Fällen direkt auf die Patientensicherheit aus, beeinträchtigt den Be-

handlungserfolg und reduziert die wahrgenommene Versorgungsqualität. Beispielsweise glaubt die Mutter eines jüngeren Patienten aufgrund der rein informativen Kommunikation des Arztes, beim Arzt kein Gehör zu finden (s. Fall 8). Ein anderer Patient
erleidet durch niedrigen Blutzucker und Dehydrierung eine Synkope, weil die Pflegefachkräfte ihre Kommunikation unzureichend auf seine geäußerten Bedürfnisse ausrichten (s. Fall 20). Eine weitere Patientin fühlt sich eingeschüchtert von der abwei-
senden, rein faktisch orientierten Kommunikation ihrer Ärzte. Nachdem die Ärzte sie
als „die Kniepatientin" bezeichnen, traut sie sich nicht das Wort zu ergreifen, um eine
falschseitige Operation zu verhindern (s. Fall 26). Die mangelnde Wahrnehmung, dass
selbst rein informative Kommunikation etwas darüber aussagt, wie sehr der Patient
als Mensch ernst und wahrgenommen wird, führt häufig zu Fehldiagnosen (s. Fall 27)
und auch zu mangelhaften Entlassungsgesprächen, die vermeidbaren Schaden verursachen (s. Fall 33).

4. Mythos: Kommunikation ist delegierbar – man kann sie für andere hinterlegen und jederzeit auf sie zugreifen

In den Fallbeispielen im zweiten Buchteil betrachten die Beteiligten Kommunikation tendenziell als eine Ansammlung von zuverlässigen, akkuraten, validierten Informationen. Sie gehen oftmals davon aus, dass diese Informationen von allen wahrgenommen und wie beabsichtigt verstanden werden. Um ihren Informationsaustausch
zu regeln, delegieren sie ihre Kommunikation beispielsweise häufig an elektronische
Gesundheitsakten (eGA) und Patientenkarteien. Ohne es jemals zu verifizieren, verlässt man sich generell darauf, dass aufgeschriebene Worte in diesen eingelagerten
Dokumenten von anderen Beteiligten korrekt erfasst und verstanden werden. Mit anderen Worten, Kliniker und Patienten begreifen Information und Verständnis oft als
ein Synonym.

In Wirklichkeit ist Kommunikation jedoch ein komplexer interaktiver Prozess,
der – wenn er kompetent durchgeführt wird – die Beteiligten zu einem gemeinsamen
Verständnis führt. Dieser Erfolg wird jedoch nur selten erreicht. Sogar in den Fallbeispielen, in denen Informationen ordnungsgemäß aufbewahrt und dokumentiert
werden und die Empfänger auch auf sie zugreifen wollen, wird nur selten ein einheitliches Verständniserreicht. Die schriftliche Dokumentation existiert zwar, und somit
auch die Grundlage und Absicht, die Kommunikation zu initiieren. Die Kommunikation an sich kommt jedoch nie zustande. Die kritischen Informationen verharren
im geschriebenen Wort und erzeugen keinen Austausch unter den Beteiligten, der zu
einem einheitlichen Verständnis führen könnte.

5. Mythos: Kommunikation spielt sich in den Köpfen der Beteiligten ab

Oft erkennen die beteiligten Akteure ihre Kommunikation nicht als einen *zwischen-menschlichen* Prozess der einheitlichen Verständnisfindung, der für eine sichere und hochwertige Gesundheitsversorgung grundlegend ist. Vielmehr nehmen sie fälschli-cherweise an, dass die Verständnisfindung *im Inneren* der jeweiligen Akteure stattfin-det. Was sich tatsächlich *innerhalb* von Personen abspielt, sind jedoch vorgefertigte Meinungen und perspektivisch gefilterte Wahrnehmungen, die kein stabiles Funda-ment für eine erfolgreiche Kommunikation bilden und die Entwicklung eines einheit-lichen Verständnisses häufig *hemmen* (s. Fall 32). Kompetente Kommunikation ist da-her ein notwendiger Prozess, um das *zwischen*menschliche Fundament zu stärken. Dieses Fundament wird in der Literatur oft als „Common Ground" bezeichnet. Der *Common Ground* stellt die Summe des geteilten Wissens, der Vorannahmen und Über-zeugungen aller Beteiligten dar (s. Clark 1996). Solange dieses Fundament brüchig ist, fallen Informationen durch die Verständnislücken zwischen den Beteiligten und ge-fährden somit die Patientensicherheit. In mehreren Fallbeispielen werden die Betei-ligten zu Opfern dieses sogenannten **Common-Ground-Trugschlusses**: Sie nehmen fälschlicherweise an, dass andere ihre Absichten, Gefühle und Gedanken wie beab-sichtigt wahrnehmen und verstehen. Das heißt, sie gehen davon aus, dass die Kom-munikation *im Innern* der Beteiligten abläuft. Ein einheitliches Verständnis wird somit niemals realisiert, da kein kompetenter *zwischen*menschlicher Austausch stattfindet. Ein einheitliches *zwischen*menschliches Verständnis ist also immer das Ziel – aber ein im Stillen fälschlicherweise vorausgesetzter (statt etablierter) Common Ground steht diesem Ziel oftmals im Wege.

6. Mythos: Je mehr Kommunikation, desto besser

Die Fallbeispiele im zweiten Teil des Buches zeigen, dass die Beteiligten in der Ge-sundheitsversorgung die Begriffe „Kommunikation" und „Kompetenz" oft linear kor-relieren. Insbesondere die Versorgerseite neigt zu der Annahme, dass *mehr* Kommu-nikation auch *bessere* Kommunikation bedeutet. Stellt man aber die Korrelation zwi-schen kommunikativer Aktivität und der empfundenen Kompetenz in einer Funktion dar, dann ergibt sich ein umgedrehtes U – das heißt, sowohl *zu wenig* als auch *zu viel* Kommunikation wird in den meisten klinischen Situationen als unangemessen und ineffektiv empfunden (z. B. Fall 8, s. auch Spitzberg 2000).

7. Mythos: Kommunikation kann zusammenbrechen

In der Fachliteratur wird *kommunikativer Misserfolg* in der Gesundheitsversorgung oft als ein „Zusammenbruch" der Kommunikation (engl. *communication breakdown*) dargestellt. Diese mechanistische Analogie beruht auf der Fehlannahme, dass Kommunikation im Normalfall funktioniert und gegebenenfalls *zusammenbricht*, wenn eine Person einmal nicht kommuniziert. Diese Annahme ist problematisch, weil sie Fehlkommunikation mit *fehlender* Kommunikation gleichstellt, nicht aber mit *inkompetenter* Kommunikation in Zusammenhang bringt. Darüber hinaus folgt sie dem Irrglauben, dass unerwünschte Ereignisse von Individuen verursacht werden. Dies wiederum bekräftigt den Mythos, dass sich Kommunikation *im* (anstatt *zwischen*) Menschen abspielt, und ermutigt somit eine problematische Kultur der Schuldzuweisung. In Wahrheit wird vermeidbarer Patientenschaden jedoch nicht nur von *fehlender* Kommunikation verursacht, sondern hauptsächlich aufgrund eines ungenügend etablierten *einheitlichen Verständnisses* zwischen den Beteiligten. Was nie etabliert wurde, kann auch nicht zusammenbrechen.

2.3 Prinzipien der zwischenmenschlichen Kommunikation

Die kommunikationswissenschaftliche Forschung hat in den letzten 100 Jahren einige Axiome des zwischenmenschlichen Handelns zusammengetragen, über die man sich in der Fachliteratur weitgehend einig ist. In diesem Abschnitt werden *neun Prinzipien der zwischenmenschlichen Kommunikation* erläutert, die die Fallbeispiele im zweiten Teil dieses Buches inhaltlich vertiefen sollen. Außerdem sollen sie den Blick dafür schärfen, wie sich die Patientensicherheit und die Versorgungsqualität durch eine kompetentere zwischenmenschliche Kommunikation verbessern lassen. Unter **kompetenter Kommunikation** verstehen wir hier zwischenmenschliche Prozesse, die von allen Beteiligten sowohl als *angemessen* als auch *effektiv* empfunden werden (s. Spitzberg 2000). In Form von Querverweisen wendet Tabelle 2.1 am Ende dieses Kapitels diese Prinzipien auf die Fälle im zweiten Teil des Buches an.

Neun Prinzipien der zwischenmenschlichen Kommunikation

1. Prinzip: Kommunikation verankert Gedanke, Symbol und Referent.
2. Prinzip: Kommunikation lässt sich nicht auf Teilprozesse reduzieren.
3. Prinzip: Kommunikation verfolgt verschiedene Ziele.
4. Prinzip: Kommunikation beinhaltet mehr als nur Worte.
5. Prinzip: Kommunikation vermittelt Fakten und definiert zwischenmenschliche Verhältnisse.
6. Prinzip: Kommunikation ist kontextgebunden.
7. Prinzip: Kommunikation beruht auf subjektiven Vorannahmen und Wahrnehmungen.
8. Prinzip: Inhaltliche Redundanz durch direkte Kanäle fördert die Richtigkeit der kommunizierten Inhalte und deren Verständnis.
9. Prinzip: Ein und derselbe Kommunikationsansatz kann zu verschiedenen Ergebnissen führen – und verschiedene Kommunikationsansätze zum gleichen Ergebnis.

1. Prinzip: Kommunikation verankert Gedanke, Symbol und Referent

Das erste Prinzip veranschaulicht Kommunikation als einen triangulären zwischenmenschlichen Verständnisfindungsprozess. Menschen konstruieren ein gemeinsames Verständnis, indem sie symbolische Zeichen erschaffen und sie interpretieren. Solche Zeichen beinhalten Worte, Gestik, Erscheinungsbilder, Laute und Artefakte.

Am Anfang der Kommunikation steht jeweils ein Gedanke, der sich auf einen *Referenten* (d. h. ein Ding oder Gegenstand) bezieht, den eine Person im Sinn hat. Wenn die Person diesen Gedanken anderen übermitteln will, weist sie diesem Referenten ein repräsentatives Zeichen oder Symbol zu. Das heißt, der Ursprungsgedanke wird mittels Symbole und Verhaltensweisen in Kommunikation enkodiert.

Solche Symbole besitzen an sich keinen intrinsischen kommunikativen Inhalt. Sie werden erst zu Kommunikationssymbolen, wenn Menschen ihnen einen Referenten zuordnen. Anders ausgedrückt, Symbole werden beliebig mit etwas in der Außenwelt in Verbindung gebracht und verknüpfen somit den Gedanken mit dem Referenten (de Saussure 1959). Bei dieser arbiträren (beliebigen) triangulären Zuordnung (Referent – Gedanke – Symbol) greifen Menschen auf ihnen vertraute Assoziierungen zurück. Das heißt, Menschen denken und handeln assoziativ.

Semiotisch betrachtet gibt es keine zwei Sprachkulturen, deren Realitäten sich komplett gleichen und die somit Gedanken auf genau dieselbe Art und Weise kategorisieren und assoziieren. Somit ist der Symbolisierungsvorgang nicht das Resultat einer vorhandenen, übergreifenden Struktur, die den Sprachkulturen inhärent wäre. Vielmehr ist die Kommunikation ein *Mittel*, das im Rahmen bestimmter Konventionen von Menschen eingesetzt wird, um eine gemeinsame Realitätsempfindung zu erschaffen.

Eine derartige Symbolzuschreibung erfolgt übrigens auch in diesem Buch. Am Anfang jedes Fallkapitels im zweiten Buchteil verwenden wir symbolische Icons, die für bestimmte Referenten stehen. Beispielsweise zeigen wir ein Icon, das zwei Figuren darstellt – eine stehende und eine auf dem Bett sitzende Person. Dies soll eine Versorgungssituation darstellen, bei der ein Arzt mit einer Patientin bzw. einem Patienten kommuniziert. Wir setzen voraus, dass wir mit unseren Lesern ein hinreichendes gemeinsames Fundament (Common Ground) teilen, um diesen Gedanken erfolgreich zu vermitteln (d. h. ein einheitliches Verständnis miteinander zu schaffen). Dennoch nutzen wir zusätzliche Kommunikationswege, die die Wahrscheinlichkeit dieses gemeinsamen Verständnisses optimieren sollen.

Zusammengefasst verdeutlicht dieses erste Prinzip die Komplexität der zwischenmenschlichen Kommunikation. Die Kernherausforderung besteht darin, einem Referenten, der an einen ursprünglichen Gedanken gebunden ist, eine Symbolik zuzuordnen, die von anderen mit demselben Referenten assoziiert wird, um somit ein einheitliches Verständnis (d. h. eine Assoziierung mit demselben ursprünglichen Gedanken) zu erzielen. Dieser Assoziierungsprozess ist an sich äußerst fehleranfällig. Es handelt sich dabei um einen komplizierten zwischenmenschlichen Prozess, der uns exakte und gekonnte Enkodierung und Dekodierung abverlangt. Das einheitliche Interpretieren von Symbolen wird außerdem durch gravierende zwischenmenschliche Unterschiede erschwert. Da persönliche und kulturelle Hintergründe der Beteiligten, sowie ihre individuellen Eigentümlichkeiten, sich häufig voneinander unterscheiden, ist ein komplettes einheitliches Verständnis theoretisch eigentlich unmöglich. Umso wichtiger sind zwischenmenschliche Kommunikationsfertigkeiten als Vehikel für eine erfolgreiche gemeinsame Verständnisfindung, die diese zwischenmenschlichen Barrieren überbrückt.

2. Prinzip: Kommunikation lässt sich nicht auf Teilprozesse reduzieren

Kommunikation ist ein Prozess, der sich *zwischen* Personen abspielt. Die Zuschreibung von Symbolen zu Referenten (Dingen) und Gedanken geschieht zwar *in* einer Person. Das *Vermitteln* dieser triangulären Assoziierung an andere (d. h. ihre zwischenmenschliche Rekonstruktion) erfolgt hingegen *zwischen* Personen. Dies bedeutet, dass Kommunikation ein *interaktiver* Prozess ist, durch den die Beteiligten ihre eigene Triangulierung zwischen Referenten, Symbolen und Gedanken der Triangulierung eines anderen annähern, bis die anfangs diskrepanten Assoziierungen äquivalent werden. Um solch ein einheitliches Verständnis zu erreichen, muss *quantitativ ausreichende* und *qualitativ hochwertige* zwischenmenschliche Kommunikation stattfinden.

Vor diesem Hintergrund erscheinen mechanistische Metaphern, die die zwischenmenschliche Kommunikation in der Gesundheitsversorgung oft mit Telefonausfällen und Motorschäden gleichstellen, irreführend. Wenn ein Auto kaputtgeht, dann ist das Auto für den Zweck, für den es gebaut wurde, nicht mehr zu gebrauchen. Wenn jemand während eines Telefonats das Mobiltelefon fallen lässt und es dabei zerbricht, dann ist das Gespräch mittels des Gerätes zu diesem Zeitpunkt beendet. Wenn der Glühfaden in einer Glühlampe verschmort, ist es keine Glühlampe mehr. Sie funktioniert nicht mehr. Aber Kommunikation kann nicht auf diese Art und Weise zusammenbrechen oder versagen. Kommunikation kann *mangelhaft* funktionieren, aber sie kann niemals *aufhören* zu funktionieren. Etwas nicht zu sagen oder etwas zu sagen, was nicht vollkommen verstanden wird, gehört auch zum kommunikativen Prozess – wenn auch zu einer Kommunikation, die *schlecht* verläuft.

Im selben Atemzug muss erwähnt werden, dass die meisten Zwischenfälle in der Gesundheitsversorgung nicht daher rühren, dass Kommunikation *aufgehört* hat. Vielmehr treten sie auf, weil Kommunikation *nicht erfolgreich* verläuft. Das Scheitern klinischer Interaktionen entsteht aus sowohl *quantitativ* als auch *qualitativ* unzureichender Kommunikation zwischen den Beteiligten. Ein *einheitliches Verständnis* hingegen entsteht aus einer komplexen, bedeutungsschaffenden zwischenmenschlichen Interaktion, die gekonnt *zwischen* Menschen erschaffen wird und ein Ergebnis erzeugt, das größer ist als die Summe der einzelnen kommunikativen Anteile (d. h. der einzelnen Botschaften oder Verhaltensweisen) – denn das gemeinsame Verständnis erfolgt *zwischen*, nicht *in* den Akteuren.

3. Prinzip: Kommunikation verfolgt verschiedene Ziele

Mit seinem Gegenüber ein einheitliches Verständnis eines ursprünglichen Gedankens zu entwickeln, ist eine kommunikative Herausforderung – insbesondere, wenn der Gedanke mehr als bloße Fakten umfasst. Dieser Prozess wird noch schwieriger, wenn die Beteiligten mit ihrer Kommunikation gewisse Absichten verfolgen, die kein gemeinsames Verständnis priorisieren. Sich *akkurat* über etwas zu verständigen, wird durch den interaktiven Austausch klarer und genauer Aussagen erreicht. Dennoch interagieren Menschen häufig auf eine Art und Weise, die eine solche Klarheit und Genauigkeit absichtlich *vermeidet*. Beispielsweise kommunizieren Menschen oft mit Sarkasmus oder mit Humor, möchten ihr Gegenüber von den eigenen Ansichten überzeugen oder wenden verschiedene Formen der Täuschung an (z. B. Über- oder Untertreibungen). Dadurch wollen sie oftmals Konflikte vermeiden, einen guten Eindruck hinterlassen, Beziehungen erhalten, das Gesicht wahren oder kompetent erscheinen. Derartige Kommunikationsziele werden über absichtliche Vagheit oder Doppeldeutigkeit bei der Symbolisierung erreicht, nicht über eine einheitliche Verständnisfindung.

Im Gesundheitswesen geschieht dies genauso häufig wie im privaten Alltag. Oftmals wagen Pflegefachkräfte und Patienten beispielsweise nicht, klar und deutlich das Wort gegenüber hierarchisch überlegenen Ärzten zu ergreifen, weil sie Konflikte vermeiden wollen und das eigene Ansehen wahren möchten. Analog dazu kommunizieren Ärzte mit Kollegen und Patienten oftmals auf eine zu sanfte (statt direkte) Art und Weise, um gute zwischenmenschliche Verhältnisse zu bewahren und potenziellen Sanktionen zu entgehen. Diese sanfte Art zu kommunizieren, kann zu folgenschweren Ergebnissen führen. In Fall 11 beispielsweise priorisiert ein Arzt sein gutes Verhältnis zu einer anderen Ärztin über eine zeitige und akkurate Verständnisfindung, was schließlich zum Tod seiner Patientin führt.

4. Prinzip: Kommunikation beinhaltet mehr als nur Worte

Unter Kommunikation wird oft ein verbaler Informationsaustausch verstanden. Dabei trägt jedes Verhalten – auch Passivität und Stille – das sprichwörtliche Potenzial, Bände zu sprechen. Wenn beispielsweise ein Medizinstudent mit einem Arzt Visiten durchführt, ohne dabei mit Patienten zu sprechen, dann kommuniziert er dennoch mit den Patienten. Genauso kann ein ausbleibender Besuch bei einem Patienten mangelndes Interesse kommunizieren. Es ist unmöglich, *nicht* auf eine Botschaft zu reagieren. Selbst Stille, Rückzug und Reglosigkeit tragen eine Bedeutung. Wenn ein Patient während einer medizinischen Befragung kein Wort sagt, dann kann auch die Abwesenheit seiner Worte eine Botschaft vermitteln.

Verbal formulierte (d. h. gesprochene oder geschriebene) Botschaften werden *immer* von nonverbalen Botschaften begleitet. Solche nonverbalen Begleitbotschaften werden beispielsweise durch den Stimmausdruck (z. B. Tonhöhe, Sprechgeschwindigkeit, Intensität und Modulation), aber auch durch Mimik und Gestik vermittelt. Sie alle beeinflussen die wahrgenommene Bedeutung des Gesprochenen. Nonverbale Kommunikation kann Worte begleitend wiederholen, unterstreichen, steigern, akzentuieren oder ihnen widersprechen. Sie kann den Dekodierungsprozess auch stören, wenn sie die Aufmerksamkeit von dem Gesagten ablenkt oder den verbalen Inhalten widerspricht. Darüber hinaus kann nonverbales Verhalten Worte vorwegnehmen, sie modulieren, ersetzen oder überschreiben und damit für sich genommen etwas Eigenständiges aussagen.

Daher hängt eine erfolgreiche Kommunikation immer ausschlaggebend davon ab, was wir simultan sagen, hören, sehen und zeigen. Im Allgemeinen gilt die folgende Regel: Wenn verbale und nonverbale Botschaften sich inhaltlich widersprechen, tendieren wir dazu, eher den nonverbalen als den verbalen Botschaften zu glauben (Seiler und Beall 2000). Nonverbales Verhalten wird also als *valider* empfunden als verbale Kommunikation und ist daher ein Kernprozess für die zwischenmenschlichen Verständnisfindung.

5. Prinzip: Kommunikation vermittelt Fakten und definiert zwischenmenschliche Verhältnisse

Wie verbale Botschaften *immer* von nonverbalen Botschaften begleitet werden, so wird jeder faktische Informationsinhalt auch *immer* von zwischenmenschlichen Botschaften begleitet, d. h. von Informationen über das zwischenmenschliche Gefüge der Kommunizierenden, über ihre hierarchische Stellung zueinander und über den sozialen Kontext, in dem der Austausch stattfindet (vgl. Watzlawick, Bavelas und Jackson 2014). Dies soll anhand von zwei Beispielen verdeutlicht werden:

1. Eine Ärztin informiert ihren Patienten über einen vermeidbaren Behandlungsfehler. Sie schildert dabei vorrangig die Fakten und erklärt die Ereignisse, die zu dem Fehler geführt haben. Sie diskutiert auch die gesundheitlichen Folgen für den Patienten. Die Aufmerksamkeit, die die Ärztin dem Patienten zuteilwerden lässt, und ihre beruhigende Stimme dabei vermitteln dem Patienten eine authentische Empathie und Fürsorge. Hätte die Ärztin diese nonverbale Art der Kommunikation vernachlässigt, dann hätte sie dem Patienten gegenüber zwischenmenschliche Distanz und Gleichgültigkeit zum Ausdruck gebracht.

2. Analog dazu erscheint es auf den ersten Blick rein informativ, wenn eine Anästhesistin den Chirurgen fragt, ob sie den nächsten Patienten für die Operation vorbereiten kann. Aber abhängig von der Art und Weise, *wie* sie diese Frage stellt, kann dies entweder als zuvorkommend aufgefasst werden oder als Kritik – wenn beispielsweise suggeriert wird, dass der Chirurg nicht schnell genug arbeitet.

Für alle Akteure im Gesundheitswesen (d. h. auch für Patienten und Familienangehörige oder Begleitpersonen) ist es wichtig zu verstehen, dass jegliche Kommunikation mit anderen sowohl Fakten vermittelt als auch zwischenmenschliche Verhältnisse definiert. Dies bedeutet, dass die Beteiligten das einschränkende und förderliche Potenzial ihrer zwischenmenschlichen Kommunikation miteinander in dieser Hinsicht erkennen und ausbauen müssen. In der Interaktion mit Kollegen kann diese Einsicht eine gemeinsame Verständnisfindung fördern und zwischenmenschliche Konflikte vermeiden. Im Umgang mit Patienten gibt es zahlreiche Evidenzen, dass eine beziehungsorientierte Kommunikation bei der Behandlung von Patienten zu gesundheitsförderlichen Effekten führen kann. Beispielsweise genesen Patienten im Rahmen kompetenter zwischenmenschlicher Kommunikation besser, erleben weniger Angst, haben einen geringeren Bedarf an postoperativen Schmerzmitteln und werden schneller aus dem Krankenhaus entlassen (vgl. DiMatteo & Taranta, 1979; Egbert et al., 1964; Ben-Sira, 1976). Dieses Kommunikationsprinzip wirkt sich also direkt auf die Sicherheit und Gesundheit der Patienten aus und bestimmt somit den medizinischen Behandlungserfolg.

6. Prinzip: Kommunikation ist kontextgebunden

Die Bedeutung einer zwischenmenschlichen Aussage oder Handlung hängt *immer* von dem Kontext ab, in dem sie enkodiert und interpretiert wird. Der Kontext einer Interaktion lässt sich auf fünf Ebenen beschreiben (vgl. Spitzberg 2000):

1. *funktionaler Kontext* (Diskrepanz oder Übereinstimmung der verfolgten Kommunikationsziele)
2. *relationaler Kontext* (Gefüge und Prägung der zwischenmenschlichen Verhältnisse)
3. *umgebungsspezifischer Kontext* (unmittelbare physische Umgebung, in der die Kommunikation stattfindet)
4. *chronologischer Kontext* (alle Variablen der Zeit; z. B. die Reihenfolge, der Zeitpunkt, die Rechtzeitigkeit, verfügbare Zeit und Dauer der Kommunikation)
5. *kultureller Kontext* (Unterschiede oder Ähnlichkeit kultureller Regeln, Normen und Erwartungen)

Besonders im medizinischen Bereich ist die zwischenmenschliche Kommunikation *immer* kontextgebunden. Wenn die Beteiligten (d. h. Patienten, Angehörige, Fachkräfte und Pflegepersonal) nicht erkennen, welche kontextuellen Gegebenheiten die gegenseitige Verständnisfindung beeinträchtigen oder begünstigen, dann gefährdet dies direkt die Sicherheit und Qualität der Versorgung.

In den Fallbeispielen im zweiten Teil dieses Buches wird der Erfolg der zwischenmenschlichen Kommunikation (d. h. die einheitliche Verständnisfindung) häufig durch die gegebenen kontextuellen Rahmenbedingungen beeinträchtigt. So werden beispielsweise oft diskrepante Ziele verfolgt (mangelnder *funktionaler* Kontextgebrauch), oder zwischenmenschliche Schieflagen und berufliche Hierarchien gefährden die Sicherheit der klinischen Prozesse (einschränkender *relationaler* Kontextgebrauch). Mitunter wird nicht die nötige Zeit für gemeinsame Kommunikation aufgewendet (unzureichender *chronologischer* Kontextgebrauch). In wieder anderen Fällen werden erlernte Kommunikationsmuster unzureichend an die Standards und Normen einer neuen Institution angepasst (ungenügender *kultureller* Kontextgebrauch). Wenn also nicht erkannt wird, wie sehr die zwischenmenschliche Kommunikation kontextgebunden ist und die Kommunikation nicht genügend auf den jeweiligen Kontext ausgerichtet wird, dann beeinträchtigt dies direkt die Patientensicherheit. Tabelle 2.1 bietet eine Übersicht über die einzelnen Fälle, in denen solche vermeidbaren kontextbezogenen Kommunikationsfehler auftreten.

7. Prinzip: Kommunikation beruht auf subjektiven Vorannahmen und Wahrnehmungen

Alle Akteure in der Gesundheitsversorgung bringen eine individuelle Lebenserfahrung mit sich, die ihre Wahrnehmungsprozesse prägt. Diese Wahrnehmung beeinflusst wiederum unvermeidbar die Enkodierung und Dekodierung von zwischenmenschlichen Aussagen und Handlungen. Diese individuellen Wahrnehmungsunterschiede basieren auf den folgenden interpersonellen Diskrepanzen:

1. demografische Voraussetzungen (z. B. Unterschiede in Alter, Geschlecht, Bildung, sozialem Status, Kultur)
2. kognitive Voraussetzungen (z. B. Unterschiede in Intelligenz, kognitiver Verarbeitungsgeschwindigkeit, Gedächtnisleistung)
3. mentale Stimmungen (z. B. hormonelle oder emotionale Zustände, Alltagssorgen)
4. persönliche Begriffsdefinitionen (z. B. emotionale Abstraktionen, Mehrdeutigkeit; vgl. Mahaffey 2010)
5. kulturelle, familiäre und persönliche Normen und Werte (z. B. Meinungen, Machtdistanzen, Bedarf nach Privatsphäre)

Erfolgreiche Kommunikation ist somit ein interaktiver Prozess, der diese vielschichtigen zwischenmenschlichen Diskrepanzen *überbrückt* und einen gemeinsamen Nenner (Common Ground) schafft, als Fundament für eine gemeinsame Verständnisfindung. Wie oben bereits erwähnt wurde, umfasst dieser Common Ground die Summe des Wissens, der Voraussetzungen und der Überzeugungen, die Personen miteinander teilen (Clark 1996).

Oft führt eine Nichtbeachtung dieses Prinzips zu mangelhaften Kommunikationserfolgen. Es wird oft davon ausgegangen, dass andere schon verstehen werden, was gemeint ist. In einer riskanten Branche wie dem Gesundheitswesen kann dieser Common-Ground-Trugschluss gravierende Folgen für die Sicherheit und Versorgungsqualität des Patienten haben. Mehrere Fälle im zweiten Teil dieses Buches zeigen, wie die Fehlannahme, dass die anderen Beteiligten eine Aussage mit demselben Erkenntnisapparat dekodieren werden (z. B. mit äquivalentem Fachterminus und Symbolverstehen), dem Patienten häufig vermeidbaren Schaden zufügt (vgl. Tabelle 2.1).

Zusammengefasst zeigen die 39 Fallbeispiele, dass abweichende Vorannahmen und Wahrnehmungen zwischen den Kommunizierenden oft zu Missverständnissen führen und somit direkt die Behandlungsergebnisse für die Patienten beeinträchtigen. Eine Erkenntnis und Berücksichtigung dieses Prinzips kann hingegen die Patientensicherheit fördern und Behandlungserfolge verbessern. Denn nur kompetente zwischenmenschliche Kommunikation versetzt uns in die Lage, unsere unterschiedlichen Vorannahmen und Wahrnehmungen zusammenzuführen und damit einen Common Ground zu schaffen, der uns eine gemeinsame Verständnisfindung ermöglicht.

8. Prinzip: Inhaltliche Redundanz durch direkte Kanäle fördert die Richtigkeit der kommunizierten Inhalte und deren Verständnis

Eine angemessene inhaltliche Wiederholung kommunizierter Informationen durch möglichst reichhaltige Kommunikationskanäle (d. h. direkter verbaler Kontakt, möglichst von Angesicht zu Angesicht) erleichtert die gemeinsame Verständnisfindung, weil sie die Richtigkeit der vermittelten Inhalte und deren Verständnis fördert. Wenn man von der Reichhaltigkeit des Kanals spricht, ist gemeint, dass beispielsweise ein Zwiegespräch der asynchronen, mittelbaren Kommunikation vorzuziehen ist. Denn der direkte Kanal vermittelt reichhaltigere (d. h. nonverbale und verbale) Ressourcen für eine möglichst korrekte Enkodierung und Dekodierung der Botschaft. Zudem befähigt der direkte Kanal einen transaktionalen *Validierungsprozess*, durch den die Beteiligten ihre Kommunikation als Richtigkeitscheck (d. h. als Mittel für die Validierung der vermittelten Inhalte und deren Verständnis) benutzen können. So wird dafür gesorgt, dass sich die individuellen Perspektiven einander annähern und sich überschneiden können. Gemeinsam ermöglichen Redundanz und Direktheit also, falsche Informationen und Missverständnisse aus dem Weg zu räumen, und sie stellen somit einen kritischen Prozess für die Patientensicherheit dar.

Sowohl im Gesundheitswesen als auch in der Luftfahrt gibt es bereits spezifische Sicherheitsprotokolle, die die Kommunikation rein quantitativ steigern und den Informationsaustausch strukturieren sollen (z. B. Repeat-Back-Protokolle). Dieser Nutzen kann jedoch verstärkt werden, wenn die Akteure auf die *Angemessenheit* ihrer Redundanz achten, z. B. indem sie ihre Aussage im Tonfall variieren und die Informationsinhalte geduldig, einfühlsam und auch nonverbal sorgfältig wiederholen. Denn diese Angemessenheit beeinflusst die empfundene *Qualität* der wiederholten Kommunikation und kann das richtige Verständnis sowohl bestärken (wenn sie gut durchgeführt wird) als auch behindern (wenn sie mangelhaft durchgeführt wird).

9. Prinzip: Ein und derselbe Kommunikationsansatz kann zu verschiedenen Ergebnissen führen – und verschiedene Kommunikationsansätze zum gleichen Ergebnis

Kommunikation ist komplex und verläuft manchmal chaotisch. Aber das Chaos ist nicht beliebig. Viele unterschiedliche Informationen müssen beispielsweise kommuniziert werden, wenn Patienten über eine Behandlung aufgeklärt werden sollen. Unter anderem müssen Patienten über den Nutzen und die Risiken eines Eingriffs und über die Folgen einer Nichtbehandlung informiert werden. Abhängig von den soziokulturellen und situationsbezogenen Gegebenheiten wird ein Kommunikationsansatz effektiver sein als ein anderer. Des Weiteren kann eine bewährte Taktik, die in den meisten Fällen funktioniert, bei anderen Patienten scheitern. Wenn dem Patienten beispielsweise ein medizinischer Behandlungsfehler offenbart wird, dann kann diese Offenbarung auf unterschiedliche Patienten unterschiedlich wirken. Für die einen kann sich daraus großer emotionaler Stress ergeben, während andere ein Mitgefühl für den Arzt entwickeln. Keine Vorgehensweise ist immer gleich wirksam, und in jeder Situation gilt, dass sich jede potenzielle Vorgehensweise als wirksam erweisen kann. Es gibt also einerseits mehrere Wege, die zum selben Ziel führen (Äquifinalität), und andererseits kann aber auch ein Weg mehrere Ergebnisse bewirken (Multifinalität; von Bertalanffy 1968; Wilden 1972). Ein Fallbeispiel im zweiten Teil dieses Buches veranschaulicht dieses Prinzip (Fall 13): Beim Ausführen eines falsch verstandenen Behandlungsplans führt hier eine glückliche Verkettung von mehreren Kommunikationsfehlern dazu, dass der Tod einer Patientin verhindert wird.

2.4 Sequenz- und Kombinationsgrundlagen

Die Fallbeispiele im zweiten Teil dieses Buches demonstrieren, dass die grundlegenden Prinzipien (bzw. evidenzbasierten Wahrheiten) der zwischenmenschlichen Kommunikation, die in diesem Kapitel eingeführt wurden, miteinander verknüpft sind. So kann das richtigkeitsfördernde Redundanzprinzip beispielsweise erst greifen, wenn die kommunizierten Informationen *vollständig* sind. Denn Redundanz kann nichts verdeutlichen, wenn die wiederholten Informationen inhaltlich unzureichend sind (Fall 29). Gleichermaßen erleichtert der direkte Kommunikationskanal eine kontextbezogene Kommunikation (Fall 24), und erfahrungsbasierte Wahrnehmungsdifferenzen zwischen den Beteiligten können die kommunikative Redundanz stimulieren und dadurch eine gemeinsame Verständnisfindung fördern. Diese Verknüpfungen machen deutlich, dass die zwischenmenschliche Kommunikation ein komplexer, sequenzieller Prozess ist, der ein tiefgründiges Verständnis und geübte Fertigkeiten vorraussetzt, um eine sichere und hochwertige Gesundheitsversorgung zu gewährleisten.

Tab. 2.1: Prinzipien der zwischenmenschlichen Kommunikation mit Fallbeispielen aus Teil II des Buches.

Prinzipien der zwischenmenschlichen Kommunikation	Fälle	Beispiele
Prinzip 1: Kommunikation verankert Gedanke, Symbol und Referent.	2, 31	Familienmitglieder benennen das Medikament eines Patienten falsch. Ein Arzt schreibt ein mehrdeutiges „d" auf das Rezept eines Patienten.
Prinzip 2: Kommunikation lässt sich nicht auf Teilprozesse reduzieren.	1, 4, 5, 6, 9, 11, 14, 15, 22, 23, 24, 25, 28, 29, 30, 32, 33, 34, 35, 38	Die Beteiligten erreichen kein einheitliches Verständnis der Krankengeschichte (z. B. Allergien, Medikamente, Schwangerschaft) und Behandlungspläne eines Patienten (z. B. unvollständige Kommunikation bzgl. Überweisungen, Testergebnisse, notwendige Interventionen, Anästhesie und Unklarheiten bzgl. Patientenverfügung, Medikation und Entlassungspläne).
Prinzip 3: Kommunikation verfolgt verschiedene Ziele.	11	Ein Arzt priorisiert *Höflichkeit* über *Klarheit* in seiner Kommunikation mit einer Kollegin, um die Kollegin nicht unter Druck zu setzen.
Prinzip 4: Kommunikation beinhaltet mehr als nur Worte.	13, 15, 21, 34, 36	Das Klinikpersonal …vertraut der nonverbalen Kommunikation mehr als schriftlichen Notizen. …verlässt sich ausschließlich auf verbale Kommunikation und beachtet dabei nicht das nonverbale Verhalten des Patienten. Ein Patient interpretiert die *fehlende* Kommunikation eines Arztes als bedeutsam für seine Therapieplanung.
Prinzip 5: Kommunikation vermittelt Fakten und definiert zwischenmenschliche Verhältnisse.	8, 20, 26, 27, 34	Das Klinikpersonal …schenkt dem Unwohlsein eines Patienten nicht genügend Beachtung. …respektiert einen Patienten nicht ausreichend. …richtet Entlassungsempfehlungen nicht genügend auf die Alltagsbelastungen bzw. die persönlichen Bedürfnisse des Patienten aus.

Tab. 2.1: (Fortsetzung)

Prinzipien der zwischen-menschlichen Kommunikation	Fälle	Beispiele
Prinzip 6: Kommunikation ist kontextgebunden.	Alle Fälle, ausgenommen 3, 15 und 26	*Funktionaler Kontext:* Das Klinikpersonal …verordnet Medikamente, die angesichts des Gesundheitszustands des Patienten riskant sind (z. B. wegen Schwangerschaft, ausstehendem Laborbefund oder Allergie). …verordnet Behandlungen, die nicht der Patientenverfügung entsprechen. …versäumt es, auffällige Verhaltensweisen mitzuteilen. …beachtet nur den akuten Krankheitszustand und vernachlässigt dabei die medizinische Vorgeschichte des Patienten. …initiiert keine Kommunikation, um den verschlechterten Gesundheitszustand des Patienten mitzuteilen. …kommuniziert nicht im Rahmen einer bevorstehenden oder kürzlich erfolgten Operation. …leitet Nachrichten an den falschen Empfänger weiter. …wertet die falschen Röntgenbilder aus. …verfolgt inkompatible Ziele. …dekodiert das Verhalten des Patienten nicht richtig. *Relationaler Kontext:* Das Klinikpersonal …meint den Patienten bereits zu kennen und handelt voreingenommen statt evidenzbasiert. …versorgt Patienten mit mangelndem Verständnis dessen, was für Verhaltensweisen für den Patienten gewöhnlich versus ungewöhnlich sind. …involviert Familienangehörige oder Begleitpersonen nicht genügend als Partner für eine sichere Versorgung. …kommuniziert ohne Berücksichtigung der Tatsache, dass Kollegen *neu* sind und vorerst kulturell integriert werden müssen.

Tab. 2.1: (Fortsetzung)

Prinzipien der zwischen- menschlichen Kommunikation	Fälle	Beispiele
		Chronologischer Kontext:
		– Zeitverzögerung
		Das Klinikpersonal wartet zu lange, um ein Problem anzusprechen, ein Verständnis zu klären, den Patienten zu sehen, Medikamente zu überreichen, auf Laborbefunde zuzugreifen, die Gesundheitsakte zu lesen und Dokumente zu verschicken.
		– Zeitmangel
		Das Klinikpersonal nimmt sich nicht die notwendige Zeit, um die angegebenen Infusionsraten akkurat zu entziffern, ein wechselseitiges Verständnis mit anderen zu etablieren und Alarmsignale der Familienangehörigen wahrzunehmen.
		– Zeitpunkt
		Das Klinikpersonal berücksichtigt nicht die Tageszeit, zu der sich ein Patient in der Notaufnahme vorstellt, verabreicht Medikamente zu früh und erteilt postoperative Anweisungen zum falschen Zeitpunkt (*vor* statt *nach* der Operation).
		– Dauer
		Das Klinikpersonal berücksichtigt nicht, dass eine Behandlungsverzögerung zur Ohnmacht des Patienten führen könnte und erläutert in der Kommunikation mit Familienangehörigen nicht ausreichend den zeitlichen Rahmen bis zum nächsten Kontakt.
		Umgebungsspezifischer Kontext:
		Die Fachkräfte beachten nicht, dass ihre Kommunikation im Rahmen einer ungewöhnlich hektischen Nachtschicht auf der Notfallstation stattfindet und passen ihre Kommunikation dieser Situation nicht an.
		Kultureller Kontext:
		Das Klinikpersonal beachtet nicht, dass Patienten den medizinischen Fachjargon nicht verstehen und dass neue Kollegen im Team noch nicht mit den Prozeduren ihrer Institution vertraut sind.

Tab. 2.1: (Fortsetzung)

Prinzipien der zwischen-menschlichen Kommunikation	Fälle	Beispiele
Prinzip 7: Kommunikation beruht auf subjektiven Voran-nahmen und Wahrnehmungen.	6, 7, 8, 11, 13, 16, 19, 21, 22, 25, 27, 30, 31, 32	Die Beteiligten …gehen davon aus, dass sie einander verstehen, verifizieren dieses gemeinsame Verständnis aber nicht. …haben inkompatible Assoziierungen mit dem Begriff „größeres Krankenhaus". …begehen diagnostische Fehler, weil sie dem Patienten und den Familienmitgliedern gegenüber voreingenommen sind und aus dieser Vorannahme heraus handeln. …missverstehen die Botschaften anderer. …klären empfundene Unsicherheiten nicht und verhindern damit die Etablierung eines gemeinsamen Verständnisses. …gehen davon aus, dass ihre Kommunikation von anderen verstanden wird (z. B. Abkürzungen, undeutliche Handschrift, verkürzte Kommunikation). …stufen ihre Kommunikation oftmals fälschlicherweise als „bereits stattgefunden" ein. …erkennen nicht die geäußerten Bedürfnisse und Erwartungen ihres Gegenübers.
Prinzip 8: Inhaltliche Redun-danz durch direkte Kanäle fördert die Richtigkeit der kom-munizierten Inhalte und deren Verständnis.	3, 5, 10, 14, 17, 19, 20, 23, 26, 29, 31, 32, 36	Die Beteiligten …vermitteln zu wenige oder falsche Informationen. …verstehen diagnostische Information, Medikationen, Behandlungs- und Entlassungsprozeduren falsch. …vervollständigen oder validieren die Richtigkeit der vermittelten Informationen nicht durch direkte transaktionale Kommunikation (z. B. Rücksprache).
Prinzip 9: Ein und derselbe Kommunikationsansatz kann zu verschiedenen Ergebnissen führen – und verschiedene Kommunikationsansätze zum gleichen Ergebnis.	13	Eine Verkettung von mehreren Kommunikationsfehlern führt letztlich dazu, dass der Tod eines Patienten vermieden wird – exemplarisch für die *Äquifinalität* bewirkt hier also eine *nicht* zielführende Kommunikation ein positives Ergebnis.

3 Herausforderungen im Gesundheitswesen

Annegret F. Hannawa

Die Fallbeispiele im zweiten Teil dieses Buches behandeln sieben aktuelle Themenbereiche, die in der täglichen klinischen Praxis eine Herausforderung für eine sichere und hochwertige Gesundheitsversorgung darstellen.

3.1 Zeit

Der „Chasm" Report des US-amerikanischen *Institute of Medicine* (IOM 2001) definiert sechs Säulen einer hochwertigen Gesundheitsversorgung, die einen gewissen Versorgungsstandard normen sollen. Eine *rechtzeitige Versorgung* ist eine dieser sechs Säulen. Aus den Fallbeispielen im zweiten Teil des Buches geht jedoch hervor, dass diese Säule konzeptuell mehr als nur *Rechtzeitigkeit* beinhalten sollte. Die Fallbeispiele weisen noch weitere wichtige Zeit-verwandte Aspekte auf, die die Patientensicherheit und Versorgungsqualität in der Praxis regelmäßig beeinträchtigen. Neben der Rechtzeitigkeit spielen hier beispielsweise oftmals auch die *Zeiteinteilung*, die *Dauer* und der *Zeitpunkt* für die Patientensicherheit eine wichtige Rolle. Die Verwendung dieser zeitrelevanten Aspekte ist eine Form der nonverbalen Kommunikation und vermittelt somit auch immer eine Botschaft. Jeder Mensch, der beispielsweise einmal beim Telefonieren übermäßig lange in einer Warteschleife warten musste, um endlich mit dem gewünschten Gesprächspartner zu reden, weiß das Kommunikationspotenzial dieser zeitverwandten Faktoren zu schätzen.

Rechtzeitigkeit

Mangelnde *Rechtzeitigkeit* tritt in den 39 Fallbeispielen als häufigstes Patientensicherheitsthema auf. Sie ist im Verhalten aller Beteiligten zu finden – bei Ärzten genauso wie bei Pflegepersonal, Patienten und Familienangehörigen. Ärzte und Pflegekräfte brauchen oftmals zu lange, um einen Befund zu kommunizieren (Fall 25), setzen ein Medikament *zu spät* auf die Allergieliste eines Patienten (Fall 39), lassen sich mit der Vergabe eines Beratungstermins *zu viel Zeit* (Fälle 4, 11), leiten Laborbefunde *zu spät* weiter (Fall 30), *versäumen* eine zeitige Begutachtung von Bildern und Patientenkarteien (Fälle 4, 10) und *verzögern* die Begutachtung von kritischen Labordaten (Fall 9). Fachkräfte, Patienten und Familienangehörige informieren sich gegenseitig *nicht rechtzeitig* über Medikamenteneinnahmen (Fall 5), sprechen wichtige Themen *nicht rechtzeitig* an (Fall 17) und kommunizieren generell *zu spät* miteinander (Fall 18) – sei es nur zur Klärung (Fall 25) oder im Kontext eines dringlichen medizinischen Befunds oder Eingriffs (Fall 13).

https://doi.org/10.1515/9783110537345-003

Zeiteinteilung

Die Beteiligten wenden auch häufig nicht die notwendige Zeit dafür auf, um erfolgreich miteinander zu kommunizieren. Dieses Thema der *Zeiteinteilung* tritt in den Fallbeispielen im zweiten Teil des Buches als zweithäufigstes zeitrelevantes Patientensicherheitsthema auf. Die Herausforderung in diesem Zeitaspekt der Patientensicherheit liegt beispielsweise darin, dass Ärzte und Pflegefachkräfte sich nicht die notwendige Zeit dafür nehmen, Unterlagen zu sichten (Fall 22), mit anderen Beteiligten zu sprechen (Fälle 16, 20), auf alarmierende Forderungen der Patienten und deren Familienangehörigen einzugehen (Fall 20) und therapeutische Anweisungen verständlich zu erklären (Fall 16).

Dieses *Zeiteinteilungs*problem resultiert nicht ausschließlich aus mangelhaften Kommunikationsfertigkeiten. Es zeugt auch von festgefahrenen Strukturen eines Gesundheitssystems, das immer weniger Zeit für eine ausführliche zwischenmenschliche Verständnisfindung erlaubt. Hierzu ist jedoch anzumerken, dass eine *sicherere Kommunikation*, wie sie in diesem Buch anhand der Hannawa SACCIA Kompetenzen beschrieben wird (s. Kapitel 5), nicht *mehr* Zeit beansprucht als eine Kommunikationspraxis, die weniger fortgeschrittene Fertigkeiten aufweist. Anfangs mag aufgrund der erforderlichen Lernkurve zwar etwas mehr Zeitbedarf für den zwischenmenschlichen Verständnisfindungsprozess anfallen. Langfristig gesehen werden fortgeschrittene Kommunikationsfertigkeiten jedoch Zeit *einsparen*, denn die Beteiligten werden *schneller* zu einem einheitlichen Verständnis gelangen. Somit dient die sichere Kommunikationspraxis nicht nur einer besseren Gesundheitsversorgung, sondern sie spricht auch das Problem der systemischen Zeitknappheit an – ein Symptom der heutigen Gesundheitsversorgung, das die Erfolgsquote medizinischer Behandlungen zunehmend hemmt.

Zeitpunkt

Der *Zeitpunkt* beschreibt das Vermögen bzw. Unvermögen der Beteiligten, auf eine Art und Weise miteinander zu kommunizieren, die auf den speziellen *Moment* innerhalb des gesamten Versorgungskontexts eines Patienten abgestimmt ist. Die Herausforderung des *Zeitpunkts* als chronologischer Kommunikationsfaktor liegt beispielsweise oftmals darin, dass die Beteiligten entweder zu einem *ungeeigneten* oder *falschen* Zeitpunkt miteinander in Kontakt treten oder den Zeitpunkt ihrer Kommunikation nicht als einen patientensicherheitsrelevanten Aspekt berücksichtigen.

Illustrieren lässt sich das am Beispiel von Medizinern und Pflegefachkräften, die der *Tageszeit* nicht genügend Aufmerksamkeit schenken, zu der eine Mutter einen jungen Patienten in die Notaufnahme bringt (Fall 20), in ihrer Kommunikation den Zeitpunkt einer bevorstehenden oder vergangenen Operation nicht berücksichtigen (Fälle 23, 36) oder nicht realisieren, dass ein Mitglied des Ärzteteams zum Zeitpunkt einer geplanten Operation nicht mehr für die Einrichtung tätig sein wird (Fall 38). Auch wenn medizinische Fachkräfte wie gewöhnlich mit einer Patientin sprechen, die noch unter den Nachwirkungen ihrer Narkose steht und Informationen somit nicht kognitiv verarbeiten kann (Fall 35), vernachlässigen sie es, ihre Kommunikation auf den klinischen *Zeitpunkt* der Interaktion auszurichten.

Ebenso können Fälle auftreten, in denen *zu früh* kommuniziert wird, im Gegensatz zu der oben diskutierten *Rechtzeitigkeit*. Als Beispiel seien Kliniker angeführt, die postoperative Weisungen *vor* (anstatt *nach*) einer Operation erteilen und dadurch einen vermeidbaren Schadensfall verursachen (Fall 35), oder verfrüht die medikamentöse Behandlung eines Patienten ändern, ohne die notwendigen Laborergebnisse dafür abzuwarten (Fall 37).

Dauer

Auch die *Dauer* stellt ein wichtiges zeitrelevantes Thema für die Patientensicherheit dar. *Dauer* bezieht sich darauf, *wie lange* Patienten auf ein Gespräch (z. B. mit einer Ärztin) warten müssen und *wie viel Zeit* Beteiligte sich für Kommunikation mit anderen nehmen. Die *Dauer* ist nur in einem der 39 Fallbeispiele von Belang: Bei Fall 20 vermittelt das Klinikpersonal der Mutter nicht die *Dauer*, die es brauchen würde, bis der Arzt den jungen Patienten sieht. Hätte die Mutter diesen Zeitrahmen mitgeteilt bekommen, dann hätte sie einschreiten können, um zu vermeiden, dass ihr Sohn sein Bewusstsein verliert.

3.2 Patientenzentrierte Versorgung

Eine weitere Säule, die im Chasm Report des IOM (2001) als ein Qualitätsstandard benannt wird, ist die *patientenzentrierte Versorgung*. Eine Versorgung gilt dann als patientenzentriert, wenn Ärzte und Pflegefachkräfte bei der Entscheidungsfindung bezüglich medizinischer Behandlungswege respektvoll auf die Wünsche, Bedürfnisse und Werte eines jeden Patienten eingehen (IOM 2001). In der Praxis bedeutet das, dass sowohl das klinische Fachpersonal als auch die Patienten auf eine Art und Weise miteinander kommunizieren, die ein einheitliches Verständnis der Bedürfnisse und Werte der Patientin bzw. des Patienten priorisiert. Geschieht das nicht, dann nimmt das Fachpersonal lediglich an, dass eine Behandlung den Bedürfnissen und Werten des Patienten entspricht. Solange diese Tatsache jedoch nicht mittels einer erfolgreichen zwischenmenschlichen Verständnisfindung etabliert und validiert wurde, handelt es sich hierbei nur um eine Annahme.

Was Patienten *möchten* und was sie wirklich *brauchen*, ist oft weder einvernehmlich noch eindeutig. Häufig ist es unklar, ob, wann und unter welchen Umständen das Bedürfnis des Patienten oder die Notwendigkeit einer Behandlung priorisiert werden sollte. Sollten Fachkräfte die medizinische Notwendigkeit über die Werte und Wünsche des Patienten stellen, wenn der Patient nicht gesundheitskompetent genug ist, um selber über seine Behandlung zu entscheiden? Ist es wichtiger, im akuten Moment optimale Behandlungsergebnisse zu erzielen oder für jeden Eingriff das Patienteneinverständnis einzuholen, auch wenn eine Verzögerung dem Patienten Schaden zufügen könnte? Diese Fragen werden in mehreren Fällen im zweiten Teil dieses Buches aufgeworfen und rücken zwischenmenschliche Kommunikationskompetenzen somit in den Vordergrund der Patientensicherheit. Zusammengefasst folgt daraus, dass das, was Patienten wirklich *brauchen*, versus das, was sie *wollen*, sich häufig widerspricht (Fälle 13, 14, 17). Und oftmals können weder Ärzte noch Patienten diese Trennlinie klar definieren.

Vor dem Hintergrund dieser konzeptuellen Problemstellung lassen sich *fünf Kernpunkte* benennen, die den Prozess und die Funktion der Patientenzentriertheit für eine sichere, hochwertige Gesundheitsversorgung verdeutlichen:

1. Bei der *Patientenzentriertheit* geht es in erster Linie *nicht* darum, die Patienten zu *be*handeln, sondern besser *mit* den Patienten zu handeln.
2. Kompetente zwischenmenschliche Kommunikation ist das *Vehikel* für eine patientenzentrierte Versorgung.
3. *Patientenzentriertheit* folgt aus einer zwischenmenschlichen Kommunikation, in der die Beteiligten spontan auf die geäußerten Bedürfnisse und Erwartungen ihres Gegenübers eingehen. Diese Bedürfnisse und Erwartungen werden sowohl explizit (verbal) als auch implizit (nonverbal) vom Gesprächspartner zum Ausdruck gebracht und müssen somit erkannt, richtig dekodiert und transaktional validiert werden.
4. Der wichtigste Grundstock an kommunikativen Fertigkeiten für die Patientenzentriertheit findet sich daher in der *zwischenmenschlichen Anpassungsfähigkeit*. Diese besteht darin, dass *alle* Beteiligten spontan und flexibel mit ihren Gesprächspartnern konvergieren, d. h. aktiv auf die explizit und implizit ausgedrückten Bedürfnisse und Erwartungen des anderen eingehen. Diese kommunikative Fähigkeit bildet mehr als nur das Fundament für eine *patientenzentrierte Versorgung* – sie ermöglicht *allen* Beteiligten (auch Klinikern untereinander) eine effizientere gemeinsame Verständnisfindung.
5. Kompetente zwischenmenschliche Kommunikation für eine *patientenzentrierte Versorgung* erhöht nicht nur die Versorgungsqualität, sondern auch die Patientensicherheit – denn sie führt zu einem schnelleren gemeinsamen Verständnis dessen, was in der Tat der Sicherheit des Patienten zugutekommt. Sie rückt eine effiziente gemeinsame Verständnisfindung unter allen Akteuren in den Mittelpunkt und stellt somit einen Schlüsselprozess für die Patientensicherheit dar.

Zusammenfassend mag folgendes Beispiel die Wichtigkeit dieser kommunikativen Fähigkeit illustrieren: Für einen Arzt kann es auf der Hand liegen, dass seine Patientin in absehbarer Zeit sterben wird. Er kann dies jedoch auf angemessene oder unangemessene Art und Weise an die Patientin vermitteln. Geht er nicht auf die individuellen Bedürfnisse der Patientin ein, die sie während des Gesprächs spontan zum Ausdruck bringt, wird die anschließende medizinische Versorgung verkompliziert und mit hoher Wahrscheinlichkeit fehleranfälliger sein. Dasselbe Muster gilt für Kommunikation unter Fachkräften. Die zwischenmenschliche Anpassungsfähigkeit unter *allen* Akteuren (auch zwischen dem klinischen Fachpersonal) gestaltet einen kompetenteren Informationsaustausch (d. h. sie führt eher zu einem gemeinsamen Verständnis). Ein reiner Fokus auf die angenommenen Wünsche und Bedürfnisse des anderen reicht dabei nicht aus, denn allzu häufig sind diese lediglich Fehleinschätzungen, die nicht den tatsächlichen Empfindungen des anderen entsprechen.

3.3 Medikationsfehler

In den Fallbeispielen im zweiten Teil des Buches entwickeln sich unerwünschte Ereignisse oft aus niederschwelligen Fehlinterpretationen. Kliniker, Patienten und Angehörige kommunizieren beispielsweise fast nie miteinander, um wahrgenommene Unstimmigkeiten oder Unsicherheiten bezüglich der Bezeichnung und Einnahme von Arzneimitteln zu klären und zu berichtigen. Stattdessen verharren sie – entgegen ihrem Instinkt, dass etwas nicht stimmen könnte – in ihrer Unsicherheit. In anderen Worten: Sie nutzen ihre zwischenmenschliche Kommunikation *nicht* für eine gemeinsame Verständnisfindung, sondern sie verlassen sich auf ihre Wahrnehmungen – selbst wenn sie vermuten, dass diese fehlerhaft sein könnten.

Sehr häufig führt dieses Verhaltensmuster zu einer vermeidbaren Fehlmedikation von Patienten (z. B. Fall 2). In der medizinischen Fachliteratur führt man solche Fälle oft auf Systemfehler zurück, wie beispielsweise auf ähnliche klingende (*sound-alikes*) oder ähnlich aussehende (*look-alikes*) Verpackungen zweier ungleicher Arzneimittel (vgl. Aspden, Wolcott, Bootman und Cronenwett 2007, Institute for Safe Medication Practices 2015). Die ähnliche Benennung und Verpackung unterschiedlicher Medikamente ist zweifellos ein Risikofaktor in der Medizin. In den Fallbeispielen resultieren Fehlmedikationen jedoch nicht primär aus einer ähnlichen Benennung oder Verpackung zweier Arzneimittel. Im Gegenteil, oftmals ist dies das erste, das die Beteiligten bemerken. Vielmehr resultieren die Fehlmedikationen letztendlich aus einer unzureichenden zwischenmenschlichen Kommunikation unter den Beteiligten *bezüglich* der Arzneimittel. In den Fallbeispielen hätte eine sichere zwischenmenschliche Kommunikation eingesetzt werden können, um empfundene Unstimmigkeiten oder Unsicherheiten zu klären oder zu berichtigen. Die Beteiligten verharren jedoch stattdessen in ihrer Unsicherheit. Demnach beruht Fehlmedikation grundlegend auf *unzureichender zwischenmenschlicher Kommunikation*, die keine gemeinsame Verständnisfindung bezüglich der Benennung und Einnahme eines Arzneimittels liefert, und nicht auf der irreführenden Verpackung zweier ungleicher Medikamente.

Hieran wird eine wichtige Grunderkenntnis erneut deutlich: Kommunikation findet *zwischen* Menschen statt, nicht *in* ihnen. Wenn die Beteiligten *inadäquat* über ein Rezept kommunizieren, dann verursacht dies Missverständnisse und führt zur Fehlanwendung von Arzneimitteln. Natürlich erhöht eine allzu ähnliche äußere Erscheinung oder Benennung zweier ungleicher Medikamente die Gefahr, dass eine solche Verwechslung auftritt. Der Weg von der *Verwechslung* zur *Fehlanwendung* ist jedoch lang. Eine kompetente zwischenmenschliche Verständnisfindung *zwischen* den Akteuren ist auf dieser Wegstrecke ein Schlüsselprozess, um tatsächliche Fehlanwendungen zu vermeiden. Wenn alle Beteiligten (d. h. Kliniker, Patienten und Familienangehörige) wahrgenommene Unsicherheiten oder Unstimmigkeiten gekonnt miteinander ansprechen und klären, wird die kompetente zwischenmenschliche Kommunikation ein Kernprozess für die Vermeidung von Medikationsfehlern. Die Kommunikation ist also ein wichtiger Prozess, um die Richtigkeit medikamentöser Anwendungen zu fördern. Sie stellt somit eine *Kernkompetenz für die Reduktion von Medikationsfehlern* dar – und somit eines der aktuellsten und wichtigsten Themen in der Patientensicherheit.

3.4 Sicherheitskultur

Der Begriff *Sicherheitskultur* wendet die Ideale einer sicheren Unternehmenskultur auf das Gesundheitswesen an. Es sollen hiermit Strukturen und Prozesse geschaffen werden, die der Sicherheits- und Qualitätsoptimierung in der Gesundheitsversorgung dienen. In ihrem Kern fordert die Sicherheitskultur anzuerkennen, dass das Gesundheitswesen ein erhöhtes Sicherheitsrisiko birgt und deshalb konsequent und konsistent die Sicherheit des Patienten priorisiert werden muss. Dazu gehört eine Arbeitsumgebung, in der Sicherheit bedeutet, dass ohne Schuldzuweisungen über Fehler gesprochen werden kann und die Suche nach Lösungsansätzen eine Selbstverständlichkeit ist. Eine Sicherheitskultur legt großen Wert auf Transparenz und auf die Offenbarung unerwünschter Ereignisse, sowohl im Gespräch zwischen medizinischen Fachkräften als auch mit Patienten. Eine sichere Unternehmenskultur versucht also, ein schuldfreies (engl. *no-blame*) Organisationsklima mit einem gesunden Sinn für Selbstverantwortung in Einklang zu bringen.

Kommunikation ist ein notwendiger Bestandteil einer solchen Sicherheitskultur. Dies wird an den Fallbeispielen im zweiten Teil dieses Buches sehr deutlich. Die Art und Weise, wie während des Versorgungsprozesses miteinander kommuniziert wird, wirkt sich ganz grundlegend auf die Behandlungsergebnisse im Sinne der Patientensicherheit aus. In vielen der dargestellten Fälle ist ein schwerwiegender Kommunikationsmangel offensichtlich, der folglich die Patientensicherheit gefährdet. Wenn im Vorfeld hinreichend kommuniziert würde, könnten zahlreiche unerwünschte Ereignisse vermieden werden. Der zeitliche und finanzielle Aufwand, den unerwünschte Ereignisse mit sich bringen, ist größer als der Aufwand, der für eine erfolgreiche

Kommunikation zur *Verhinderung* des Ereignisses erforderlich gewesen wäre. Insofern weist sichere Kommunikation von unternehmerischer Perspektive aus betrachtet einen messbaren ökonomischen Wert auf.

3.5 Digitalisierung

Zahlreiche Beispiele in diesem Buch unterstreichen mit der Digitalisierung verbundene Herausforderungen für das Gesundheitswesen. Sie beziehen sich vornehmlich auf elektronische Gesundheitsakten (eGAs). An mehreren Stellen rühren vermeidbare Patientenschäden daher, dass klinische Teams wichtige Informationen in eine eGA oder eine Datenbank auslagern und somit die direkte Kommunikation durch ein computergestütztes System ersetzen. Die Informationen werden somit bloß abgelegt, jedoch nicht kommuniziert (Fälle 4, 9, 12, 15). Oftmals realisieren die Akteure nicht, dass ein solches System das einheitliche Verständnis nicht gewährleisten kann. Sie merken nicht, dass ein geteiltes Verständnis vielmehr durch geschickte und aufwendige Kommunikation unter allen Akteuren gemeinsam konstruiert werden muss. Ein Computerprogramm kann höchstens zum Einsatz kommen, um zu bestätigen, dass eine Nachricht erhalten wurde, was es jedoch in keinem der Fallbeispiele leistet (vgl. Fall 38). Ein *gemeinsames Verständnis* der Informationen zu konstruieren, bleibt jedoch die Aufgabe der Akteure.

Aus den folgenden drei Gründen können eGAs ein gemeinsames Verständnis unter den Beteiligten nicht gewährleisten (und die zwischenmenschliche Kommunikation daher auch nicht ersetzen):

1. Selbst wenn eine Nachricht lediglich Fakten (d. h. objektive Informationen) beinhaltet, leiten Menschen mehr als die Hälfte ihrer Interpretation dieser Nachricht (d. h. ihre zugeordnete *Bedeutung*) aus dem *nonverbalen* Verhalten des Senders her (Philpott 1983). Das heißt, das tatsächlich Gesagte transportiert für sich genommen weniger als die Hälfte dessen, was eine Aussage in der Wahrnehmung des Empfängers bedeutet, verglichen mit der *Art und Weise, wie* die Nachricht herübergebracht wird. Diese wichtige nonverbale Ebene lässt sich in eGAs weder speichern noch vermitteln. Daher lassen sich Informationen durch eGAs auch nicht auf dieselbe Art kommunizieren, wie es im direkten Gespräch möglich wäre. Zudem sind kritische Informationen in eGAs oft schwer auffindbar und unübersichtlich dargestellt, was viel Zeit kosten und die Richtigkeit der vermittelten Nachricht schwerwiegend beeinträchtigen kann (Fall 12).

2. In der Gesundheitsversorgung verlässt man sich gemeinhin auf Informationen aus den eGAs, ohne ihre Vollständigkeit und Richtigkeit zu hinterfragen. Diese Tatsache stellt ein gravierendes Sicherheitsrisiko für die medizinische Versorgung dar, weil generell davon ausgegangen wird, dass Kommunikation in digitaler Form einen vollständigen Informationsaustausch gewährleistet. In den Fallbeispielen jedoch *verschlimmert* dieser unkritische Gebrauch von eGAs das

Sicherheitsproblem, das eigentlich gelöst werden sollte. Denn eGAs *beeinträchtigen* oftmals die gemeinsame Verständnisfindung und bergen somit *neue* Risiken. Sie adressieren lediglich den vermeintlichen *quantitativen* Informationsmangel in der zwischenmenschlichen Kommunikation, nicht aber das Kernproblem des Mangels an einem *wechselseitigen Verständnis*, der in der Medizin so oft vermeidbare Patientensicherheitsereignisse auslöst. Die eGAs beinhalten also lediglich Informationen – sie *vermitteln* sie aber nicht und fördern erst recht kein einheitliches Verständnis.

3. Digitale Strukturen im Gesundheitswesen können nicht nur kein einheitliches Verständnis vermitteln – sie können der zwischenmenschlichen Verständnisfindung sogar *hinderlich* sein. Zum Beispiel trägt der komplexe oder kontraintuitive Aufbau der eGAs oft zu Dekodierungsfehlern bei. Die Inhalte entsprechen auch nicht immer dem aktuellen Wissensstand der Ärzte, was eine informative Insuffizienz zugrunde legt. Medizinische Fachkräfte neigen zudem oftmals dazu zu glauben, dass ihre Kollegen schon begreifen werden, was sie in der eGA niedergelegt haben (Fälle 23, 38; siehe Common-Ground-Trugschluss). Nicht zuletzt zwingt die Digitalisierung Fachkräfte dazu, sich mehr auf Computerbildschirme und auf die verbalen Äußerungen ihrer Patienten zu konzentrieren, während sie digitale Anwendungen navigieren. Hierdurch wird ihre Aufmerksamkeit von den nonverbalen Verhaltensweisen des Patienten und damit von einer entscheidenden sicherheitsrelevanten Informationsquelle abgewendet (Fall 34). Üblicherweise schaffen eGAs somit *neue* Möglichkeiten dafür, dass kritische Informationen durch die Lücken eines limitierten digitalen Informationsnetzwerks hindurchfallen, das zwar proklamiert, Menschen auf einen gemeinsamen Nenner zu bringen, aber oftmals daran scheitert, weil es Informationen zwar einlagert, eine gemeinsame Verständnisfindung dieser Informationen jedoch mehr behindert als fördert.

Die Kernlektion dieser Fallbeispiele lautet: *Information ist nicht Kommunikation.* EGAs sind lediglich eine *Struktur*, die Informationen speichert und – wenn sie kompetent implementiert und verwendet wird – sie leichter zugänglich machen kann. Die *Bedeutung* dieser Informationen bleibt jedoch so lange *in* den einzelnen Akteuren, bis die Akteure gemeinsam ein einheitliches Verständnis dieser Informationen etablieren. Das heißt, obwohl die Informationen in den Akten vorhanden und einsehbar sind, etabliert sich das gemeinsame Verständnis dieser Informationen *zwischen* dem Fachpersonal und mit Patienten nicht von selbst. Zwar strebt die schriftliche Dokumentation eine solche Kommunikation an, aber diese findet erst statt, wenn alle involvierten Personen sich aktiv an einer gemeinsamen Verständnisfindung der gespeicherten Informationen beteiligen.

Zusammenfassend vereinfacht die Digitalisierung nicht immer den Informationsaustausch. Häufig *beeinträchtigt* sie die gemeinsame Verständnisfindung und ist einer sicheren, hochwertigen Gesundheitsversorgung nicht förderlich (Institute of Medicine 2011; Meeks et al. 2014). EGAs und einfache Kommunikationsprotokolle (z. B. SBAR,

SPIKES, u. a.) versuchen zwar, die Symptome vermeintlicher Kommunikationsfehler zu behandeln, indem sie Informationsinhalte strukturieren. Jedoch verbessern sie auf keine Weise die zwischenmenschlichen Kommunikationskompetenzen, die für eine einheitliche Verständnisfindung dieser Informationsinhalte erforderlich sind. Zudem fügen sie *neue* Fehlerquellen hinzu (Institute of Medicine 2011; Meeks et al. 2014), die weitere vermeidbaren Schaden verursachen. In Zukunft könnten eGAs somit am ehesten eine Erinnerungsfunktion gewährleisten, die die Beteiligten darauf hinweist, dass Kommunikation gerade stattfinden sollte. Doch die Qualität und der Erfolg dieses Informationsaustauschs bleiben weiterhin in den Händen der Akteure – es hängt von ihrer Fähigkeit ab, ob sie durch effektive und angemessene zwischenmenschliche Kommunikation ein gemeinsames Verständnis der vermittelten Informationen erreichen.

3.6 Patienten und Familienangehörige als aktive Partner für die Patientensicherheit

Ein weiteres aktuelles Thema, das sich aus den Fallbeispielen im zweiten Buchteil ergibt, ist der Bedarf und der Nutzen, Patienten und Familienangehörige (oder andere Begleitpersonen) als aktive Partner für eine sichere, hochwertige Gesundheitsversorgung einzubinden. In den Fallbeispielen wird deutlich, wie Patienten und auch Familienangehörige aktiv durch eine sichere Kommunikation vermeidbaren Schaden verhindern können. Sie können beispielsweise überprüfen, ob das Fachpersonal ihre handschriftlichen Notizen empfangen hat, ob sie lesbar sind und ob sie wie beabsichtigt verstanden wurden (Fall 1). Sie können umfassend beschreiben, wie sich ihr Körper anfühlt und inwiefern dies anders ist als sonst (Fall 3). Sie können überprüfen, ob ihre medizinische Behandlung mit der ärztlichen Verschreibung übereinstimmt (Fälle 3, 19). Patienten und Familienangehörige können also durch sichere zwischenmenschliche Kommunikation untereinander und mit dem Klinikpersonal die Patientensicherheit entscheidend verbessern.

3.7 Patientenübergaben (Hand-offs)

Der Informationstransfer während Patientenübergaben stellt ein hartnäckiges Sicherheitsrisiko dar. Auch in den 39 Fallbeispielen im zweiten Teil dieses Buches erscheint dies als ein wiederkehrendes Thema. Ein entscheidender Punkt bei diesen Fallbeispielen besteht darin, dass Kliniker sich häufig ausschließlich auf die latente Kommunikation zwischen den Beteiligten innerhalb des medizinischen Fachpersonals verlassen. *Latente Kommunikation* heißt, dass Informationen durch verschiedene Personen hindurch vermittelt werden. Die Quantität und Qualität der Informationen werden dabei häufig durch einen **Stille-Post-Effekt** beeinträchtigt: Informationen gehen oftmals verloren, weil sie durch mehrere Empfänger gefiltert werden (vgl. Fall 29). Eine angemessene inhaltliche Redundanz, ein gegenseitiges Rückversichern sowie Kommunikation *mit* anderen anstatt *durch* andere können die Richtigkeit und das einheitliche Verständnis der vermittelten Informationen verbessern. Somit liegt die Lösung dieses Problems in der zwischenmenschlichen Kompetenz, denn eine *sichere zwischenmenschliche Kommunikation* kann die Genauigkeit der vermittelten Informationen *verbessern* (vgl. Fall 4). Parallel zu den Themen, die weiter oben diskutiert wurden, ist also auch hier die erfolgreiche Informationsweitergabe ein direktes Ergebnis einer sicheren zwischenmenschlichen Verständnisfindung. Mit anderen Worten, wenn zwischenmenschliche Kommunikation kompetent gehandhabt wird, dann wird eine gut koordinierte und konsistente Gesundheitsversorgung wahrscheinlicher. Wenn sie nicht gekonnt gehandhabt wird, gefährdet sie die Patientensicherheit und kann zu verheerenden Ergebnissen führen – insbesondere im Rahmen von Patientenübergaben.

3.8 Zusammenfassung

Die sieben Themen, die in diesem Kapitel diskutiert wurden, veranschaulichen, dass eine sichere zwischenmenschliche Kommunikation ein probates Mittel ist, um eine sichere und hochwertige Patientenversorgung zu gewährleisten und positive Behandlungsergebnisse zu fördern. Wenn die Kommunikation hingegen vernachlässigt oder nicht kompetent gehandhabt wird, beeinträchtigt sie die Sicherheit und die Qualität der Versorgung. In einem alltäglichen zwischenmenschlichen Kontext können simple Missverständnisse zu Konflikten führen, die letztendlich korrigiert und gelöst werden können. Im Gesundheitswesen kann dieselbe Art von Missverständnis jedoch gravierende gesundheitliche und sicherheitsrelevante Folgen für alle Beteiligten tragen. Daraus folgt, dass die Fähigkeit, erfolgreich miteinander zu kommunizieren, ein obligates Element einer sicheren und hochwertigen Gesundheitsversorgung darstellt.

4 Zwischenmenschliche Kommunikation im Gesundheitswesen

Annegret F. Hannawa

Im Durchschnitt verbringen Menschen 80–90 % ihrer Tageszeit damit, mit anderen zu kommunizieren (Klemmer und Snyder 1972; Barker et al. 1981). Nahezu *alles*, was für uns von Belang ist, erreichen wir durch unsere Kommunikation mit unseren Mitmenschen. Zum Beispiel erlernen wir die Regeln und Normen unserer Sprache und unserer Kultur, wir entwickeln und verhandeln zwischenmenschliche Beziehungen, planen gemeinsame Aktivitäten und messen unserem Handeln Bedeutung bei – alles durch unsere Kommunikation miteinander.

Nur, weil wir *häufig* kommunizieren, heißt das jedoch noch lange nicht, dass wir *gut* miteinander kommunizieren. Einem beträchtlichen Prozentsatz unserer Bevölkerung mangelt es an grundlegenden Kommunikationsfertigkeiten. Wir haben häufig Schwierigkeiten, unseren Alltag effektiv miteinander zu regeln (Basset, Whittington and Staton-Spicer 1978; Ilott 2001; National Center for Education Statistics 2003). In Interaktionen mit Mitmenschen kommt dabei oftmals die dunkle Seite der Kommunikation zum Vorschein. Diese beinhaltet beispielsweise Wut, Bedrohungen, Schikane und verletzte Gefühle sowie soziale Ausgrenzung, sexuelle Belästigung, sozialen Stress und problematische Beziehungen (vgl. Review von Spitzberg und Cupach 2007). Eine *kompetente* Kommunikation kann andererseits *positive* Effekte auf unsere Gesundheit bewirken, und zwar auf ebenso substanzielle Weise wie die modernste Medizin momentan zur Verlängerung des menschlichen Lebens beiträgt (vgl. Holt-Lunstad et al. 2015; Nyqvist et al. 2014; Pinquart and Duberstein 2010; Shor, Roelfs and Yogev 2013).

In den Hochrisikobranchen birgt eine mangelhafte zwischenmenschliche Kommunikation ein schadhaftes, gar lebensbedrohliches Potenzial. In der Luftfahrt sind 70 % der tödlichen Unfälle auf Pilotenfehler zurückzuführen (Jones 2003). Diese Statistik gilt auch für das Gesundheitswesen: In beiden Branchen ist unzureichende Kommunikation die häufigste Ursache für vermeidbare Schadensfälle. Schlecht durchgeführte Kommunikation kann also das Leben von Menschen beeinträchtigen und sogar bedrohen.

So allgegenwärtig wir kommunikative Herausforderungen in unserem Alltag erleben, liegt die Frage also nahe, wie sich zwischenmenschliche Fertigkeiten verbessern lassen – vor allem im Kontext einer modernisierten Gesellschaft, in der ein Großteil der Bevölkerung hauptsächlich digital miteinander vernetzt ist. Die rasante Entwicklung der Informationstechnologie bringt sowohl Möglichkeiten als auch Gefahren mit sich und erfordert eine neue Art von Kommunikationsfertigkeiten, die bisher nur bedingt erforscht sind (Hwang 2011; Kelly et al. 2010; Ledbetter 2009; Lee 2010; Spitzberg 2006).

https://doi.org/10.1515/9783110537345-004

Bedauerlicherweise werden Kommunikationsprobleme in unserer Gesellschaft jedoch nach wie vor oft als problematische Verhaltensweisen abgestempelt, die es zu eliminieren gilt (Coupland, Wiemann und Giles 1991). Zur Vermeidung von solchen „destruktiven Kommunikationsereignissen" werden gesellschaftliche Appelle an die kommunikative Effektivität, Effizienz, Angemessenheit und Zufriedenheit immer lauter. Dies resultiert aus der inzwischen weitverbreiteten Annahme, dass Fehlkommunikation ein risikobehaftetes innermenschliches Problem darstellt, das unter allen Umständen vermieden werden muss. Die Fachliteratur weist jedoch darauf hin, dass Fehlkommunikation – ebenso wie menschliches Versagen – aus zwei Gründen nicht komplett vermeidbar ist: aufgrund (1) des Common-Ground-Trugschlusses und (2) der Herausforderung der gemeinsamen Verständnisfindung. Der nächste Abschnitt beleuchtet diese beiden Herausforderungen im Detail.

4.1 Zwei grundsätzliche Herausforderungen für eine erfolgreiche zwischenmenschliche Kommunikation

Erste Herausforderung: der Common-Ground-Trugschluss

Von einem objektiven Standpunkt aus betrachtet, scheinen Menschen einander sehr ähnlich zu sein. Statistisch beträgt der genetische Unterschied zwischen zwei Menschen durchschnittlich nur 0,1 % (Beatty und Pascual-Ferrá 2015). Doch sogar eineiige Zwillinge haben unterschiedliche Lebenserfahrungen, die ihre Kommunikationsprozesse beträchtlich beeinflussen (Mustajoki 2012). Wie bereits im zweiten Kapitel erläutert wurde, unterscheiden sich Menschen grundlegend bezüglich ihrer Charaktereigenschaften, Wahrnehmungen, kognitiven Fähigkeiten, Sprachmuster, Begrifflichkeiten sowie kultureller, familiärer und persönlicher Konventionen. Vor dem Hintergrund dieser interpersonellen Diskrepanzen ist eine komplette Deckungsgleichheit zwischen den Gedankenwelten zweier Individuen undenkbar. Hierin besteht der inhärente Makel: Wenn wir voraussetzen, dass es sich bei den Gedanken, die wir über unsere Kommunikation ausdrücken, um dieselben Gedanken handelt wie die, die andere damit assoziieren oder ausdrücken (Mortensen 1997), dann ist das ein Common-Ground-Trugschluss. Wie zwei Personen die gleichen Wörter und Gesten verstehen, kann niemals identisch sein. Denn jede bzw. jeder Einzelne verfügt über eine eigene Perspektive, die aus seinen persönlichen Lebenserfahrungen und kognitiven Voraussetzungen stammt und von der jeweiligen aktuellen körperlichen, sozialen und mentalen Verfassung des Einzelnen geprägt ist (Verdonik 2010).

Die Kommunikation ist somit unser Vehikel, diese zwischenmenschlichen Diskrepanzen zu überbrücken und gemeinsam einen Common Ground zu schaffen – das heißt, nur mithilfe unserer Kommunikation können wir zueinanderfinden. Die Kommunikation beinhaltet also ein ständiges interaktives Aushandeln zwischen zwei oder mehreren Personen, die versuchen, ihre interpersonellen Diskrepanzen zu minimieren und eine solide Grundlage für eine gemeinsame Verständnisfindung zu schaffen. Metaphorisch gesehen sind unsere kommunikativen Fertigkeiten also der „Teer-Mix" für eine Straße, die den physischen Leerraum zwischen uns füllt und uns zueinander führt.

Besonders im Gesundheitswesen haben Wahrnehmungsdifferenzen, die nicht durch eine gute zwischenmenschliche Kommunikation überbrückt werden, potenziell desaströse Folgen. Fall 2 in diesem Buch zeigt ein Beispiel für den Common Ground Trugschluss: Der behandelnde Arzt in diesem Fall erkennt nicht, dass die Familienangehörigen seines Patienten nicht mit der medizinischen Fachterminologie vertraut sind. Anstatt eine sichere Kommunikation als Mittel einzusetzen, um einen gemeinsamen Nenner mit der Familie zu erschaffen, geht der Arzt einfach davon aus, dass die Familie pharmazeutische Begriffe korrekt verwendet (d. h. Arzneimittel korrekt benennt). Diese nicht verifizierte Wahrnehmung führt zu einem gefährlichen Medikationsfehler, der durch eine sichere Kommunikation hätte vermieden werden können.

Zweite Herausforderung: das einheitliche Verständnis

Ein grundlegendes Ziel der zwischenmenschlichen Kommunikation ist die *gemeinsame Verständnisfindung* (Duck 1994, Weigand 1999). Die Kommunikation ist also ein interaktiver Prozess, durch den die Beteiligten ihre interpersonellen Differenzen überwinden, indem sie erst einmal einen gemeinsamen Nenner (Common Ground) erschaffen, um dann auf dieser Basis ein gemeinsames Verständnis zu konstruieren.

Ein gemeinsames Verständnis zu erzielen, ist aus mehreren Gründen eine schwierige Herausforderung. Unser Leben steckt voller Unsicherheiten, Paradoxien, Zweideutigkeiten und Widersprüche. Was wir zu sagen glauben, ist oftmals bloß eine abstrakte Skizze des gesamten Inhalts, den wir ausdrücken wollen. Jede Äußerung, die wir beim Sprechen und in unseren Verhaltensweisen enkodieren, bildet den konkreten ursprünglichen Gedanken nur näherungsweise ab (Clark 2003; Jucker, Smith und Lüdge 2003). Zudem verfolgen wir mit unserer Kommunikation miteinander oftmals Ziele, die eine kommunikative Klarheit und Richtigkeit nicht unbedingt priorisieren und ein gemeinsames Verständnis sogar absichtlich verhindern. Häufig setzen wir beispielsweise eine unklare, nur teilweise richtige Kommunikation *strategisch* ein, um unsere wahren Absichten, Wünsche, Bedürfnisse oder Ziele zu verschleiern (Mafela 2013). Anstatt eines gemeinsamen Verständnisses priorisiert diese Art von Kommunikation taktische Täuschungen (vgl. Bond, Kahler und Paolicelli 1985), falsche Fremdwahrnehmungen (vgl. Vorauer 2005; Vorauer und Sakamoto 2006), eine vorgespielte Höflichkeit (z. B. durch zweideutige Formulierungen) und strategischen Würdeerhalt (vgl. Mustajoki 2012). Folglich ist eine erfolgreiche Kommunikation im Sinne der gemeinsamen Verständnisfindung nicht nur eine Frage des *Könnens*, sondern auch eine

Frage des *Wollens*, denn bei vielen Interaktionen ist das klare und richtige Verständnis nicht das Hauptziel bzw. der verfolgte Zweck der Kommunikation.

Wie anderen Aktivitäten auch, haftet dem Kommunikationsprozess außerdem unausweichlich die menschliche Fehlbarkeit an (s. Hannawa 2015). Trotz aller wohlgemeinten Anstrengungen machen wir Menschen Fehler – auch wenn es darum geht, klar, korrekt und hinreichend miteinander zu kommunizieren, um ein einheitliches Verständnis zu erschaffen. Deshalb ist es unrealistisch, Kommunikationsfehler begrifflich als menschliches Versagen zu benennen, das es stets zu vermeiden gilt. Stattdessen muss Fehlkommunikation (im Gegensatz zu erfolgreicher Kommunikation) als eine *Normalität* anerkannt werden, die uns in allen zwischenmenschlichen Begegnungen begleitet und uns hilft, unsere kommunikativen Fertigkeiten zu verbessern. Wie Mortensen (1997) es formuliert, „können wir nicht einfach so tun, als seien wir in der Lage, andere komplett zu verstehen – ohne Makel, Scheitern, Fehler oder Fehleinschätzungen."

Obwohl sich die menschliche Fehlbarkeit und somit auch die zwischenmenschliche Fehlkommunikation nicht gänzlich unterbinden lassen, ist es möglich, ihr Auftreten und ihre gesundheitsgefährdenden Effekte messbar zu *reduzieren*. Mittels gezielter Kommunikationsfertigkeiten können alle Akteure lernen, *immer besser* einen Common Ground zu erschaffen und ein gemeinsames Verständnis zu konstruieren. Das heißt, kompetente Kommunikation fungiert als ausgleichender Mechanismus, durch den zwischenmenschliche Differenzen reduziert und ein gemeinsamer Common Ground erweitert werden können. Zudem verringern erlernte Kommunikationskompetenzen die Menge und den Schweregrad (d. h. gesundheitsschädliche Folgen) vermeidbarer Kommunikationsfehler, die häufig bei den Prozessen der gemeinsamen Verständnisfindung auftreten (d. h. beim Enkodieren, beim Dekodieren und bei der transaktionalen Kommunikation). Daraus lässt sich schließen: Wenn wir Menschen nicht willens sind, uns die nötigen Kommunikationsfertigkeiten anzueignen, die uns *immer häufiger* zu einem gemeinsamen Verständnis führen, dann wird die Fehlkommunikation unsere alltäglichen sozialen Handlungen weiterhin durchdringend beeinträchtigen und – insbesondere in der Gesundheitsversorgung – vermeidbaren Schaden verursachen.

4.2 Kernprozesse der zwischenmenschlichen Kommunikation

Wie bereits oben angesprochen, ist das grundsätzliche Ziel (und somit die Herausforderung) der zwischenmenschlichen Kommunikation die effektive Nutzung kommunikativer Fertigkeiten, um gemeinsam (1) einen Common Ground zu erschaffen und (2) ein einheitliches zwischenmenschliches Verständnis zu konstruieren. *Fehlkommunikation* ist somit per definitionem eine Art von Kommunikation, die dieses Ziel nicht erreicht (Weigand 1999).

Fehlkommunikation ist somit ein *unvollständiges* zwischenmenschliches Verständnis. Sie manifestiert sich in einer uneinheitlichen Interpretation der ursprünglichen Intentionen, Gefühle und Gedanken der beteiligten Akteure (Coupland et al. 1991). Unter dem Oberbegriff „Fehlkommunikation" werden in der Fachliteratur verschiedene Arten von erfolgloser Kommunikation subsumiert, die auch in den Fällen im zweiten Teil dieses Buches immer wieder erscheinen. Diese beinhalten beispielsweise Missverständnisse, Nichtverständnisse, Fehlinterpretationen, begriffliche Unschärfe, falsch Gehörtes und andere Fehlwahrnehmungen.

Aufseiten der Akteure umspannt die zwischenmenschliche Verständnisfindung drei generelle Kommunikationsprozesse: das **Enkodieren** von Nachrichten, das **Dekodieren** von Nachrichten und die **transaktionale Kommunikation** (d. h. das dyadisch miteinander ausgehandelte gemeinsame Verständnis der Nachricht; Barnlund 2008; Berlo 1960; Shannon und Weaver 1949). Wie am traditionellen menschlichen Kommunikationsmodell erkennbar wird (siehe Abbildung 4.1), gilt hierbei für alle Kommunikationspartner:

1. Sie abstrahieren (d. h. *enkodieren*) komplexe Gedanken, Absichten oder Gefühle in schriftliche, gesprochene und/oder nonverbale Botschaften/Verhaltensweisen.
2. Sie fügen (d. h. *dekodieren*) die wahrgenommenen schriftlichen, gesprochenen und/oder nonverbalen Informationen wieder zusammen und versuchen, sie in Einklang zu bringen mit den ursprünglich beabsichtigten Gedanken, Absichten oder Gefühlen des Gesprächspartners.
3. Sie gleichen ihre geäußerten Gedanken, Absichten und Gefühle wechselseitig aneinander an, d. h. sie kommunizieren *transaktional*, um gemeinsam ein einheitliches Verständnis der vermittelten Gedanken, Absichten und Gefühle zu konstruieren.

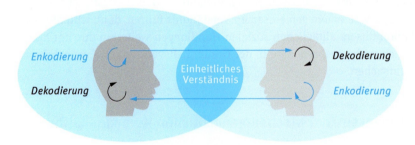

Abb. 4.1: Das traditionelle Modell der zwischenmenschlichen Kommunikation.

In den 39 Versorgungsszenarien im zweiten Teil dieses Buches unterlaufen den Akteuren insgesamt 222 Kommunikationsfehler. Diese Gesamtzahl setzt sich aus 103 Enkodierungsfehlern, 54 Dekodierungsfehlern und 65 transaktionalen Kommunikationsfehlern zusammen.

Fehler in der Enkodierung und Dekodierung

Die insgesamt 157 Enkodierungs- und Dekodierungsfehler werden meist in einer unzureichenden Vermittlung objektiver Informationen sichtbar – in anderen Worten, in der unzureichenden Darbietung und Extraktion verfügbarer medizinischer Informationen. Das zweithäufigste Thema bei den Enkodierungs- und Dekodierungsfehlern ist der chronologische Kommunikationskontext, d. h. die Rechtzeitigkeit, der Zeitpunkt, das Einräumen von Zeit und die Dauer der Kommunikation. Das dritthäufigste Thema beinhaltet eine unzureichende Kommunikation mit Patienten und Familienangehörigen. Die Tabellen 4.1 und 4.2 fassen die absoluten Häufigkeiten und die jeweiligen Kommunikationsfehler bei der Enkodierung und Dekodierung zusammen, wie sie in den Fällen im zweiten Teil des Buches erscheinen.

Tab. 4.1: Themen und Häufigkeit der *Enkodierungsfehler* in Teil II des Buches.

Thema	Enkodierungsfehler	Häufigkeit
Information (*N* = 37)	unzureichende Informationsvermittlung	23
	unzureichende Einbindung kontextrelevanter Informationen	6
	Darbietung generischer (statt personalisierter) Informationen	4
	unzureichendes Extrahieren verfügbarer Informationen	2
	unzureichende Anweisungen für eine effektive Informationsweitergabe	2
Zeit (*N* = 15)	verspätete Kommunikation	9
	ungeeigneter Zeitpunkt für die Kommunikation	3
	unzureichende Zeit für die Kommunikation	2
	unzureichende Angabe über die Dauer bis zur nächsten Kommunikation	1
Medikation (*N* = 14)	Fehlverordnung von Medikation	13
	Fehlerhaftes Absetzen der korrekten Medikation	1
Klarheit (*N* = 9)	ungenaue Anweisungen	5
	Fehlbenennung	2
	unlesbare Handschrift	2
Ansatz (*N* = 10)	Kommunikation mit dem falschen Empfänger	6
	für den Kontext unpassende Kommunikation	4
Patienten (*N* = 7)	unzureichende Konzentration auf den Patienten	3
	unzureichendes Einbeziehen des Patienten	2
	unzureichender Respekt gegenüber dem Patienten	2
Behandlung (*N* = 5)	Verordnung einer nicht indizierten Behandlung	4
	Nichtverordnung einer indizierten Behandlung	1
Kontakt (*N* = 4)	unterlassene Kommunikation	4
Diagnose (*N* = 1)	Mitteilung einer falschen Diagnose	1
Ansprechen (*N* = 1)	unterlassenes Äußern von Bedenken	1

Tab. 4.2: Themen und Häufigkeit der *Dekodierungsfehler* in Teil II des Buches.

Thema	Dekodierungsfehler	Häufigkeit
Information (*N* = 21)	unvollständige Dekodierung von Informationen	11
	unzureichender Zugriff auf anderweitige Informationsquellen	10
Sinngebung (*N* = 13)	falsche Schlussfolgerung	3
	Fehlinterpretation	3
	falsches Lesen	3
	Fehlbeurteilung	2
	Fehlattribution	2
Zeit (*N* = 8)	nicht rechtzeitig dekodiert	4
	nicht genug Zeit genommen für die Dekodierung	2
	nicht unter Berücksichtigung des Zeitpunkts dekodiert	2
Familienangehörige (*N* = 5)	Familienangehörige nicht als Versorgungspartner miteinbezogen	5
Patienten (*N* = 4)	unzureichend die Perspektive des Patienten berücksichtigt	4
Wahrnehmungsverzerrung (*N* = 2)	Dekodierung unter zwischenmenschlicher Voreingenommenheit	1
	Dekodierung unter diagnostischer Voreingenommenheit	1
Differenz (*N* = 1)	kulturelle Unterschiede nicht beachtet	1

Fehler in der transaktionalen Kommunikation

Die 65 transaktionalen Kommunikationsfehler in den Fällen im zweiten Teil des Buches bestehen meist aus einer unzureichenden Überprüfung der vermittelten Informationen. In anderen Worten, die Beteiligten nutzen ihre transaktionale Kommunikation meist unzureichend als einen *Validierungsprozess*, durch den sie den Empfang, die Vollständigkeit und die Richtigkeit der kommunizierten Inhalte verifizieren könnten. Das häufigste Thema der transaktionalen Kommunikationsfehler ist somit die interaktive Verifizierung vermittelter Informationen. Das zweithäufigste Thema ist die einheitliche Verständnisfindung. Weitere transaktionale Kommunikationsfehler entstehen häufig, wenn die Beteiligten die zeitlichen Rahmenbedingungen ihrer Interaktion nicht berücksichtigen oder daran scheitern, Patienten und Familienangehörige in den medizinischen Versorgungsprozess mit einzubeziehen. Die Themenbereiche und Häufigkeiten der transaktionalen Kommunikationsfehler, die in den Fällen im zweiten Teil des Buches erscheinen, sind in der Tabelle 4.3 aufgeführt.

Tab. 4.3: Themen und Häufigkeit der *transaktionalen Kommunikationsfehler* in Teil II des Buches.

Thema	transaktionaler Kommunikationsfehler	Häufigkeit
Verifikation ($N = 26$)	Empfang der vermittelten Nachricht nicht geprüft	7
	Richtigkeit der Behandlung nicht geprüft	5
	Richtigkeit der Medikation nicht geprüft	5
	Richtigkeit der Diagnose nicht geprüft	4
	Vollständigkeit der eGA nicht geprüft	2
	Richtigkeit des gemeinsamen Verständnisses der vermittelten Nachricht nicht geprüft	2
	Richtigkeit der medizinischen Prozedur nicht geprüft	1
einheitliches Verständnis ($N = 22$)	kein einheitliches Verständnis der medizinischen Details etabliert	5
	kein einheitliches Verständnis etabliert	4
	Unsicherheiten/Mehrdeutigkeit nicht geklärt/beseitigt	4
	kein einheitliches Verständnis der medizinischen Prozedur etabliert	3
	Wahrnehmungsdifferenzen nicht effektiv überwunden	3
	kein einheitliches Verständnis der Implikationen einer Behandlung etabliert	2
	Missverständnisse nicht korrigiert	1
Zeit ($N = 7$)	Kommunikation verspätet	5
	Zeitpunkt der Kommunikation im Rahmen der Versorgung nicht berücksichtigt	2
kontextbedingte Einschränkungen ($N = 4$)	kontextbedingte Barrieren wurden nicht angesprochen/aufgehoben	4
Koordination ($N = 3$)	unzureichend koordinierte medizinische Versorgung	3
Patienten ($N = 3$)	nicht flexibel auf den Patienten eingegangen	2
	Behandlung nicht am Patientenwillen ausgerichtet	1

Fehleranfällige Aspekte der zwischenmenschlichen Kommunikation

Die zwischenmenschliche Kommunikation wird in ihrer Quantität und Qualität bewertet. Wenn in diesem Buch von *Kommunikationsfehlern* die Rede ist, dann betrifft dies also sowohl die Bemühungen der Beteiligten, einen umfassenden Informationsaustausch zu erreichen (d. h. die *Quantität* ihrer Kommunikation zu optimieren) als auch ihren Versuch, eine Botschaft klar, akkurat, kontextbezogen und an den Gesprächspartner angepasst zu vermitteln (d. h. die *Qualität* ihrer Kommunikation zu maximieren). In jedem dieser Aspekte der zwischenmenschlichen Kommunikation können den Beteiligten Fehler in der Enkodierung, Dekodierung und transaktionalen

Verständnisfindung unterlaufen. Die folgenden Abschnitte fassen diese *Quantitätsaspekte* (d. h. Suffizienz) und *Qualitätsaspekte* (d. h. Klarheit, Richtigkeit, Kontextualisierung, zwischenmenschliche Anpassung) der zwischenmenschlichen Kommunikation inhaltlich zusammen und erläutern sie mit Praxisbeispielen aus den Fällen im zweiten Teil des Buches.

4.2.1 Quantitätskriterium Suffizienz

Die *Suffizienz* der Kommunikation bewertet, inwiefern die Beteiligten eine hinreichende Informationsmenge austauschen, um ein einheitliches Verständnis zu erreichen. Das heißt, es geht darum, ob die *inhaltliche Quantität* der Kommunikation für eine einheitliche Verständnisfindung umfänglich genug ist. Betrachtet man die allgegenwärtige Herausforderung des Common-Ground-Trugschlusses, dann stellt sich hierbei die Frage, ob *genügend* Informationen vermittelt werden, um einen tragfähigen Common Ground zu erschaffen und auf dieser Basis ein gemeinsames Verständnis zu erzielen. Die Suffizienz der zwischenmenschlichen Kommunikation sagt also etwas darüber aus, inwieweit die Beteiligten einander genügend Informationen vermitteln, um ein gemeinsames Verständnis zu erlangen.

Konkreter formuliert ergibt sich die Suffizienz der Kommunikation daraus, in welchem Maß die Beteiligten Informationen enkodieren (gar nicht, teilweise oder zu viel), dekodieren (gar nicht, teilweise oder zu viel) und sich an transaktionaler Kommunikation beteiligen (d. h. den Informationserhalt bestätigen und die Inhalte und ihre Vollständigkeit hinreichend miteinander prüfen). Kommunikation ist *suffizient*, wenn die Beteiligten quantitativ betrachtet genügend Informationen austauschen, um (1) einen Common Ground zu schaffen und (2) ein gemeinsames Verständnis der gegenseitigen Absichten, Gedanken und Gefühle zu erlangen.

Insuffiziente Kommunikation ist in den 39 Fällen im zweiten Teil des Buches die häufigste Fehlerquelle (74 von 222 Kommunikationsfehlern). Oftmals gelingt den Beteiligten kein zulänglicher Informationsaustausch, weil (1) sie nie tatsächlich in Kontakt treten (z. B. Fälle 4, 9), (2) von einem einheitlichen Verständnis ausgehen, dieses aber nie prüfen (Common-Ground-Trugschluss; z. B. Fälle 15, 21, 23), (3) ungenügend Informationen vermitteln (z. B. bei Patientenübergaben, s. Fälle 6, 9, 22), (4) Informationen zwischen den Beteiligten verloren gehen und (5) patientensicherheitsrelevante Informationen nicht zureichend dekodiert werden (s. Fall 4). In allen genannten Fällen scheitern die Akteure daran, einen Common Ground zu erschaffen und gefährden dadurch die Patientensicherheit. Tabelle 4.4 listet die häufigsten Themen auf, die in den 39 Fällen im zweiten Teil des Buches mit insuffizienter (d. h. quantitativ unzureichender) Kommunikation in Verbindung stehen.

Die Fallbeispiele illustrieren, dass suffiziente Kommunikation eine Grundvoraussetzung für das Erzielen eines einheitlichen Verständnisses darstellt. Sobald ein Common Ground erschaffen ist, muss die Kommunikation in *hinreichendem Ausmaß* stattfinden. Erst dann können die Beteiligten sich erfolgreich über ihre Absichten, Gedanken und Gefühle verständigen.

Tab. 4.4: Themen in Verbindung mit *Kommunikationsfehlern der Suffizienz* (*N* = 74).

Kommunikationsfehler der Suffizienz	Häufigkeit
Informationsaustausch wird unzureichend koordiniert	26
Informationen werden nicht vermittelt	21
Informationen werden nur teilweise vermittelt	10
auf verfügbare Informationen wird nicht zugegriffen	9
Kommunikation wird versucht, der Kontakt entsteht jedoch nicht	4
Informationen werden nicht weitergegeben (Hand-off)	2
indizierte Behandlungen werden nicht verordnet	1
patientensicherheitsrelevante Warnsignale werden nicht angesprochen (Speaking-up)	1

4.2.2 Qualitätskriterien der zwischenmenschlichen Kommunikation

Eine suffiziente Kommunikation reicht für sich genommen nicht aus, um eine erfolgreiche einheitliche Verständnisfindung zu gewährleisten. Ob die Kommunikation gelingt, hängt ebenso von der *Qualität* dessen ab, was die Beteiligten zur Interaktion beitragen. Wie oben bereits erwähnt, umfasst diese Qualität der Kommunikation ihre (1) Klarheit, (2) Richtigkeit, (3) Kontextualisierung und (4) zwischenmenschliche Anpassung. Diese vier Qualitätsaspekte beziehen sich jeweils auf die Enkodierung, Dekodierung und den transaktionalen Kommunikationsprozess.

Erstes Qualitätskriterium: Richtigkeit

Die *Richtigkeit* der Kommunikation bemisst, inwiefern die Beteiligten ihre Botschaften *korrekt* enkodieren und dekodieren und ihre transaktionale Kommunikation miteinander dafür nutzen, um die Richtigkeit ihrer vermittelten Kommunikationsinhalte sicherzustellen. Zum einen beschreibt die Richtigkeit also die Qualität des Informationsgehaltes, d. h. inwieweit er inhaltlich korrekt oder falsch ist. Zum anderen umfasst sie die Qualität der Enkodierung (d. h. die korrekte Verwendung von Symbolen), der Dekodierung (d. h. die korrekte Interpretation des vermittelten Inhalts) sowie der transaktionalen Kommunikation (d. h. inwiefern die Beteiligten den Erhalt der korrekten Nachricht, die Richtigkeit der Inhalte der vermittelten Nachricht und die Richtigkeit des gemeinsamen Verständnisses interaktiv sicherstellen). Die Kernfrage ist also, ob die Beteiligten *richtig* genug miteinander kommunizieren, um einen Common Ground und ein einheitliches Verständnis zu erschaffen.

Die Fallbeispiele im zweiten Buchteil schildern Situationen, in denen inkorrekte Kommunikation zu Beinahe-Schäden (Fälle 2, 3, 6, 13, 17, 18, 20, 23, 24, 31, 38), unerwünschten Ereignissen (Fälle 5, 12, 19, 32, 35, 37, 39) und schwerwiegenden Ereignissen (Fälle 26, 29, 36) führt. Mangelhafte Richtigkeit zählt bei den 39 Fällen somit zu den dritthäufigsten Kommunikationsfehlern (55 von 222 Fehlern). Tabelle 4.5 fächert für diese Fälle die sicherheits- und qualitätsrelevanten Themenbereiche auf, die mit *Kommunikationsfehlern der Richtigkeit* zusammenhängen.

Tab. 4.5: Themen in Verbindung mit *Kommunikationsfehlern der Richtigkeit* (*N* = 55).

Kommunikationsfehler der Richtigkeit	Häufigkeit
Fehlmedikation	19
Fehlbehandlung	12
Fehldiagnose	6
falsche Interpretation bzw. falsches Verständnis	6
falsche Schlüsse gezogen	5
Lesefehler	3
Fehlattribution	2
Fehlbeurteilung	2

Zweites Qualitätskriterium: Klarheit

Während die *Richtigkeit* der Kommunikation auf die Qualität der Informationsinhalte Bezug nimmt, beschreibt *Klarheit*, inwiefern der interpersonelle Austausch auf strategische oder unbeabsichtigte Vagheit, Mehrdeutigkeit und unklare Formulierungen verzichtet. Während *Richtigkeit* also an den Inhalt der Botschaft gekoppelt ist, beschreibt die *Klarheit*, *wie* die Botschaft vermittelt wird. Konkret wird hier die Frage aufgeworfen, inwiefern die Kommunikation zwischen den Beteiligten *klar genug* verläuft, um die erwähnten Ziele zu erreichen – das heißt, einen Common Ground und ein einheitliches Verständnis der vermittelten Absichten, Gedanken und Gefühle zu erlangen. Die Fallbeispiele illustrieren, wie eine einzige unklare Aussage einen katalysierenden Effekt auf nachfolgende Interaktionen und letztlich auf die Patientensicherheit haben kann (vgl. Fall 12).

Mangelnde *Klarheit* ist der seltenste Kommunikationsfehler in den 39 Fällen. Nur zwölf der insgesamt 222 Fehler sind auf mangelnde Klarheit zurückzuführen. Sie verursachen jedoch meist schwerwiegende Folgen. Es handelt sich dabei um Vorfälle, bei denen die Kommunikationspartner Botschaften entweder unklar enkodieren (vgl. Fälle 11, 12, 19, 22, 25, 31, 35), unordentlich dekodieren (vgl. Fall 38) oder den transaktionalen Aufwand vernachlässigen, um wahrgenommene Ungewissheiten bzw. Unklarheiten zu beseitigen (vgl. Fälle 17, 35, 39). Diese Fehler beeinträchtigten allesamt die Sicherheit und die Qualität der Gesundheitsversorgung.

Tabelle 4.6 zeigt die häufigsten Themenbereiche, die sich in den 39 Fällen im zweiten Teil des Buches aus *Kommunikationsfehlern der Klarheit* ergeben.

Tab. 4.6: Themen in Verbindung mit *Kommunikationsfehlern der Klarheit* (*N* = 12).

Kommunikationsfehler der Klarheit	Häufigkeit
vage Anweisungen	5
Mehrdeutigkeit bzw. Unsicherheit nicht angesprochen	5
undeutliche Handschrift	2

Drittes Qualitätskriterium: Kontextualisierung

Wie bereits in Kapitel 2 erwähnt wurde, bewerten Personen die Kommunikationskompetenz ihrer Mitmenschen danach, inwiefern ihr verbales und nonverbales Verhalten als *effektiv* (d. h. die beabsichtigten Ziele erreicht) und *angemessen* (d. h. passend zum Kontext) empfunden wird (siehe Spitzberg 2000). Jede Interaktion findet also in einem gegebenen Kontext statt, und eine kompetente Kommunikation ist auf diesen situationsbedingten Rahmen abgestimmt. Dieser Rahmen beinhaltet fünf Dimensionen, die den *funktionalen, relationalen, chronologischen, umgebungsspezifischen* und *kulturellen* Kontext der Interaktion beschreiben (siehe Kapitel 2). Eine Berücksichtigung dieser fünf kontextuellen Ebenen ist ein wichtiger Faktor der kommunikativen Kompetenz der Akteure (= Angemessenheit) und wirkt sich direkt auf den Erfolg der Kommunikation aus (= Effektivität). Eine *kontextbezogene* Kommunikation – das heißt, eine Art von Kommunikation, in der die Beteiligten ihre Botschaften an den Kontext angepasst enkodieren, dekodieren und innerhalb des Kontexts transaktional validieren, – erhöht also die Wahrscheinlichkeit, dass ein Common Ground und ein einheitliches Verständnis erschaffen werden, was wiederum eine Grundvoraussetzung für eine sichere Patientenversorgung darstellt.

Auch das kommunikative Qualitätskriterium Kontextualisierung bezieht sich sowohl auf die Enkodierung (d. h. keine, ungenügende oder übermäßige Kontextualisierung), Dekodierung (d. h. keine, ungenügende oder übermäßige Kontextualisierung) als auch auf die transaktionale Kommunikation (d. h. inwiefern die gemeinsame Kommunikation innerhalb oder außerhalb des kontextuellen Rahmens stattfindet und somit ein einheitliches Verständnis fördert oder verhindert).

Kommunikationsfehler der Kontextualisierung sind in den 39 Fällen in diesem Buch die zweithäufigste Quelle vermeidbarer Patientensicherheitsereignisse (64 von 222 Fehlern). Beispielsweise treten folgende Situationen auf:

- Die Beteiligten kommunizieren mit dem falschen Empfänger (*funktionaler* Kontext; z. B. Fälle 9, 10, 14, 38).
- Die Beteiligten nehmen sich nicht die *nötige Zeit*, um transaktional ein einheitliches Verständnis sicherzustellen (*chronologischer* Kontext; z. B. Fälle 1, 4,).
- Die Beteiligten kommunizieren *zum falschen Zeitpunkt* oder *nicht rechtzeitig* genug miteinander, um ein unerwünschtes Ereignis zu verhindern (*chronologischer* Kontext; z. B. Fälle 4, 9, 12, 13, 34).
- Behandlungsergebnisse werden durch zwischenmenschliche (*relationaler* Kontext; s. Fall 27) oder diagnostische (*funktionaler* Kontext; s. Fall 7) Voreingenommenheit beeinträchtigt.
- Das medizinische Fachpersonal vernachlässigt die Kontextualisierung wichtiger Informationen, was zum Tod einer Patientin führt (*funktionaler* Kontext; s. Fall 10).
- Das hierarchische Beziehungsgeflecht, z. B. professionelle Status- oder Geschlechterunterschiede zwischen den Akteuren, begrenzt das Kommunikationspotenzial und beeinträchtigt die Behandlungsergebnisse für den Patienten (*relationaler* Kontext; z. B. Fälle 20, 21).

Anhand dieser Fälle im zweiten Buchteil wird deutlich, wie sich eine unzureichende Kontextualisierung bei der Kommunikation häufig negativ auf die Behandlungsergebnisse für den Patienten auswirkt. Darüber hinaus illustrieren die Fallbeispiele, wie die fünf Ebenen des Kontexts eine gemeinsame Verständnisfindung *einschränken* können. Zum Beispiel erlebt eine Patientin die nonverbale Kommunikation ihres Arztes als hemmend, weil seine Kommunikation ihr ihren zwischenmenschlichen Status- und Geschlechterunterschied vor Augen führt. Die Patientin erlebt diesen relationalen Kontext als derart rigide, dass sie es nicht wagt, das Wort zu ergreifen, um eine Operation an ihrem falschen Knie zu verhindern (s. Fall 26). Ähnliches geschieht im Fall 24, wo sowohl der *relationale* Kontext einer hierarchisch organisierten Kommunikationssituation als auch ihr *funktionaler* Kontext (d. h. zwei Röntgenbilder am selben Nachmittag), *chronologischer* Kontext (d. h. die mangelnde Rechtzeitigkeit der Kommunikation) und *umgebungsspezifischer* Kontext (d. h. der volle Terminplan des Assistenzarztes aufgrund eines parallelen Notfalls) der gemeinsamen Konstruktion eines einheitlichen Verständnisses im Wege stehen.

Es ist also für alle Beteiligten unerlässlich, sich in jeder Behandlungssituation den kontextuellen Rahmen ihrer Interaktion bewusst zu machen und ihre Kommunikationsprozesse darauf abzustimmen. Diese kritische Fertigkeit muss erlernt werden, wenn die Sicherheit und Qualität der Gesundheitsversorgung effektiv verbessert werden soll. Die Tabelle 4.7 zeigt die häufigsten Themenbereiche, die sich in den 39 Fällen im zweiten Buchteil auf *Kommunikationsfehler der Kontextualisierung* zurückführen lassen.

Tab. 4.7: Themen in Verbindung mit *Kommunikationsfehlern der Kontextualisierung* (*N* = 64).

Kommunikationsfehler der Kontextualisierung	Häufigkeit
zu späte Kommunikation	18
kontextrelevante Informationen vernachlässigt	10
Kommunikation zum falschen Zeitpunkt	7
Kommunikation an den falschen Empfänger gerichtet	6
Familienangehörige nicht als Partner einbezogen	5
keine Zeit für Kommunikation genommen	4
falscher Ansatz für das Behandlungsziel	3
nicht im Sinne des Behandlungsplans agiert	3
kulturelle Unterschiede nicht berücksichtigt	2
zu frühe Kommunikation	2
Voreingenommenheit nicht beseitigt	2
Dauer nicht berücksichtigt	1
Wille des Patienten nicht berücksichtigt	1

Viertes Qualitätskriterium: Zwischenmenschliche Anpassung

Die *zwischenmenschliche Anpassung* bezieht sich darauf, inwiefern die Beteiligten während einer Interaktion miteinander spontan auf verbal und nonverbal geäußerte Erwartungen und Bedürfnisse ihres Gegenübers eingehen. Diese kommunikative Fertigkeit mag dem medizinischen Begriff der patientenzentrierten Versorgung nahekommen. Sie erweitert diesen Begriff jedoch auch auf die Kommunikation zwischen medizinischen Fachkräften. Sie grenzt sich zusätzlich von der patientenzentrierten Versorgung ab, weil sie den Raum *zwischen* den beteiligten Personen anspricht, denn es ist dieser zwischenmenschliche Handlungsraum – nicht ein Eingehen auf vermeintliche Wünsche und Erwartungen des Patienten –, der eine erfolgreiche gemeinsame Verständnisfindung (und somit eine patienten*sicherheits*zentrierte Kommunikation) fördert (vgl. Kapitel 3).

Kommunikation ist dann als *zwischenmenschlich angepasst* zu bezeichnen, wenn die Akteure (d. h. Ärzte, Pflegefachkräfte, Patienten und Familienangehörige) implizit und explizit geäußerte Bedürfnisse und Erwartungen ihres Gegenübers erkennen (d. h. dekodieren) und spontan darauf eingehen (d. h. zwischenmenschlich angepasste Reaktionen darauf enkodieren, um ein einheitliches Verständnis der Äußerungen transaktional zu etablieren und validieren). Solche Äußerungen können emotionale (z. B. Tränen bei Traurigkeit), kognitive (z. B. mangelndes Verständnis von Informationen aufgrund kognitiver Differenzen) oder linguistische (z. B. mangelndes Verständnis aufgrund zu schnellen Redens) Bedürfnisse und Erwartungen zum Ausdruck bringen. Eine *zwischenmenschlich angepasste* Kommunikation wäre hier beispielsweise das Reichen eines Taschentuchs in Reaktion auf Tränen, oder ein langsameres, wiederholtes Erklären der Informationsinhalte als spontane Antwort auf ein mangelndes Informationsverständnis. Die Frage ist also, inwiefern die zwischenmenschliche

Kommunikation an die Bedürfnisse und Erwartungen des Gesprächspartners (sei es Kollege oder Patient) angepasst ist, um einen Common Ground zu fördern und ein einheitliches Verständnis zu erschaffen.

Wie bei den anderen Quantitäts- und Qualitätskriterien manifestiert sich auch die *zwischenmenschliche Anpassung* in allen drei Prozessen der Kommunikation – also sowohl im Enkodieren, im Dekodieren als auch in der transaktionalen Kommunikation. Die Akteure können entweder gar nicht, zu wenig oder übermäßig auf die verbal und nonverbal geäußerten Bedürfnisse und Erwartungen ihres Gegenübers eingehen. Auf transaktionaler Ebene konstruieren die Beteiligten durch eine zwischenmenschlich angepasste Kommunikation der vermittelten Informationen und deren Bedeutung ein gemeinsames Verständnis. Der 33. Fall im zweiten Buchteil illustriert diese Herausforderung: Hier muss das medizinische Fachpersonal sicherstellen, dass ein Patient die Anweisungen für seine Entlassung vollständig versteht und weiß, wie er sie in seiner Alltagsroutine anwenden kann.

Unzureichende *zwischenmenschliche Anpassung* ist der vierthäufigste Kommunikationsfehler (17 von 222) in den 39 Fällen im zweiten Teil dieses Buches. Die Fälle illustrieren beispielsweise, wie Ärzte und Pflegefachkräfte aufgrund mangelhafter zwischenmenschlicher Anpassung nicht erkennen, dass ein Patient blind ist, Entlassungsanweisungen generisch erstellen statt sie auf die Patientenbedürfnisse auszurichten und die kognitiven, emotionalen, inhaltlichen oder professionellen Bedürfnisse der anderen Beteiligten nicht dekodieren. Diese Beispiele zeigen, dass die zwischenmenschliche Anpassung eine kommunikative Grundvoraussetzung für eine gemeinsame Verständnisfindung darstellt und somit ausschlaggebend ist für eine sichere Patientenversorgung.

Tabelle 4.8 zeigt die häufigsten Themenbereiche, die sich aus den 39 Fällen im zweiten Buchteil für *Kommunikationsfehler der zwischenmenschlichen Anpassung* ableiten lassen.

Tab. 4.8: Themen in Verbindung mit *Kommunikationsfehlern der zwischenmenschlichen Anpassung* (*N* = 17).

Kommunikationsfehler der zwischenmenschlichen Anpassung	Häufigkeit
Perspektive des Patienten nicht integriert	4
Vermittlung generischer (statt personalisierter) Informationen	4
keine Aufmerksamkeit für den anderen	3
Mangel an Respekt für den anderen	2
mangelnde Anpassung bzw. Flexibilität des eigenen Verhaltens	2
Handeln unter dem Common-Ground-Trugschluss	2

4.3 Zusammenfassung

Die in diesem Kapitel dargestellten Herausforderungen und Probleme zeigen, dass alle an der Gesundheitsversorgung beteiligten Akteure (d. h. medizinische Fachkräfte, Patienten, und Familienmitglieder/Begleitpersonen) ihre eigenen kommunikativen Fertigkeiten aktivieren müssen, um zu einem einheitlichen Verständnis beizutragen. Dieses gemeinsame Verständnis gilt es zu fördern, denn – wie die Fälle im zweiten Buchteil veranschaulichen – die erfolgreiche Verständnisfindung ist das Vehikel für eine sichere Patientenversorgung. Somit müssen die fünf Quantitäts- und Qualitätskriterien der zwischenmenschlichen Kommunikation, die in diesem Kapitel behandelt wurden, als eine *patientensicherheitsfördernde Kernkompetenz* betrachtet werden. Denn das Behandlungsergebnis ist eine direkte Konsequenz der erfolgreichen zwischenmenschlichen Kommunikation.

Im Gesundheitswesen haben die Beteiligten oft nur begrenzt Zeit, um die nötigen Anstrengungen für eine erfolgreiche Kommunikation aufzubringen. Diese Aufgabe wird leichter, wenn alle Akteure ihre eigene Fehlbarkeit und auch die Fehlbarkeit ihres Gegenübers erkennen und sich aktiv dafür einsetzen, mit den fünf diskutierten Kernfertigkeiten ein gemeinsames Verständnis mit ihren Kollegen und Patienten zu konstruieren. Die menschliche Fehlbarkeit und die darin verankerten Kommunikationsfehler müssen also von ihrem gesellschaftlichen Stigma befreit und als normal akzeptiert werden. Sobald dieser Paradigmenwechsel stattgefunden hat, kann eine kulturelle Kommunikationspraxis folgen, in der es einfacher wird, im Sinne der Patientensicherheit erfolgreicher miteinander zu kommunizieren.

Betrachtet man den organisatorischen Aufwand der Implementierung einer solchen Kommunikationspraxis, dann nimmt eine sichere Kommunikation auf den ersten Blick wohl etwas mehr Zeit in Anspruch als eine fortwährend mittelmäßige Kommunikationspraxis. Auf lange Sicht jedoch wird eine unsichere Kommunikation den Fachkräften, den Patienten und der Einrichtung teurer zu stehen kommen als der geringe zeitliche Mehraufwand, den eine erfolgreiche Verständnisfindung im Moment der akuten Behandlungssituation (zur Vermeidung eines späteren Schadenfalls) bedeutet hätte. So gesehen ist der zeitliche Mehraufwand einer sicheren Kommunikation in der akuten Versorgungssituation nur marginal, und die Ersparnis an Ineffizienz und Leid ist diese Investition allemal wert.

5 Sichere Kommunikation: die Hannawa SACCIA Kernkompetenzen

Annegret F. Hannawa

Wie im vorigen Kapitel diskutiert wurde, stellen die *Quantität* und die *Qualität* der Kommunikation zwischen allen Beteiligten in der Gesundheitsversorgung eine große Herausforderung dar, die häufig die Patientensicherheit und Versorgungsqualität beeinträchtigt. Besonders fehleranfällige Kernaspekte der zwischenmenschlichen Kommunikation sind dabei die *Suffizienz*, die *Richtigkeit*, die *Klarheit*, die *Kontextualisierung* und die *zwischenmenschliche Anpassung*. Diese Fehlerquellen (und somit kommunikative Kernkompetenzen) sind folgendermaßen begrifflich definiert:

1. **Suffizienz** (engl. *Sufficiency*)
    Inwiefern eine ausreichende Informationsmenge auf verbale und nonverbale Weise vermittelt wird – das heißt, inwiefern *genügend Informationen* zur Verfügung gestellt werden, extrahiert werden, inwiefern auf sie zugegriffen wird und inwiefern sich die Beteiligten transaktional über genügend Informationsinhalte verständigen.

2. **Richtigkeit** (engl. *Accuracy*)
    Inwiefern Informationsinhalte und Verhaltensweisen *richtig* verwendet, identifiziert, interpretiert und bewertet werden und inwiefern die Richtigkeit dieser vermittelten Informationsinhalte und Verhaltensweisen transaktional validiert wird.

3. **Klarheit** (engl. *Clarity*)
    Inwiefern verbale und nonverbale Kommunikation *konkret und präzise* erfolgt und die Beteiligten strategische oder unbeabsichtigte Vagheit, Mehrdeutigkeit und Nachlässigkeit vermeiden – sowohl bei der Enkodierung und Dekodierung von Nachrichten als auch bei der transaktionalen Verständnisfindung.

4. **Kontextualisierung** (engl. *Contextualization*)
    Inwiefern die verbale und nonverbale Kommunikation aller Beteiligten bei der Enkodierung, Dekodierung und transaktionalen Kommunikation auf die *kontextuellen Gegebenheiten* der Situation ausgerichtet ist – das heißt, inwiefern die vermittelten Informationen und Verhaltensweisen auf die funktionalen, relationalen, chronologischen, umgebungsspezifischen und kulturellen Rahmenbedingungen abgestimmt sind, um eine gemeinsame Verständnisfindung zu fördern.

5. **Zwischenmenschliche Anpassung** (engl. *Interpersonal Adaptation*)
    Inwiefern die Beteiligten bei der Enkodierung, Dekodierung und transaktionalen Kommunikation spontan auf die explizit oder implizit geäußerten *Bedürfnisse und Erwartungen ihres Gegenübers* eingehen.

In Kapitel 2 wurde der Begriff *Kommunikationskompetenz* eingeführt. Daraus ging hervor, dass kompetente Kommunikation zwischenmenschliche Prozesse beinhaltet, die

https://doi.org/10.1515/9783110537345-005

von allen Akteuren als *angemessen* und *effektiv* empfunden werden (Spitzberg 2000). Wenn man dieses Modell mit den zuvor erwähnten fünf fehlerhaften Kommunikationsaspekten kombiniert, erhält man die folgende begriffliche Definition für *sichere Kommunikation im Gesundheitswesen*:

> **Sichere Kommunikation** umfasst alle verbalen und nonverbalen Verhaltensweisen, die durch adäquate *Quantität* (d. h. Suffizienz) und *Qualität* (d. h. Klarheit, Richtigkeit, Kontextualisierung, zwischenmenschliche Anpassung) die Wahrscheinlichkeit einer erfolgreichen zwischenmenschlichen Verständnisfindung optimiert und dadurch eine sichere, hochwertige Gesundheitsversorgung fördert.

Kapitel 4 erläuterte, dass eine erfolgreiche zwischenmenschliche Kommunikation sowohl von den individuellen Bemühungen jedes Einzelnen als auch von einem guten gemeinschaftlichen „Miteinander" abhängt. Diese Bemühungen finden bei der Enkodierung, Dekodierung und transaktionalen Kommunikation statt und involvieren komplexe verbale und nonverbale Botschaften. Kombiniert man diese drei Kommunikationsprozesse mit den fünf oben erwähnten fehleranfälligen Aspekten der zwischenmenschlichen Kommunikation, dann ergibt sich daraus, dass alle Akteure in der Gesundheitsversorgung **Enkodierungs-**, **Dekodierungs-** und **transaktionale Kommunikationsfehler** in Bezug auf die **Suffizienz, Richtigkeit, Klarheit, Kontextualisierung** und **zwischenmenschliche Anpassung** begehen.

Die Fachliteratur in den Bereichen der Versorgungsqualität und Patientensicherheit verwendet unterschiedliche Ansätze für die Kategorisierung menschlicher Fehler in der Gesundheitsversorgung. Brook und Kollegen führten 1990 erstmals die Begriffe Unterversorgung (engl. *underuse*), Überversorgung (engl. *overuse*) und Fehlversorgung (engl. *misuse*) ein, um die Versorgungsqualität zu bemessen. Im Bereich der Patientensicherheit wird gewöhnlich zwischen Unterlassungsfehlern (engl. *errors of omission*) und Aktionsfehlern (engl. *errors of commission*) unterschieden. Da dieses Buch einen gemeinsamen Nenner für die Vermählung der verschiedenen Disziplinen etablieren will, ist es wichtig, vorerst gemeinsame Begrifflichkeiten zu etablieren. Die bestehenden Ansätze aus der Fachliteratur der Versorgungsqualität und Patientensicherheit werden in diesem Buch daher in einer allumfassenden Definition vereint, um die Begriffe interdisziplinär verwendbar zu machen.

Die aus den Fallbeispielen im zweiten Teil des Buches abgeleiteten Kommunikationsfehler beinhalten somit **Fehler der Unterlassung** (engl. *errors of omission*, d. h. Kommunikation hat nicht stattgefunden), **Fehler der Unvollständigkeit** (engl. *errors of underuse*, d. h. zu wenig Kommunikation hat stattgefunden), **Fehler der Fehlanwendung** (engl. *errors of misuse*, d. h. Kommunikation hat stattgefunden, aber ihr Gebrauch war nicht zweckgemäß bzw. nicht zielführend), **Fehler des Übermaßes** (engl. *errors of overuse*, d. h. zu viel Kommunikation hat stattgefunden) und **Fehler des nicht gebotenen Tuns** (engl. *errors of commission*, d. h. Kommunikation hat ungerechtfertigt stattgefunden/hätte nicht stattfinden sollen). Die zwischenmenschliche Kommunikation unter den Beteiligten wird also bei der Enkodierung, Dekodierung und der transaktionalen Kommunikation entweder *komplett unterlassen* oder sie wird *unvollständig, nicht zielführend, übermäßig* und *ungerechtfertigt* durchgeführt. Diese Fehlertypen können wie folgt auf die Suffizienz, Richtigkeit, Klarheit, die Kontextualisierung und zwischenmenschliche Anpassung angewendet werden.

Die Akteure beteiligen sich wie folgt an der **Enkodierung, Dekodierung** und **transaktionalen Kommunikation:**

1. *gar nicht* (d. h. **Fehler durch unterlassenes Tun**, engl. *error of omission*) – hierzu zählen nicht vermittelte Informationen (**Suffizienz**), eine fehlende transaktionale Prüfung des vermittelten Informationsgehalts (**Richtigkeit**), eine fehlende Klarstellung mehrdeutiger Informationsinhalte (**Klarheit**), eine fehlende Ausrichtung der Kommunikation auf die spezifischen Rahmenbedingungen der gegebenen Situation (**Kontextualisierung**) und eine fehlende spontane Anpassung auf die geäußerten Erwartungen und Bedürfnisse des Gesprächspartners (**zwischenmenschliche Anpassung**)

2. *ungenügend* (d. h. **Fehler durch unvollständiges Tun**, engl. *error of underuse*) – hierzu zählt, wenn zu wenige Informationsinhalte kommuniziert werden (**Suffizienz**), die Richtigkeit der vermittelten Informationen nicht ausreichend überprüft wird (**Richtigkeit**), die Botschaften mehrdeutig sind und nicht ausreichend verdeutlicht werden (**Klarheit**), zu wenig Aufwand betrieben wird, die Kommunikation in den Behandlungskontext einzubetten (**Kontextualisierung**), oder wenn nicht ausreichend auf die geäußerten Erwartungen oder Bedürfnisse des Gesprächspartners eingegangen wird (**zwischenmenschliche Anpassung**)

3. *zu viel* (d. h. **Fehler durch übermäßiges Tun**, engl. *error of overuse*) – hierzu zählt, wenn zu viele Informationen vermittelt werden (**Suffizienz**), übertrieben wachsam mit bereits validierten Informationen umgegangen wird (**Richtigkeit**), extreme Präzision herrscht, sodass die verbale, nonverbale oder auch schriftliche Kommunikation ablenkend wirkt (**Klarheit**), der Kontext so stark gewichtet wird, dass er die Interaktion verzerrt (z. B. übermäßige Gewichtung des aktuellen Krankheitsaspekts; oder wenn ein Patienten aufgrund seiner Vorgeschichte von Vornherein als hypochondrisch bewertet wird; **Kontextualisierung**), oder wenn auf die vermeintlichen Erwartungen oder Bedürfnisse der Patienten übertrieben eingegangen wird (z. B. durch zu lautes Reden mit Betagten oder durch ein übermäßiges Eingehen auf Gefühlsäußerungen des Patienten, sodass es erniedrigend wirkt; **zwischenmenschliche Anpassung**)

4. *unpassend* (d. h. **Fehler durch fehlangewendetes Tun**, engl. *error of misuse*) – hierzu zählen die Vermittlung irrelevanter Informationsinhalte (**Suffizienz**), Fehlinterpretationen, Lesefehler oder Fehlbewertungen eines Verhaltens bzw. einer Aussage (**Richtigkeit**), widersprüchliche Aussagen oder unleserliche/ mehrdeutige Anweisungen (**Klarheit**), das Ansprechen falscher Kommunikationspartner oder Kommunikation zum falschen Zeitpunkt (**Kontextualisierung**)

oder ein geringschätziges oder respektloses Verhalten gegenüber dem Gesprächspartner (zwischenmenschliche Anpassung)

5. *ungerechtfertigt* (d. h. **Fehler durch nicht gebotenes Tun**, engl. *error of commission*) – hierzu zählt, wenn eine Information vermittelt wird, die nicht hätte geäußert werden sollen (Suffizienz), wenn falsche Informationen vermittelt/als richtig bestätigt werden oder eine Medikation/Behandlung ohne Indikation angeordnet wird (Richtigkeit), eine Botschaft strategisch/absichtlich unklar, zweideutig
oder sarkastisch enkodiert oder dekodiert wird (Klarheit), die Rahmenbedingungen strategisch ausgenutzt werden, z. B. in Form von geringschätzigem Verhalten gegenüber dem Gesprächspartner als Vergeltung für einen vorangegangenen
Konflikt (Kontextualisierung), oder wenn die Beteiligten sich einer Kommunikation bedienen, die bewusst *nicht* auf die Bedürfnisse und Erwartungen des Gegenübers eingeht (zwischenmenschliche Anpassung)

Eine Integration der oben dargestellten Fehlerkategorien ergibt die **Hannawa SACCIA
Typologie der Kernkompetenzen für eine sichere Kommunikation** im Gesundheitswesen (SACCIA, Sufficiency, Accuracy, Clarity, Contextualization, Interpersonal
Adaptation). Diese Typologie ist das erste evidenzbasierte Schema in der Fachliteratur, das patientensicherheitsrelevante Kommunikationsfehler und -fertigkeiten
konzeptionell kategorisiert, basierend auf einer ausgiebigen kommunikationswissenschaftlichen Analyse von Patientensicherheitsereignissen aus allen sechs Phasen
der klinischen Versorgung (d. h. Anamnese, Diagnose, Behandlungsplanung, Brückenzeit, Behandlung und Nachsorge; siehe zweiter Teil des Buches). Diese SACCIA
Typologie ermöglicht somit ein umfassendes, evidenzbasiertes Verständnis der sicherheitsrelevanten zwischenmenschlichen Prozesse im Gesundheitswesen und beleuchtet fünf Kernaspekte der interpersonellen Kommunikation, die die Patientensicherheit und Versorgungsqualität priorisieren (siehe Tabelle 5.1).

Tab. 5.1: Die Hannawa SACCIA Typologie: Kernkompetenzen und Fehlerkategorien.

Kommunikative Kernkompetenzen	Fehlerkategorien

S   **Sufficiency** *(Suffizienz)*
 Definition: Inwiefern eine ausreichende *Informationsmenge* auf verbale und nonverbale Weise vermittelt wird – d. h. inwiefern genügend Informationen zur Verfügung gestellt werden, extrahiert werden, auf sie zugegriffen wird und inwiefern sich die Beteiligten transaktional über genügend Informationsinhalte verständigen.
	Enkodierungsfehler der Suffizienz
	   │ *Dekodierungsfehler* der Suffizienz
	     │ *Transaktionaler Kommunikationsfehler* der
	 ↓ ↓ ↓ Suffizienz
	 E D T
	 ☐ ☐ ☐ unterlassenes Tun
	 ☐ ☐ ☐ unvollständiges Tun
	 ☐ ☐ ☐ fehlangewendetes Tun
	 ☐ ☐ ☐ übermäßiges Tun
	 ☐ ☐ ☐ nicht gebotenes Tun

A   **Accuracy** *(Richtigkeit)*
 Definition: Inwiefern Informationsinhalte und Verhaltensweisen *richtig* verwendet, identifiziert, interpretiert und bewertet werden und inwiefern die *Richtigkeit* dieser vermittelten Informationsinhalte und Verhaltensweisen transaktional validiert wird.
	Enkodierungsfehler der Richtigkeit
	   │ *Dekodierungsfehler* der Richtigkeit
	     │ *Transaktionaler Kommunikationsfehler* der
	 ↓ ↓ ↓ Richtigkeit
	 E D T
	 ☐ ☐ ☐ unterlassenes Tun
	 ☐ ☐ ☐ unvollständiges Tun
	 ☐ ☐ ☐ fehlangewendetes Tun
	 ☐ ☐ ☐ übermäßiges Tun
	 ☐ ☐ ☐ nicht gebotenes Tun

C   **Clarity** *(Klarheit)*
 Definition: Inwiefern verbale und nonverbale Kommunikation konkret und präzise erfolgt und die Beteiligten strategische oder unbeabsichtigte Vagheit, Mehrdeutigkeit und Nachlässigkeit vermeiden – sowohl bei der Enkodierung und Dekodierung von Nachrichten als auch bei der transaktionalen Verständnisfindung.
	Enkodierungsfehler der Klarheit
	   │ *Dekodierungsfehler* der Klarheit
	     │ *Transaktionaler Kommunikationsfehler* der
	 ↓ ↓ ↓ Klarheit
	 E D T
	 ☐ ☐ ☐ unterlassenes Tun
	 ☐ ☐ ☐ unvollständiges Tun
	 ☐ ☐ ☐ fehlangewendetes Tun
	 ☐ ☐ ☐ übermäßiges Tun
	 ☐ ☐ ☐ nicht gebotenes Tun

C   **Contextualization** *(Kontextualisierung)*
 Definition: Inwiefern die verbale und nonverbale Kommunikation aller Beteiligten bei der Enkodierung, Dekodierung und transaktionalen Kommunikation auf die *funktionalen, relationalen, chronologischen, umgebungsspezifischen* und *kulturellen* Rahmenbedingungen abgestimmt ist.
	Enkodierungsfehler der Kontextualisierung
	   │ *Dekodierungsfehler* der Kontextualisierung
	     │ *Transaktionaler Kommunikationsfehler* der
	 ↓ ↓ ↓ Kontextualisierung
	 E D T
	 ☐ ☐ ☐ unterlassenes Tun
	 ☐ ☐ ☐ unvollständiges Tun
	 ☐ ☐ ☐ fehlangewendetes Tun
	 ☐ ☐ ☐ übermäßiges Tun
	 ☐ ☐ ☐ nicht gebotenes Tun

IA   **Interpersonal adaptation** *(Zwischenmenschliche Anpassung)*
 Definition: Inwiefern die Beteiligten bei der Enkodierung, Dekodierung und transaktionalen Kommunikation spontan auf die *explizit oder implizit geäußerten Bedürfnisse und Erwartungen* ihres Gegenübers eingehen.
	Enkodierungsfehler der zwischenmenschl. Anpassung
	   │ *Dekodierungsfehler* der zwischenmenschl. Anpassung
	     │ *Transaktionaler Kommunikationsfehler* der
	 ↓ ↓ ↓ zwischenmenschlichen Anpassung
	 E D T
	 ☐ ☐ ☐ unterlassenes Tun
	 ☐ ☐ ☐ unvollständiges Tun
	 ☐ ☐ ☐ fehlangewendetes Tun
	 ☐ ☐ ☐ übermäßiges Tun
	 ☐ ☐ ☐ nicht gebotenes Tun

5.1 Die Hannawa SACCIA Kommunikationsfehler im empirischen Vergleich

Unter den insgesamt 222 Kommunikationsfehlern im zweiten Teil dieses Buches sind die häufigsten Hannawa SACCIA Fehler auf *unvollständiges Tun* zurückzuführen (106), gefolgt von *unterlassenem* (57), *fehlangewendetem* (42), *nicht gebotenem* (20) und *übermäßigem Tun* (4). Diese Verteilung zeigt, dass das Hauptproblem darin besteht, dass die Beteiligten innerhalb einer medizinischen Versorgungssituation vorwiegend *nicht genügend* miteinander kommunizieren.

Die **Unterlassungsfehler** in den Fällen im zweiten Teil des Buches umfassen hauptsächlich Kommunikationsfehler der **Suffizienz** (35), gefolgt von Kommunikationsfehlern der **Richtigkeit** (14), der **Kontextualisierung** (4), der **Klarheit** (3) und der **zwischenmenschlichen Anpassung** (1). Diese Fehlerverteilung suggeriert, dass die Beteiligten weder quantitativ noch qualitativ genug miteinander kommunizieren, um einen Common Ground zu erschaffen und ein einheitliches Verständnis zu erzielen, als Grundvoraussetzung für eine sichere und hochwertige Gesundheitsversorgung.

Ein anderes Muster ergibt sich aus den Fällen, in denen Fehler des **fehlangewendeten Tuns** und **nichtgebotenen Tuns** zu einem vermeidbaren Zwischenfall führen. In diesen beiden Kategorien unterlaufen den Beteiligten vornehmlich Kommunikationsfehler der **Richtigkeit**.

Bei den vier Fällen, in denen ein **übermäßiges Tun** zu einem unerwünschten Ereignis beiträgt, handelt es sich ausnahmslos um Kommunikationsfehler der **Kontextualisierung** – d. h. die Beteiligten lassen ihre Handlungsweisen von den kontextuellen Rahmenbedingungen der Versorgungssituation *einschränken* anstatt sie als Hilfsmittel zu nutzen, was wiederum ihre gemeinsame Verständnisfindung beeinträchtigt. Meist manifestiert sich diese Einschränkung in Form einer Voreingenommenheit (engl. *bias*), die die Beteiligten in ihrem Common-Ground-Trugschluss verweilen lässt anstatt ein gemeinsames zwischenmenschliches Verständnis zu konstruieren.

Die Tabellen 5.2–5.6 fassen die absoluten Häufigkeiten der Hannawa-SACCIA Fehlertypen in den Fallbeispielen zusammen. Die Tabelle 5.7 listet die Kommunikationsfehler mit konkreten Fallbeispielen auf und bezieht sie auf die jeweiligen Prinzipien der zwischenmenschlichen Kommunikation, die in Kapitel 2 eingeführt wurden.

5.2 Zusammenfassung

Dieses Kapitel führte die **Hannawa SACCIA Typologie** ein. Hierbei handelt es sich um ein evidenzbasiertes Kategorisierungsschema, das fünf patientensicherheitsrelevante zwischenmenschliche Kommunikationsfertigkeiten begrifflich definiert und thematisch gruppiert. In Behandlungssituationen, bei denen die Sicherheit des Patienten beeinträchtigt ist, wird somit unter fünf fehleranfälligen Kommunikationsaspekten unterschieden. In diesem Buch werden diese Problemfelder, die diversen Arten von Patientensicherheitsereignissen, die Behandlungsphasen und Fehlertypologien deutlich voneinander abgegrenzt. In der Praxis ist es jedoch nicht immer einfach, die Fehler entsprechend zu kategorisieren. Dort können sich Fehler ergeben, die sich aus winzigen und subtilen Zeichen akkumulieren, viele Beteiligte involvieren und sich an mehreren medizinischen Einrichtungen abspielen. Im Vergleich zu anderen Modellen identifiziert die Hannawa SACCIA Typologie zusätzliche Faktoren, die zu den kategorisierten Fehlern beitragen, sie abschwächen oder vermeiden. Aus diesen Faktoren lässt sich bei der Untersuchung von Fällen pädagogischer Nutzen ziehen. Der Wert dieses Buches wird sich also vor allem aus jenen Diskussionen speisen, die das *Zusammenspiel* dieser Faktoren betrachten und nicht bloß versuchen, einen gegebenen Fall einer einzigen Fehlerkategorie zuzuordnen.

Tab. 5.2: Häufigkeitsverteilung der Hannawa SACCIA Kommunikationsfehler durch *unvollständiges Tun* (*N* = 103).

Hannawa SACCIA Kommunikationsfehler durch unvollständiges Tun	Häufigkeit
Kontextualisierung	46
Suffizienz	39
zwischenmenschliche Anpassung	14
Richtigkeit	4

Tab. 5.3: Häufigkeitsverteilung der Hannawa SACCIA Kommunikationsfehler durch *unterlassenes Tun* (*N* = 57).

Hannawa SACCIA Kommunikationsfehler durch unterlassenes Tun	Häufigkeit
Suffizienz	35
Richtigkeit	14
Kontextualisierung	4
Klarheit	3
zwischenmenschliche Anpassung	1

Tab. 5.4: Häufigkeitsverteilung der Hannawa SACCIA Kommunikationsfehler durch *fehlangewendetes Tun* (*N* = 40).

Hannawa SACCIA Kommunikationsfehler durch fehlangewendetes Tun	Häufigkeit
Richtigkeit	19
Kontextualisierung	10
Klarheit	9
zwischenmenschliche Anpassung	2

Tab. 5.5: Häufigkeitsverteilung der Hannawa SACCIA Kommunikationsfehler durch *nicht gebotenes Tun* (N = 18).

Hannawa SACCIA Kommunikationsfehler durch nicht gebotenes Tun	Häufigkeit
Richtigkeit	18

Tab. 5.6: Häufigkeitsverteilung der Hannawa SACCIA Kommunikationsfehler durch *übermäßiges Tun* (*N* = 4).

Hannawa SACCIA Kommunikationsfehler durch übermäßiges Tun	Häufigkeit
Kontextualisierung	4

Tab. 5.7: Die Hannawa SACCIA Kommunikationsfehler innerhalb der Prinzipien der zwischenmenschlichen Kommunikation (vgl. Kapitel 2).

Prinzip der zwischenmenschlichen Kommunikation	Hannawa SACCIA Kommunikationsfehler	Fallbeispiele
Prinzip 1: Kommunikation verankert Gedanke, Symbol und Referent.	Richtigkeit	Familienangehörige benennen ein Arzneimittel mit einem ähnlichem (aber falschen) Namen.
	Klarheit	Ein Arzt schreibt ein zweideutiges „d" auf ein Rezept ohne anzugeben, ob es sich dabei um Tag (engl. *day*) oder Dosis (engl. *dosage*) handelt.
Prinzip 2: Kommunikation lässt sich nicht auf Teilprozesse reduzieren.	Suffizienz	Sicherheitsrelevante Informationen, Einverständniserklärungen und eGAs (z. B. für Infektionskontrollwarnungen oder ausstehende Laborwerte) werden nicht ausreichend zurate gezogen bzw. nicht angemessen dekodiert. Fachkräfte vermitteln sicherheitsrelevante Informationen nur ungenügend an Kollegen (z. B. Dokumentationen und diagnostische Informationen bei Patientenübergaben; Informationen bezüglich Medikationen oder mehrfach ausgeführter Röntgenbilder). Fachkräfte verständigen sich unzureichend mit Patienten und Familienangehörigen über den Gesundheitszustand und die Behandlungswünsche des Patienten (z. B. Patientenverfügungen, operative Planung, Entlassungsempfehlungen).
	zwischenmenschliche Anpassung	Fachkräfte passen ihre Kommunikation nicht ausreichend an die Bedürfnisse neuer Kollegen an, die andere Kommunikationsstandards gewöhnt sind. Fachkräfte geben Patienten generische statt individuell abgestimmte Arzneimittelverschreibungen und Entlassungsempfehlungen.
	Richtigkeit	Fachkräfte weisen Patienten stationär ein, verschreiben ihnen Behandlungen und bereiten sie für Operationen vor, ohne dass dies angezeigt wäre.
Prinzip 3: Kommunikation verfolgt verschiedene Ziele.	Klarheit	Ein Arzt kommuniziert absichtlich uneindeutig mit einer Kollegin, um ihr nicht zur Last zu fallen oder aufdringlich zu erscheinen.

Tab. 5.7: (Fortsetzung)

Prinzip der zwischenmenschlichen Kommunikation	Hannawa SACCIA Kommunikationsfehler	Fallbeispiele
Prinzip 4: Kommunikation beinhaltet mehr als nur Worte.	Suffizienz	Fachkräfte... ... formulieren Informationen unvollständig. ... halten untereinander keine Rücksprache, um Patientenkarteien zu vervollständigen. ... schreiben nonverbaler Kommunikation eine falsche Bedeutung zu (z. B. dass eine nicht vorliegende Patientenverfügung bedeutet, dass es keine Patientenverfügung gibt). ... verlassen sich ausschließlich auf verbale Kommunikation, um den Gesundheitszustand ihrer Patienten zu beurteilen – dabei bemerken sie z. B. nicht, dass ein Patient blind ist.
	Richtigkeit	Fachkräfte gelangen aufgrund unzureichender Aufmerksamkeit gegenüber nonverbaler Kommunikation anderer zu Fehlurteilen. Eine Pflegefachkraft glaubt beispielsweise fälschlicherweise, dass ein Assistenzarzt, den sie telefonieren sieht, die anderen Fachkräfte bereits über den akuten Gesundheitszustand des Patienten informiert hat. Gleichermaßen fehlinterpretiert ein Patient die Tatsache, dass er abends kein Essen und keine Medikamente erhält, als Teil der Chemotherapie.
Prinzip 5: Kommunikation vermittelt Fakten und definiert zwischenmenschliche Verhältnisse.	zwischenmenschliche Anpassung	Fachkräfte reagieren unzureichend auf das akute Unwohlsein eines jungen Patienten, was später zu dessen Ohnmacht führt. ... gehen nicht ausreichend auf die Erwartungen und Bedürfnisse einer Mutter bezüglich der Behandlung ihres Kindes ein. ... richten ihren Kommunikationsstil unzureichend auf die Bedürfnisse und Erwartungen ihrer Patienten aus (z. B. dass ein Patient blind und alleinstehend ist; bezeichnen eine Patientin als „die Kniepatientin"; begrüßen eine Patientin beim Hereinkommen nicht), und schüchtern Patienten so ein, dass diese es nicht wagen, beim Entstehen einer falschseitigen Operation etwas zu sagen.

Tab. 5.7: (Fortsetzung)

Prinzip der zwischenmenschlichen Kommunikation	Hannawa SACCIA Kommunikationsfehler	Fallbeispiele
Prinzip 6: Kommunikation ist kontextgebunden.	Kontextualisierung	Fachkräfte… …überprüfen unzureichend die Richtigkeit von Arzneimitteln, die von Familienangehörigen aufgelistet werden (obwohl die Angehörigen mit pharmazeutischem Fachjargon nicht vertraut sind). …verschreiben Medikamente, die im Kontext des medizinischen Zustandes der Patienten als unsicher gelten (z. B. bei Schwangerschaft, ausstehenden Labordaten, Allergien). …räumen nicht genügend Zeit ein oder warten zu lange, um Dokumentationen weiterzuleiten, Probleme anzusprechen, Rücksprache miteinander zu halten, Patientenkarteien zu lesen und Patienten direkt zu untersuchen. …beurteilen den Zustand von Patienten basierend auf einer relationalen und/oder diagnostischen Voreingenommenheit (engl. *bias*). …leiten Laborwerte oder andere versorgungsrelevante Informationen an falsche Empfänger weiter. …kommunizieren zu einem unpassenden Zeitpunkt mit ihren Patienten, z. B. wenn diese kurz nach einer Operation die Informationen kognitiv noch nicht verarbeiten können. Familienangehörige warten zu lange mit der Übermittlung behandlungsrelevanter Informationen an die Fachkräfte (z. B. häusliche Medikamenteneinnahme, Anzeichen für Depression).
Prinzip 7: Kommunikation beruht auf subjektiven Vorannahmen und Wahrnehmungen.	Suffizienz	Fachkräfte… …erzeugen keinen hinreichenden Common Ground mit ihren Patienten und deren Familienangehörigen über Behandlungswünsche, -optionen und -folgen. …schenken Patienten beim nonverbalen und verbalen Ausdruck atypischer Schmerzen zu wenig Beachtung. …investieren nicht ausreichend Zeit, um sich Gesundheitsakten und pathologische Befunde ausführlich genug anzusehen. …gehen davon aus, dass alle Beteiligten bereits über behandlungsrelevante Informationen verfügen und damit vertraut sind.

Tab. 5.7: (Fortsetzung)

Prinzip der zwischenmenschlichen Kommunikation	Hannawa SACCIA Kommunikationsfehler	Fallbeispiele
	Richtigkeit	Fachkräfte… …dekodieren das Schmerzerleben eines Patienten fälschlicherweise als nicht schwerwiegend. …halten Berichte der Familienangehörigen über ungewöhnliche Verhaltensweisen des Patienten für falsch. …fehlinterpretieren handschriftliche Verschreibungen, Patientenverfügungen und wichtige Hinweise von Begleitpersonen am Krankenbett.
	Klarheit	Fachkräfte… …verfassen Rezepte mit unleserlicher Handschrift oder mit mehrdeutiger Sprache. …kommunizieren bei undeutlichen Aussagen oder unklaren Behandlungsplänen nicht miteinander, um diese Unklarheiten zu beseitigen. …geben Patienten unklare Anweisungen für die Nachversorgung, z. B. einen handschriftlichen Hinweis „Gehen Sie vor wie besprochen" auf einem generischen Entlassungsschein.
	Kontextualisierung	Fachkräfte… …gehen bei Überweisungen nicht ausreichend auf die Dringlichkeit des Gesundheitszustandes oder auf den Willen des Patienten ein (Wünsche bzgl. Intubation und lebenserhaltender Maßnahmen). …passen postoperative Anweisungen unzureichend auf die Informationsbedürfnisse neuer Kollegen an, die von der vorigen Institution andere Kommunikationsprotokolle gewöhnt sind.
	zwischenmenschliche Anpassung	Fachkräfte… …gehen zu wenig auf die Bedürfnisse und Erwartungen der Familienangehörigen und Patienten ein. …setzen Behandlungswünsche des Patienten oft voraus, aber überprüfen sie nicht. …händigen generische Merkzettel aus (z. B. Anweisungen zur postoperativen Nachsorge), statt eine zwischenmenschliche Kommunikation zu etablieren, die auf die persönlichen Bedürfnisse und Erwartungen des Patienten eingeht.

Tab. 5.7: (Fortsetzung)

Prinzip der zwischenmenschlichen Kommunikation	Hannawa SACCIA Kommunikationsfehler	Fallbeispiele
Prinzip 8: Inhaltliche Redundanz durch direkte Kanäle fördert die Richtigkeit der kommunizierten Inhalte und deren Verständnis.	Suffizienz	Fachkräfte… … vernachlässigen Details aus der Krankengeschichte der Patienten. … dekodieren Ultraschallbilder ungenügend. … übersehen einen Vermerk über eine Patientenverfügung in der Gesundheitsakte. … halten keine Rücksprache miteinander, um sich den Empfang und das Verständnis wichtiger Informationen und deren Implikationen zu bestätigen. … verlassen sich auf eGAs, versichern sich aber nicht deren Vollständigkeit.
		… verständigen sich nicht ausreichend mit Kollegen und Patienten über Behandlungsabläufe und Entlassungsregelungen. … sammeln zu wenig Informationen, um akkurate Behandlungsentscheidungen zu treffen (z. B. Wünsche bzgl. Intubation und lebenserhaltender Maßnahmen).
	Richtigkeit	Fachkräfte etablieren keine transaktionale Kommunikation miteinander und mit Patienten, um vermutete Diagnosen, Medikamentenbeschriftungen, Dosierungen, Behandlungspläne und geplante chirurgische Eingriffe auf Richtigkeit zu prüfen.
	Klarheit	Fachkräfte setzten ihre Kommunikation miteinander unzureichend als Mittel ein, um empfundene Unklarheiten zu beseitigen (z. B. die Präsenz und Inhalte einer Patientenverfügung; die Notwendigkeit für eine Prophylaxe für Venenthrombose).
Prinzip 9: Ein und derselbe Kommunikationsansatz kann zu verschiedenen Ergebnissen führen – und verschiedene Kommunikationsansätze zum gleichen Ergebnis.	Suffizienz	Die Beteiligten erschaffen während einer medizinischen Behandlung eine Verkettung mehrerer Kommunikationsfehler, die letztlich ein schwerwiegendes Ereignis vermeiden.

6 Lehrsätze aus der Kommunikationswissenschaft

Annegret F. Hannawa

Eine kommunikationswissenschaftliche Analyse der klinischen Fallbeispiele im zweiten Teil dieses Buches bringt evidenzbasierte Erkenntnisse ans Licht und ermöglicht eine Formulierung konkreter Lehrsätze für die Patientensicherheit. Diese Lehrsätze dienen dem Ziel, anhand von praktischen Kommunikationsperlen die Patientensicherheit zu erhöhen und die Qualität der Gesundheitsversorgung zu verbessern. Dieses Kapitel fasst diese Lehrsätze themenspezifisch zusammen.

Über die Herausforderung des Kommunizierens...

1. Jedes Verhalten, ob beabsichtigt oder nicht, kann eine Botschaft vermitteln.
2. Jede Art von Kommunikation – auch wenn sie nur objektive Informationen beinhaltet – definiert zugleich das zwischenmenschliche Verhältnis.

Über die Herausforderung des Initiierens von Kommunikation...

3. Setzen Sie niemals voraus, dass Kommunikation stattgefunden hat (d. h. zustande gekommen ist).
4. Setzen Sie niemals voraus, dass Kommunikation – selbst wenn sie stattgefunden hat – zu einem gemeinsamen Verständnis geführt hat.
5. Setzen Sie niemals voraus, dass Informationen von anderen Personen gesendet, empfangen oder verarbeitet werden.

Über die Herausforderung der einheitlichen Verständnisfindung...

6. Kommunikation entsteht *zwischen* Menschen, nicht *in* Menschen.
7. Kommunikation ist ein Prozess der gemeinsamen Verständnisfindung.
8. Kommunikation ist nicht gleich Information – *Kommunikation* führt zu einem einheitlichen Verständnis von *Informationen*.
9. Gehen Sie immer davon aus, dass Kommunikation ohne ein gemeinsames Vorverständnis beginnt – denn erst durch sie etabliert sich ein Common Ground.
10. Gehen Sie immer davon aus, dass sich ein einheitliches Verständnis erst aus *mehreren* Kommunikationsepisoden ergibt.
11. *Ausreichende Kommunikation* ist die Grundvoraussetzung für das Erreichen eines gemeinsamen Verständnisses.

https://doi.org/10.1515/9783110537345-006

12. Sichere Kommunikation hört nicht auf, wenn eine sicherheitsrelevante Information gesendet oder dokumentiert wurde. Sie ist ein dynamischer Prozess, der erst dann abgeschlossen ist, wenn *zwischen* den Beteiligten ein einheitliches Verständnis *erschaffen* und *validiert* wurde.
13. *Angemessene inhaltliche Redundanz* erleichtert die einheitliche Verständnisfindung, weil sie das Überschneiden der individuellen Perspektiven begünstigt.
14. Inhaltliche Redundanz kann sich manchmal ungünstig auswirken: *Übermäßige* Redundanz kann dominant wirken und somit eine einheitliche Verständnisfindung beeinträchtigen.
15. *Direkte* Kommunikation ist gemeinhin der sicherere Kanal zu einem einheitlichen Verständnis, denn sie bietet *mehr* und *validere* Daten zum Dekodieren.
16. *Direkte transaktionale Kommunikation* ist meist der sicherere Weg, um das vermeintliche gemeinsame Verständnis auf Vollständigkeit und Richtigkeit zu überprüfen – denn selbst wenn Informationen ausgetauscht wurden, bedeutet das noch nicht, dass sie wie beabsichtigt erkannt und verstanden wurden.

Über die Herausforderung der Richtigkeit kommunizierter Inhalte...

17. Die transaktionale Kommunikation ist ein interaktiver *Validierungsprozess.*
18. Inhaltliche Redundanz kann Unsicherheiten reduzieren und Ungenauigkeiten korrigieren.
19. Ein Kommunikationsfehler kann nur durch Kommunikation korrigiert werden.
20. Durchläuft eine Nachricht mehrere Empfänger, dann werden sowohl die *Quantität* als auch die *Qualität* des Informationsgehaltes dadurch beeinträchtigt.
21. Kommunikation zwischen *wenigen* Personen ermöglicht eine direkte Validierung der Informationsinhalte und fördert somit ihre Richtigkeit.
22. Kommunikation zwischen *mehreren* Personen bietet mehrere Prüfpunkte für eine Validierung der Informationsinhalte und fördert somit ihre Richtigkeit.
23. Kommunikation zwischen *zu vielen* Personen verringert den Nutzen der Redundanz.

Über die Herausforderung der digitalen Gesundheitsversorgung...

24. Ein gemeinsames Verständnis kann von keinem digitalen Hilfsmittel oder Computerprogramm geliefert werden – es muss *zwischen den Beteiligten* entstehen, durch eine sichere zwischenmenschliche Kommunikation.
25. Datenspeicherung ist keine Kommunikation. Digitale Hilfsmittel oder Programme können lediglich dafür verwendet werden, um den Erhalt einer Nachricht sicher-

zustellen oder die Beteiligten an eine notwendige Kommunikation zu erinnern – aber die Herausforderung der *gemeinsamen Verständnisfindung* obliegt weiterhin den Akteuren.

Über die Herausforderung der Kontextualisierung...

26. Die zwischenmenschliche Konstellation zwischen den beteiligten Gesprächspartnern (z. B. hierarchische Statusunterschiede) können die gemeinsame Verständnisfindung entweder einschränken oder unterstützen – und sie beeinflussen direkt den Behandlungserfolg.
27. Wenn die Beteiligten ihre Kommunikation nicht auf die funktionalen, relationalen, chronologischen, umgebungsspezifischen und kulturellen Rahmenbedingungen abstimmen, beeinträchtigen sie damit die Patientensicherheit und Versorgungsqualität.
28. Kontextbedingte Faktoren, die eine gemeinsame Verständnisfindung *beeinträchtigen*, können nur mittels *kontextbezogener* Kommunikation überwunden werden und somit einer gemeinsamen Verständnisfindung dienen.

Über die Herausforderung der Patientenzentriertheit...

29. Zwischenmenschlich angepasste Kommunikation ist das Vehikel zu einer patientenzentrierten Versorgung.

Über die Herausforderung der ökonomischen Effizienz...

30. Erfolgreiche Kommunikation ist kosteneffizient: Sie benötigt mehr Zeit im Vorfeld, reduziert aber im Nachhinein den Zeit- und Kostenaufwand.

Der zweite Teil dieses Buches veranschaulicht anhand klinischer Fallbeispiele, wie zwischenmenschliche Kommunikationsprozesse die medizinische Versorgung sowohl beeinträchtigen als auch verbessern können. Jedes Fallkapitel beinhaltet einen diagnostischen Teil, der (1) die *Hannawa SACCIA Kommunikationsfehler* in der jeweiligen Fallbeschreibung identifiziert (z. B. mit ❶, ❷, ❸), (2) sie benennt (z. B. Enkodierungsfehler der Suffizienz) und (3) ihre Rolle beim Entstehen der jeweiligen Zwischenfälle analysiert. Kurze Diskussionsabschnitte ordnen die Hannawa SACCIA Kommunikationsfehler anschließend den entsprechenden Prinzipien der zwischenmenschlichen Kommunikation zu (vgl. Kapitel 2).

Jedes Fallkapitel veranschaulicht zudem die Hannawa SACCIA Kernkompetenzen anhand von alternativen Handlungsweisen und präsentiert eine Übungsbox, in der die dreißig Kommunikationslehrsätze aus diesem Kapitel visuell kodiert sind. Diese Box beinhaltet Zahlencodes und trägt den Titel: Kommunikationslehren für eine bessere Patientensicherheit und Versorgungsqualität (Abbildung 6.1). Die Leserinnen und Leser sollen hiermit ermutigt werden, die Lehrsätze aus der Kommunikationswissenschaft in diesem Kapitel (Kapitel 6) nachzuschlagen und dem jeweiligen Fallbeispiel zuzuordnen. Ein besonderer pädagogischer Nutzen lässt sich aus dieser Aktivität ziehen, wenn die passenden Kommunikationslehrsätze aus diesem Kapitel wie folgt auf jedes Fallbeispiel bezogen werden:

Kommunikationslehren für eine bessere Patientensicherheit und Versorgungsqualität

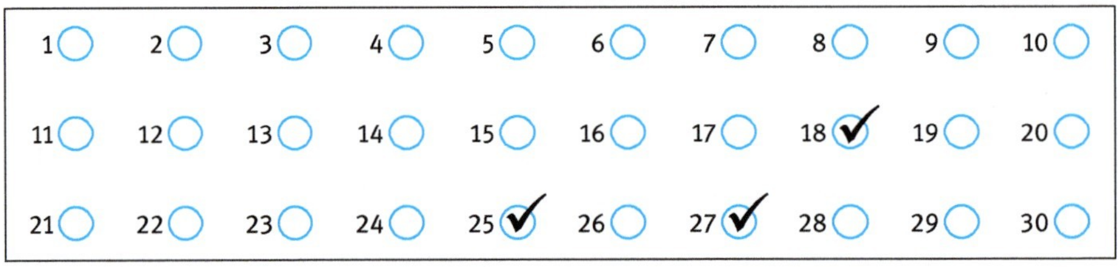

Abb. 6.1: Beispiel einer kodierten Übungsbox am Ende jedes Fallkapitels in Teil II des Buches.

Diese Grafik zeigt, wie die 30 Kommunikationslehrsätze aus diesem Kapitel am Ende jedes Fallkapitels im zweiten Buchteil wieder aufgegriffen werden. Die Box dient als eine Art Checkliste, um für jedes Fallbeispiel Querverweise auf die entsprechenden Kommunikationslehren in Kapitel 6 zu liefern. Die Lösungen für diese Aktivität werden am Ende dieses Buches auf Seite 297 aufgelistet.

Teil II: **Fallstudien aus sechs medizinischen Versorgungsphasen**

Phase 1: Anamnese

Die *Anamnese* ist ein Prozess, durch den medizinische Fachkräfte mittels spezifischer Fragestellungen versorgungsrelevante Informationen über den Patienten in Erfahrung bringen. Dabei werden der Patient und gegebenenfalls auch Personen aus dem Umfeld des Patienten befragt, die nützliche Informationen liefern können. Das Hauptziel der Anamnese besteht darin, Informationen zu erfassen, die der Formulierung einer validen Diagnose und einer für den Patienten angemessenen Behandlung dienen. Nahezu alle medizinischen Konsultationen beinhalten eine Anamnese, nach der üblicherweise noch eine körperliche Untersuchung zur Überprüfung der Organfunktionen durchgeführt wird. Aufgrund ihrer jeweiligen Zielstellung unterscheiden sich verschiedene Anamnesen in Dauer, Umfang und Fokus. Eine vollständige Anamnese umfasst das vorrangige gesundheitliche Problem (bzw. die Bedenken) des Patienten, Details über den zeitlichen Umfang des Problems und eventuelle Begleiterscheinungen. Zudem werden die medizinische Vorgeschichte, die familiäre und soziale Situation des Patienten sowie dessen gesundheitsbezogenes Verhalten und Medikamenteneinnahmen ermittelt. Sichere zwischenmenschliche Kommunikation ist somit eine Grundvoraussetzung für eine erfolgreiche Anamnese.

https://doi.org/10.1515/9783110537345-007

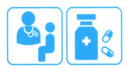

Fall 1: Penicillin-Allergie

Arzt-Patient-Kommunikation

Fehlmedikation, Unerwünschtes Ereignis

Klinischer Kontext: akute stationäre Aufnahme für einen chirurgischen Eingriff (Appendizitis)

Kommunikationsrahmen: Interaktion zwischen Anästhesist und Patient

Ereignis: Kommunikationsfehler, der zu einer ärztlichen Fehlmedikation führt

Ergebnis für die Patientensicherheit: unerwünschtes Ereignis

Fallbeschreibung von Prof. Dr. Annegret Hannawa, Dr. med. Wolfram Heipertz und Dr. med. Wolfgang Krüger

Ein 40-jähriger Mann hat Fieber und akute Schmerzen im rechten Unterbauch. Sein Hausarzt stellt im unteren Bereich des rechten Abdomens einen Loslass-Schmerz fest. Der Arzt diagnostiziert eine akute Appendizitis und weist den Patienten umgehend für eine Notoperation ins Krankenhaus ein.

Die Operation wird noch für denselben Tag terminiert. Im Krankenhaus angekommen, füllt der Patient zunächst eine Einverständniserklärung aus, worin er schriftlich erklärt, dass er allergisch gegen Penicillin ist. Er gibt die Einverständniserklärung dem Anästhesisten zurück. Der Anästhesist ❶ **klärt jedoch keine Allergien ab** – weder durch ❷ **ein vollständiges Lesen der Einverständniserklärung** noch durch ❸ **eine direkte Befragung des Patienten**. Nach Einleitung der Narkose verabreicht der Anästhesist dem Patienten die übliche Antibiotikaprophylaxe (Ampicillin plus Sulbaktam).

Zwei Stunden nach der Operation bekommt der Patient einen schweren Hautausschlag (Rötung und Juckreiz) am gesamten Körper. Die Fachkräfte verabreichen eine H1-H2-Blockade (Histaminrezeptoren) plus orale Steroide. Glücklicherweise erleidet der Patient infolge der allergischen Reaktion keine Nebenwirkungen auf seinen Kreislauf oder irgendwelche andere Beeinträchtigungen. Der Hautausschlag beeinträchtigt jedoch zwei Tage lang sein postoperatives Wohlbefinden. Am dritten Tag ist der Ausschlag vorüber und der Patient wird wie geplant aus dem Krankenhaus entlassen.

Prinzipien der zwischenmenschlichen Kommunikation

1. Kommunikation lässt sich nicht auf Teilprozesse reduzieren

Dieses Fallbeispiel veranschaulicht, wie ein genereller Mangel an suffizienter zwischenmenschlicher Kommunikation vermeidbaren Patientenschaden verursachen kann.

❷ Kommunikationsfehler der Suffizienz (unterlassene Dekodierung)
Der Anästhesist greift nicht auf die schriftlichen Informationen des Patienten in der Einverständniserklärung zu. Dieser Vorfall ist ein Beispiel für *versuchte Kommunikation*: Die Informationen sind zwar vom Absender (dem Patienten) absichtlich enkodiert, aber niemals vom Empfänger (vom Anästhesisten) dekodiert worden.

❸ Kommunikationsfehler der Suffizienz (unterlassene Enkodierung)
Der Anästhesist spricht den Patienten nicht auf eventuelle Allergien an.

❶ Kommunikationsfehler der Suffizienz (unterlassene transaktionale Kommunikation)
Weder der Patient noch der Anästhesist begeben sich auf den Level einer transaktionalen Kommunikation, um nachzuprüfen, ob die handschriftlichen Informationen auf der Einwilligungserklärung übermittelt und wie beabsichtigt verstanden wurden.

Die zwischenmenschliche Kommunikation ist in diesem Fall zwar angestrebt worden, hat jedoch aufgrund dieser drei Kommunikationsfehler der Suffizienz niemals stattgefunden. Ein notwendiger Ausgangspunkt zur Vermeidung dieses unerwünschten Ereignisses läge in der Erkenntnis, dass erfolgreiche zwischenmenschliche Kommunikation einen *transaktionalen Prozess* beinhaltet, der ein *hinreichendes Maß* an gemeinsamem Austausch ermöglicht, den es für eine einheitliche Verständnisfindung bedarf.

2. Kommunikation ist kontextgebunden

Zwischenmenschliche Kommunikation ist immer in mehrschichtige Kontexte eingebettet. Der *chronologische* Kontext bildet eine dieser Schichten. In diesem Fallbeispiel war der verfügbare zeitliche Rahmen für eine sichere Kommunikation aufgrund der medizinischen Dringlichkeit der Operation eingeschränkt. Sichere Kommunikation hätte stattgefunden, wenn der Anästhesist innerhalb dieser chronologischen Einschränkungen entsprechend Zeit eingeräumt hätte, um die Einverständniserklärung zu lesen bzw. ihre Inhalte mit dem Patienten kurz zu besprechen.

Diskussion

An diesem Fallbeispiel wird deutlich, dass es sich beim zwischenmenschlichen Kommunikationsprozess um eine interaktive, gemeinsame Sinnfindung handelt, bei der alle Akteure gefordert sind, aktiv am Entstehen eines einheitlichen Verständnisses mitzuwirken. Darüber hinaus schildert dieser Fall, wie das Potenzial einer einheitlichen Verständnisfindung häufig von den kontextuellen Rahmenbedingungen der Interaktion beeinträchtigt werden kann.

In diesem speziellen Fall bleibt die zwischenmenschliche Verständnisfindung erfolglos. Die Informationen werden nicht wie beabsichtigt übermittelt und verstanden. Ein Mindestmaß an zwischenmenschlicher Bemühung wäre erforderlich gewesen, um dieses einheitliche Verständnis zu gewährleisten. Der Anästhesist hätte die handschriftlichen Hinweise des Patienten auf der Einverständniserklärung vollständig lesen und zudem transaktional besprechen sollen.

Es muss erwähnt werden, dass das alleinige Vermeiden von insuffizienter Kommunikation nicht automatisch ihren Erfolg garantiert. Inwiefern Kommunikation gelingt, hängt auch von der *Qualität* der jeweiligen Beiträge ab. In diesem Fallbeispiel könnte diese Qualität die Lesbarkeit der Patientenhandschrift, den als angemessen empfundenen Ton des Anästhesisten sowie die jeweilige Interpretation der Aussage des Gegenübers beinhalten. Weitere qualitative Aspekte betreffen die Reichhaltigkeit des Kommunikationskanals (d. h. persönliches Gespräch statt Schriftverkehr), die Klarheit und Richtigkeit aller Beiträge und die spontane Anpassung an die Bedürfnisse des Gesprächspartners. Die bloße Tatsache, dass ein *hinreichender* Informationsaustausch stattgefunden hat, bedeutet also noch lange nicht, dass er zu einem einheitlichen Verständnis führen wird. Die Qualität der Kommunikation steigert das Potenzial dieses Erfolgs.

Der Fall demonstriert außerdem, dass die zwischenmenschliche Kommunikationskompetenz ein Kernfaktor für eine *Sicherheitskultur* ist. Aus wirtschaftlicher Perspektive übersteigt der Zeitverlust, der durch ein vermeidbares unerwünschtes Ereignis verursacht wird, den zeitlichen Mehraufwand für eine anfangs ausreichende Kommunikation mit dem Patienten. Um die Patientensicherheit und Versorgungsqualität zu gewährleisten, ist es zudem wichtig, Patienten als aktive Partner in ihre Versorgung mit einzubeziehen. Auch wenn dieser Fall relativ mild verlief, hätte das unerwünschte Ereignis unterbunden werden können, wenn der Patient aktive Rücksprache mit dem Anästhesisten gehalten hätte, um sicherzugehen, dass der Anästhesist seinen handschriftlichen Vermerk gelesen und richtig verstanden hat.

Kommunikationsstrategien nach Hannawa SACCIA

Folgende Handlungsweisen hätten diesen Zwischenfall verhindern können:
- Der Anästhesist und der Patient hätten unter dem Verständnis agieren können, dass eine erfolgreiche Kommunikation ihre aktive Teilnahme erfordert.
- Der Anästhesist hätte die handschriftlichen Allergieangaben des Patienten lesen, dekodieren und transaktional auf sie eingehen können.

– Der Anästhesist hätte den Patienten persönlich zu seinen Allergien befragen können, bevor er die prophylaktischen Antibiotika verabreichte.

– In seiner Rolle als aktiver Versorgungspartner hätte der Patient mit dem Anästhesisten Rücksprache halten können, ob dieser den handschriftlichen Vermerk auf der Einständniserklärung gelesen und wie beabsichtigt verstanden hat.

Kommunikationslehren für eine bessere Patientensicherheit und Versorgungsqualität

1○	2○	3○	4○	5○	6○	7○	8○	9○	10○
11○	12○	13○	14○	15○	16○	17○	18○	19○	20○
21○	22○	23○	24○	25○	26○	27○	28○	29○	30○

Wählen Sie aus den 30 Kommunikationslehrsätzen in Kapitel 6 diejenigen aus, die diesen Fall am treffendsten beschreiben und kreuzen Sie die entsprechenden Kästchen in dieser Checkliste an. Begründen Sie Ihre Wahl und erklären Sie, wie die einzelnen Lehrsätze mit diesem Fall zusammenhängen. Vergleichen Sie Ihre Antworten mit den Lösungsvorschlägen der Autoren auf Seite 297 des Buches. Gibt es Unterschiede? Diskutieren Sie alternative Lehrsätze, die zur Option standen und die Sie für Ihre Checkliste erwogen oder abgelehnt hätten.

Fragen zur Diskussion

1. Was unterscheidet erfolgreiche Kommunikation von hinreichender Kommunikation?

2. Wie können medizinisches Fachpersonal und Patienten existierende Prozeduren – wie beispielsweise *Read-back*- oder *Check-back*-Protokolle, die Empfänger bitten, das Gesagte zu wiederholen, – *angemessen* verwenden, um sicherzugehen, dass ihre Nachricht wie beabsichtigt empfangen und verstanden wird?

3. Welche Schritte könnten unternommen werden, um eine insuffiziente Kommunikation wie in diesem Fallbeispiel in Zukunft zu vermeiden?

Übungen

1. **Rollenspiel durchführen**

   Setzen Sie für dieses Fallbeispiel schauspielerisch ein alternatives Skript um und veranschaulichen Sie darin *erfolgreiche Kommunikation* (d. h. eine einheitliche Verständnisfindung). Behalten Sie für das Rollenspiel folgendes Detail bei: Der Patient überprüft *nicht*, ob der Anästhesist Kenntnis von seiner Allergie hat.

2. **Skript schreiben**

   Formulieren Sie für jede Person in diesem Fallbeispiel ein Skript an Fragen, die für ein erfolgreiches gemeinsames Verständnis der Penicillin-Allergie des Patienten (1) *förderlich* und (2) *hinderlich* gewesen wären.

Fall 2: Abgleich von Arzneimitteln

Arzt-Familienangehörigen-Kommunikation

Fehlmedikation, Zwischenfall mit Beinahe-Schaden

Klinischer Kontext: akute Notaufnahme mit anschließender stationärer Einweisung (Herzoperation)

Kommunikationsrahmen: Interaktion zwischen medizinischem Personal der Notaufnahme und Angehörigen des Patienten

Ereignis: Kommunikationsfehler, der zu einer Beinahe-Fehlmedikation durch den behandelnden Arzt führt

Ergebnis für die Patientensicherheit: Zwischenfall mit Beinahe-Schaden

Abdruck aus dem Englischen genehmigt von AHRQ WebM&M. Erstabdruck des Falls in Singh H, Sittig DF, Layden M. Reconciling records. AHRQ WebM&M [serial online]. November 2010, https://psnet.ahrq.gov/webmm/case/229.

In einem lokalen Krankenhaus machen Familienangehörige ❶ **falsche Angaben** gegenüber dem medizinischen Personal in der Notaufnahme – unter anderem, dass der Patient zu Hause ❷ **Prednisolon statt Prednison** einnehme (ein lang anhaltendes orales Steroid, das nur der vorübergehenden und nicht der chronischen Behandlung dient). Die behandelnden Ärzte ❸ **verordnen eine Fortführung der häuslichen Medikamente**, wie sie von den Angehörigen angegeben wurden.

Als die Gesundheitsakte von einem Arzt in Vorbereitung auf einen kardiologischen Eingriff genauer durchgelesen wird, stellen sich nahezu alle Medikamente als falsch heraus. Wäre der Kardiologe davon ausgegangen, dass die anderen Ärzte und das Pflegepersonal die Medikamente richtig eingetragen haben, dann wären diese Fehler unentdeckt geblieben, und auf die chronische Steroidabhängigkeit des Patienten hätte perioperativ nicht angemessen reagiert werden können. Glücklicherweise trat kein Schaden auf.

Prinzipien der zwischenmenschlichen Kommunikation

1. Inhaltliche Redundanz durch direkte Kanäle fördert die Richtigkeit der kommunizierten Inhalte und deren Verständnis

❶ **Kommunikationsfehler der Richtigkeit** (nicht gebotene Enkodierung)
Die Familie gibt dem Personal der Notaufnahme falsche Angaben zur Medikationseinnahme des Patienten.

❷ **Kommunikationsfehler der Richtigkeit** (nicht gebotene Enkodierung)
Die Ärzte verordnen eine Fortführung der (von der Familie falsch benannten) häuslichen Medikamente.

❸ **Kommunikationsfehler der Richtigkeit** (unterlassene transaktionale Kommunikation)
Die Ärzte sprechen nicht mit dem Patienten und der Familie, um die Richtigkeit der vermittelten häuslichen Medikationen zu überprüfen.

2. Kommunikation verankert Gedanke, Symbol und Referent

❷ **Kommunikationsfehler der Richtigkeit** (fehlangewendete Enkodierung)
Die Familienangehörigen bezeichnen die häuslichen Medikamente des Patienten falsch, indem sie sagen, der Patient nehme Prednisolon (statt Prednison) ein.

3. Kommunikation ist kontextgebunden

❸ **Kommunikationsfehler der Kontextualisierung** (fehlangewendete Dekodierung)
Die behandelnden Ärzte übernehmen die Medikamentenliste der Angehörigen wörtlich, ohne zu beachten, dass die Angehörigen als Nichtmediziner mit pharmazeutischen Begriffen womöglich nicht vertraut sind (*kultureller* Kontext).

Diskussion

Dieses Fallbeispiel veranschaulicht drei wichtige Themen für eine sichere und hochwertige Gesundheitsversorgung.

Erstens wird an diesem Fall deutlich, wie sehr erfolgreiche Kommunikation davon abhängt, dass durch möglichst *direkte Kommunikationskanäle* ein adäquates Maß an *inhaltlicher Redundanz* erzeugt wird. Das persönliche Gespräch birgt dabei das größte Potenzial für eine richtige Dekodierung. Hätte die Familie in diesem Fall mehr als einmal (Redundanz) und persönlich (Direktheit) mit den Ärzten gesprochen, anstatt bloß eine handschriftliche Liste einzureichen, dann hätte dies die Richtigkeit der ausgetauschten Informationen begünstigt. Erfreulicherweise wirft der Kardiologe ein kritisches Auge auf den Vorgang und verhindert rechtzeitig, dass der fehlende interaktive Abgleich der häuslichen Medikamente zu schlimmeren Konsequenzen führt. Dadurch entsteht glücklicherweise nur ein harmloser Zwischenfall mit abgewendetem Schaden.

Zweitens illustriert dieser Fall, wie wichtig eine kontextbezogene Kommunikation für die Patientensicherheit und Versorgungsqualität ist. Patienten und Familienangehörige sind im Normalfall *keine* medizinischen Experten und verwenden daher möglicherweise medizinische und pharmazeutische Begriffe nicht korrekt. In diesem Fall wird aus Versehen ein anderes Arzneimittel bezeichnet. Im Hinblick auf diese Herausforderung wäre ein solcher Fehler vermeidbar, wenn es den Ärzten im Gespräch mit dem Patienten und seinen Familienangehörigen gelingt, diesen Kontextbezug kommunikativ einzubetten. Stattdessen gehen Ärzte jedoch häufig davon aus, dass Patienten und Familienangehörige medizinische Fachausdrücke richtig verwenden. Dieser **Common-Ground-Trugschluss** führt häufig zu vermeidbaren Zwischenfällen.

Drittens führt dieser Fall vor Augen, wie Fehlkommunikation bereits auf der fundamentalsten Ebene der zwischenmenschlichen Kommunikation ausgelöst werden kann: wenn die *inner*menschlichen Prozesse der Bedeutungszuschreibung nicht *zwischen*menschlich abgestimmt werden. Hier geschieht dies in der Zuschreibung eines Symbols – die Familienangehörigen denken an einen Gegenstand, nämlich an das Medikament, das der Patient zu Hause einnimmt. Sie weisen diesem Referenten als Bezeichnung ein Symbol zu, von dem sie glauben, dass es den Namen des verschriebenen Arzneimittels repräsentiert. Sie begehen hierbei einen Bezugsfehler, da sie das falsche Symbol für den Referenten verwenden. Dieser Bezugsfehler wird interaktiv nicht validiert und löst somit eine Fehlanweisung aus (d. h. die Fortführung des vermeintlichen häuslichen Medikaments), die letztlich die Sicherheit des Patienten gefährdet.

Zusammengefasst müssen also sowohl die kommunikative Klarheit als auch eine kompetente zwischenmenschliche Abgleichung gebräuchlicher Symbolzuweisungsprozesse gewährleistet sein. Erst dann werden eine *akkurate* Kommunikation und eine *erfolgreiche* zwischenmenschliche Verständnisfindung ermöglicht.

Kommunikationsstrategien nach Hannawa SACCIA

Folgende Handlungsweisen hätten diesen Zwischenfall verhindern können:
–   Die Familienangehörigen hätten ihre Unsicherheit bezüglich der Benennung der häuslichen Arzneimittel gegenüber dem Fachpersonal äußern können, z. B. indem sie sagen: „Ich glaube, er nimmt Pred... – irgendwas. Prednisolon vielleicht? Ich bin mir nicht sicher.“

– In Anbetracht des fehlenden medizinischen Fachwissens der Familienangehörigen hätten die Ärzte die Medikamentenauflistung der Familie sorgfältig dekodieren und potenzielle Verwechslungen interaktiv ausschließen können.
– Die Ärzte hätten die schriftliche Medikationsliste der Familie kontextbezogen beäugen und die Richtigkeit der Informationen im direkten Gespräch mit der Familie und dem Patienten validieren können.

Kommunikationslehren für eine bessere Patientensicherheit und Versorgungsqualität

1 ○	2 ○	3 ○	4 ○	5 ○	6 ○	7 ○	8 ○	9 ○	10 ○
11 ○	12 ○	13 ○	14 ○	15 ○	16 ○	17 ○	18 ○	19 ○	20 ○
21 ○	22 ○	23 ○	24 ○	25 ○	26 ○	27 ○	28 ○	29 ○	30 ○

Wählen Sie aus den 30 Kommunikationslehrsätzen in Kapitel 6 diejenigen aus, die diesen Fall am treffendsten beschreiben und kreuzen Sie die entsprechenden Kästchen in dieser Checkliste an. Begründen Sie Ihre Wahl und erklären Sie, wie die einzelnen Lehrsätze mit diesem Fall zusammenhängen. Vergleichen Sie Ihre Antworten mit den Lösungsvorschlägen der Autoren auf Seite 297 des Buches. Gibt es Unterschiede? Diskutieren Sie alternative Lehrsätze, die zur Option standen und die Sie für Ihre Checkliste erwogen oder abgelehnt hätten.

Fragen zur Diskussion

1. Wenn die Anamnese des Patienten mit Familienangehörigen erfolgt, die über kein medizinisches Fachwissen verfügen – wie können die medizinischen Fachkräfte ihre Kommunikation mit den Angehörigen respektvoll in diesen *kulturellen* Kontext einbetten?

2. Patienten haben oft mit mehreren Fachkräften Kontakt. Wie kann das Personal eine angemessene inhaltliche *Redundanz* einsetzen, um die *Richtigkeit* der kommunizierten Inhalte und deren Verständnis zu erhöhen?

Übungen

1. **Skript schreiben**
    Verfassen Sie ein alternatives Skript für den Erstkontakt zwischen der Familie und dem Fachpersonal der Notaufnahme, bei dem die Medikamentenliste des Patienten *korrekt* übermittelt wird. Welche sondierenden Fragen hätte das Personal stellen können, um eine korrekte Medikationsvermittlung sicherzustellen?

2. **Analoge Situationen erkennen**
    In diesem Fallbeispiel verursacht ein ärztliches Handeln innerhalb des Common-Ground-Trugschlusses einen Zwischenfall mit abgewendetem Schaden. Nennen Sie drei weitere medizinische Situationen, bei denen der Common-Ground-Trugschluss vermeidbaren Schaden verursachen könnte.

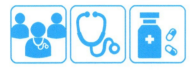

Fall 3: Doch keine Fehlgeburt

Team-Kommunikation

Fehldiagnose, Fehlmedikation, Zwischenfall mit Harmlosem Schaden

Klinischer Kontext: akuter ambulanter Besuch in der Frauenklinik (Risikoschwangerschaft)

Kommunikationsrahmen: Interaktion zwischen einem gynäkologischen Oberarzt und einem Assistenten im ersten Weiterbildungsjahr in der Geburtshilfe

Ereignis: Kommunikationsfehler, der eine Fehldiagnose und anschließend eine Fehlmedikation verursacht

Ergebnis für die Patientensicherheit: Zwischenfall mit harmlosem Schaden

Abdruck aus dem Englischen mit Genehmigung von AHRQ WebM&M. Erstabdruck des Falls in Learman LA. Not a miscarriage. AHRQ WebM&M [serial online]. Juni 2003, https://psnet.ahrq.gov/webmm/case/18.

Eine 32-jährige Frau, *gravida* 3, *para* 1, mit Diabetes mellitus Typ 2 und Behandlung durch Metformin, wird in der 8. Woche nach ihrer letzten Regelblutung (p.m.) untersucht. Die Patientin berichtet über einen vergangenen primären unteren transversalen Kaiserschnitt und eine herzförmige Gebärmutter (bicornuater Uterus). Die standardmäßige Ultraschalluntersuchung zeigt einen intrauterinen Reifesack ohne Embryo in einem bicornuaten Uterus. Beta-hCG beträgt 1009 mIU/ml. Hgb A1C beträgt 9,4 %. Ihr Metformin wird abgesetzt und Insulin verabreicht.

Die Patientin wird zu einer wiederholten Untersuchung in 48 Stunden einbestellt, wenn ihr hCG-Wert bei über 2000 mlU/ml erwartet wird. Zu diesem Zeitpunkt setzt jedoch eine geringe Schmierblutung ein und sie stellt sich stattdessen direkt in der Frauenklinik vor. Ein Assistenzarzt im ersten Weiterbildungsjahr untersucht sie dort und stellt den Fall seinem Oberarzt vor. Er erwähnt ihm gegenüber, dass die Patientin mittels herkömmlichem Sonogramm bereits mit einer intrauterinen Schwangerschaft diagnostiziert wurde. Der Assistenzarzt ❶ **erwähnt jedoch nicht den bicornuaten Uterus** der Patientin. Ein transvaginaler Ultraschall wird durchgeführt und die Ärzte ❷ **sehen eine leere Gebärmutter mit einem dünnen Streifen. ❸ Sie diagnostizieren** einen abgeschlossenen spontanen Schwangerschaftsabbruch. Daraufhin ❹ **verschreiben sie der Patientin die Wiederaufnahme des Metformin.**

Mehrere Wochen später, an einem Freitagnachmittag, begibt sich die Patientin zu einer Nachuntersuchung in die Beratungsstelle für Familienplanung, wo der Schwangerschaftstest mittels Urinprobe positiv ausfällt. Eine Überprüfung des hCG ergibt

40.000 mlU/ml. Sie erhält einen Laborschein, den sie am darauffolgenden Montag einreichen soll (vor der Mitteilung der Testergebnisse), weil unklar ist, ob der Schwangerschaftstest aufgrund der fortgesetzten Schwangerschaft positiv ausfiel oder ob sie erneut schwanger ist. Ihr hCG-Wert steigt und die Patientin stellt sich erneut in der Frauenklinik vor, wo die Ultraschalluntersuchung eine Schwangerschaft in der 14. Woche im rechten Horn des Uterus zeigt. Bei der Patientin wird eine Insulintherapie eingeleitet.

Prinzipien der zwischenmenschlichen Kommunikation

1. Inhaltliche Redundanz durch direkte Kanäle fördert die Richtigkeit der kommunizierten Inhalte und deren Verständnis

❶ **Kommunikationsfehler der Suffizienz** (unterlassene Enkodierung)
Der Assistenzarzt berichtet dem Oberarzt nicht von dem bicornuaten Uterus der Patientin.

❷ **Kommunikationsfehler der Suffizienz** (unvollständige Dekodierung)
Der Oberarzt und der Assistenzarzt betrachten nicht den kompletten Uterus im Ultraschall.

❷ **Kommunikationsfehler der Suffizienz** (unterlassene transaktionale Kommunikation)
Der Oberarzt und der Assistenzarzt versäumen es, den bicornuaten Uterus der Patientin zu besprechen, während sie das Ultraschallbild betrachten.

❸ **Kommunikationsfehler der Richtigkeit** (unterlassene transaktionale Kommunikation)
Der Oberarzt und der Assistenzarzt suchen weder miteinander noch mit der Patientin ein Gespräch, um gemeinsam die Richtigkeit ihrer vermeintlichen Diagnose zu validieren, dass die Patientin einen Spontanabort erlitten habe.

❸ **Kommunikationsfehler der Richtigkeit** (nicht gebotene Enkodierung)
Der Oberarzt und der Assistenzarzt vermitteln fälschlicherweise, dass bei der Patientin ein spontaner Schwangerschaftsabbruch vorliegt.

❹ **Kommunikationsfehler der Richtigkeit** (nicht gebotene Enkodierung)
Der Oberarzt und der Assistenzarzt verordnen der Patientin die Wiedereinnahme von *Metformin*, obwohl dies nicht geboten ist.

Diskussion

Dieser Fall illustriert, wie schnell versorgungsrelevante Informationen im Austausch zwischen medizinischem Personal verloren gehen können und somit die Patientensicherheit gefährden. Mehrfach tritt in diesem Fallbeispiel *unzulängliche Kommunikation* auf – sowohl bei der Informationsweitergabe als auch bei der Validierung der Informationen. Diese Unzulänglichkeit führt dazu, dass die Risikoschwangerschaft der Patientin unentdeckt bleibt und der Patientin eine sicherheitsgefährdende Medizin verabreicht wird. Das *Redundanz-Prinzip* der zwischenmenschlichen Kommunikation (Inhaltliche Redundanz durch direkte Kanäle fördert die Richtigkeit der kommunizierten Inhalte und deren Verständnis) ist für diesen Fall bezeichnend: Der Oberarzt verlässt sich auf die Informationen des Assistenzarztes, hätte aber die Patientin auch direkt ansprechen können, insbesondere vor dem Hintergrund, dass sie eine Risikopatientin ist. Der Oberarzt hätte zumindest die Patientenakte durchsehen können, um die medizinische Vorgeschichte und den Gesundheitszustand der Patientin besser zu erfassen. Er hätte sich nicht mit dem Informationsstand, den er von einem Assistenten im ersten Weiterbildungsjahr erhalten hatte, zufriedengeben sollen.

Außerdem zeigt dieser Fall, dass es für eine sichere und hochwertige medizinische Behandlung unerlässlich ist, Patienten als aktive Partner in ihre Versorgung mit einzubinden. Patienten können ihr körperliches Befinden detailliert beschreiben und darlegen, was an ihren Erfahrungen anders ist als sonst. Solche Beschreibungen können Ärzten entscheidende Informationen vermitteln, die für ein vollständiges Bild der Krankengeschichte und den aktuellen Zustand des Patienten ausschlaggebend sind. Patienten stellen somit eine wichtige Informationsquelle dar, mit deren Hilfe medizinische Handlungen optimiert und validiert werden können. In diesem Fallbeispiel hätte das kritische Ereignis vermieden werden können, wenn die Patientin in das Gespräch einbezogen worden wäre.

Kommunikationsstrategien nach Hannawa SACCIA

Folgende Handlungsweisen hätten diesen Zwischenfall verhindern können:
- Der Assistenzarzt hätte den Oberarzt über den bicornuaten Uterus der Patientin informieren können.
- Der Oberarzt hätte über den Bericht des Assistenten hinaus zusätzliche Informationen über die Krankengeschichte der Patientin einholen können, z. B. mithilfe der Patientenakte.
- Der Oberarzt hätte sich bei dem Assistenzarzt erkundigen können, ob dieser alle ihm verfügbaren Informationen mitgeteilt hat, die für den akuten Zustand der Patientin relevant sein könnten.
- Wäre der Oberarzt über den bicornuaten Uterus in Kenntnis gesetzt worden, dann hätte er dessen Signifikanz mit dem Assistenzarzt besprechen können, während beide das Ultraschallbild auswerteten.
- Der Assistenzarzt und der Oberarzt hätten sowohl miteinander als auch mit der Patientin ein direktes Gespräch suchen können, um ihre Diagnose zu validieren,

dass bei der Patientin ein spontaner Schwangerschaftsabbruch stattgefunden hatte.

– Bis alternative Erklärungen gemeinsam besprochen wurden und die Anamnese vollständig überprüft war, hätte der Oberarzt keine Wiedereinnahme des Metformin verschreiben und das Insulin nicht absetzen sollen.

Kommunikationslehren für eine bessere Patientensicherheit und Versorgungsqualität

1○	2○	3○	4○	5○	6○	7○	8○	9○	10○
11○	12○	13○	14○	15○	16○	17○	18○	19○	20○
21○	22○	23○	24○	25○	26○	27○	28○	29○	30○

Wählen Sie aus den 30 Kommunikationslehrsätzen in Kapitel 6 diejenigen aus, die diesen Fall am treffendsten beschreiben und kreuzen Sie die entsprechenden Kästchen in dieser Checkliste an. Begründen Sie Ihre Wahl und erklären Sie, wie die einzelnen Lehrsätze mit diesem Fall zusammenhängen. Vergleichen Sie Ihre Antworten mit den Lösungsvorschlägen der Autoren auf Seite 297 des Buches. Gibt es Unterschiede? Diskutieren Sie alternative Lehrsätze, die zur Option standen und die Sie für Ihre Checkliste erwogen oder abgelehnt hätten.

Fragen zur Diskussion

1. Welche Maßnahmen können im klinischen Alltag durch das medizinische Fachpersonal getroffen werden, um Patienten zu einer aktiven Teilnahme an ihrer Behandlung zu motivieren?

2. Wie könnte ein Assistenzarzt im ersten Jahr die Wahrscheinlichkeit dafür erhöhen, dass er im Gespräch mit dem Oberarzt alle wichtigen Details der Anamnese vermittelt?

Übungen

1. **Skript schreiben**
   Verfassen Sie ein Skript, das eine *erfolgreiche Kommunikation* zwischen den drei Hauptbeteiligten in diesem Fall einsetzt. Beginnen Sie bei Punkt 3, *nachdem* die

Diagnose eines spontanen Schwangerschaftsabbruchs gestellt wurde, und enden Sie *vor* der Wiedereinnahme des Metformin.

2. **Skript schreiben**

Formulieren Sie zwei Fragen, die der Oberarzt den anderen Beteiligten stellen könnte, um die Fehldiagnose und den Medikationsfehler in diesem Fallbeispiel zu verhindern.

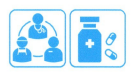

Fall 4: Übel und schwanger

Interprofessionelle Kommunikation

Fehlmedikation, Zwischenfall mit Beinahe-Schaden

Klinischer Kontext: ambulanter Besuch in der Notaufnahme (akuter Schub eines Asthma bronchiale bei Schwangerschaft)
Kommunikationsrahmen: Interaktionen zwischen Notarzt, Pflegefachkraft in der Notaufnahme, diensthabenden Internisten und einliefernder Pflegefachkraft
Ereignis: Kommunikationsfehler bei der Anamnese, der zu einer Fehlmedikation durch die behandelnden Ärzte führt
Ergebnis für die Patientensicherheit: Zwischenfall mit Beinahe-Schaden

Abdruck aus dem Englischen mit Genehmigung von AHRQ WebM&M. Erstabdruck des Falls in El-Ibiary S. Sick and pregnant. AHRQ WebM&M [serial online]. November 2008, https://psnet.ahrq.gov/webmm/ case/190.

Eine 35-jährige Frau mit chronischem Asthma bronchiale stellt sich mit Atembeschwerden in der Notaufnahme vor. Die Patientin informiert das aufnehmende Personal darüber, sie sei in der 17. Woche schwanger und ihr Frauenarzt arbeite in einem anderen Krankenhaus. Es wird ein Schwangerschaftstest durch Urinprobe durchgeführt, und der Test zeigt ein positives Ergebnis. ❶ **Das Testergebnis wird in der elektronischen Gesundheitsakte (eGA)** festgehalten. Die Patientin wird mittels Inhalation mit Bronchospasmolytika behandelt, ihre Atembeschwerden halten jedoch an.

❷ **Der Notarzt kontaktiert den diensthabenden Internisten,** um die Patientin für eine Behandlung einzuweisen. ❸ **Der Internist stimmt zu, erhält aber keine Nachricht** darüber, dass die Patientin schwanger ist. ❷ **Die einweisende Pflegefachkraft erhält von der Pflegefachkraft aus der Notaufnahme einen Bericht,** in dem die Schwangerschaft der Patientin ebenfalls unerwähnt bleibt. Im Zuge der stationären Einweisung ❹ **werden der Patientin intravenöse Kortikosteroide, Bronchospasmolytika mittels Vernebler und intravenös Levofloxacin** (bei Schwangerschaft ein riskantes Antibiotikum) verschrieben.

❺ **Am nächsten Morgen** untersucht der Internist die Patientin, die ihn über ihre Schwangerschaft informiert. Der Internist überprüft daraufhin die bereits erfolgte Medikamentengabe und stellt fest, dass der Patientin bereits eine Dosis Levofloxacin verabreicht wurde. Er setzt Levofloxacin ab und verordnet ein alternatives, bei Schwangerschaft sichereres Antibiotikum. Ein Spezialist für embryonale Entwicklung wird konsultiert und kommt zu dem Schluss, dass die verabreichte Dosis Levofloxacin keine unerwünschten Auswirkungen auf den Fötus hat.

Prinzipien der zwischenmenschlichen Kommunikation

1. Kommunikation lässt sich nicht auf Teilprozesse reduzieren

Dieser Fall demonstriert, wie unvollständige Kommunikation zwischen dem medizinischen Fachpersonal die Sicherheit einer Patientin und ihres ungeborenen Kindes beeinträchtigen kann. Die Information, dass die Patientin schwanger ist, durchdringt in diesem Fall unbemerkt mehrere kommunikative Verteidigungslinien.

❶ Kommunikationsfehler der Suffizienz (unterlassene Dekodierung)
Die einliefernde Pflegefachkraft und der diensthabende Internist ziehen nicht die eGA der Patientin zurate. Obwohl die Laborkräfte für die behandelnden Ärzte eine Nachricht enkodieren (positiver Schwangerschaftstest), kommt die beabsichtigte Kommunikation nie tatsächlich zustande (= *versuchte Kommunikation*).

❷ Kommunikationsfehler der Suffizienz (unvollständige Enkodierung)
Der Notarzt versäumt es, den Internisten über die Schwangerschaft zu benachrichtigen, während die Pflegefachkraft in der Notaufnahme die einweisende Pflegefachkraft ebenfalls nicht über die Schwangerschaft informiert. Sie alle geben diese patientensicherheitsrelevante Information nur unzureichend an ihre Kollegen weiter. Dadurch entsteht keine Grundlage für ein umfassendes einheitliches Verständnis des Gesundheitszustandes der Patientin.

2. Kommunikation ist kontextgebunden

Ein weiterer Grund für den vermeidbaren Beinahe-Schaden in diesem Fall besteht darin, dass die verschiedenen Akteure ihre Kommunikation nicht *kontextbezogen* durchführen.

❹ Kommunikationsfehler der Kontextualisierung (nicht gebotene Enkodierung)
Basierend auf einer unzureichenden Informationsgrundlage, verschreibt der diensthabende Internist ein Medikament, das im Hinblick auf die Schwangerschaft der Patientin riskant ist (*funktionaler* Kontext).

❺ Kommunikationsfehler der Kontextualisierung (unvollständige Enkodierung)
Der Internist wartet bis zum nächsten Tag, um direkt mit der Patientin zu sprechen (*chronologischer* Kontext).

❸❹ Kommunikationsfehler der Kontextualisierung (unterlassene transaktionale Kommunikation)
Der Notarzt und der Internist versäumen es, die Arzneimittel innerhalb des Kontexts der Schwangerschaft der Patientin miteinander zu besprechen (*funktionaler* Kontext).

Diese vier Kommunikationsfehler sind beispielhaft dafür, wie eine unzureichend kontextbezogene Kommunikation die Patientensicherheit gefährden kann. Im beschriebenen Fall manifestiert sich diese Gefahr im fehlenden Kommunikationsbezug auf die Schwangerschaft der Patientin sowie im *Zeitpunkt* und in der *Rechtzeitigkeit* der Kommunikation.

Diskussion

Das wesentliche Kommunikationsproblem liegt in diesem Fall im unvollständigen Informationsaustausch. Das Laborteam *versucht* zwar zu vermitteln, dass der Schwangerschaftsnachweis im Urin der Patientin positiv ausfiel. Diese Information wird jedoch nicht dekodiert und keine andere medizinische Fachkraft wird darüber verständigt. Obwohl die Fachkräfte in der Notaufnahme über die Schwangerschaft informiert sind, versäumen sie es, diese kritische Information an den diensthabenden Internisten und an die einweisende Pflegefachkraft weiterzuleiten. Zudem befragt der diensthabende Internist weder die einweisende Pflegefachkraft noch die Patientin selbst, ob sie schwanger ist, bevor er ihr das Antibiotikum verschreibt.

Die Hauptursache für diesen unvollständigen Informationsaustausch besteht darin, dass sich der Internist bei mehreren medizinisch Verantwortlichen ausschließlich auf deren latente Kommunikation untereinander verlässt. Er hat die Patientin vor der Verschreibung des Antibiotikums weder untersucht noch mit ihr gesprochen. Die Schwierigkeit dabei ist: **Latente Kommunikation**, d. h. ein Informationsaustausch, der mehrere Personen durchfließt, wird typischerweise von einem *Stille-Post-Effekt* beeinträchtigt (d. h. sowohl die Qualität also auch die Quantität der vermittelten Informationen wird verringert). Hingegen hätte eine direkte Kommunikation zwischen *weniger* Individuen eine direkte Validierung des Informationsgehalts ermöglicht und somit die Vollständigkeit und Richtigkeit der Informationsinhalte begünstigt.

Kommunikationsstrategien nach Hannawa SACCIA

Folgende Handlungsweisen hätten diesen Zwischenfall verhindern können:
- Die aufnehmende Pflegefachkraft der Notaufnahme hätte das Personal der Inneren Medizin direkt über die Schwangerschaft der Patientin informieren können.
- Das Laborteam hätte mit dem medizinischen Personal der Notaufnahme verifizieren können, dass die neu erhobenen Testergebnisse in der elektronischen Gesundheitsakte enthalten sind und korrekt verstanden wurden.
- Der Krankenhausapotheker hätte mit dem Arzt verifizieren können, dass die Patientin nicht schwanger ist, da das verschriebene Medikament bei Schwangerschaft nicht angewendet werden sollte.

- Das Personal hätte auf die elektronische Gesundheitsakte der Patientin zugreifen können.
- Alle Akteure hätten davon ausgehen können, dass kein Common Ground zwischen ihnen existiert, sondern dass dieser durch ihre Kommunikation erst etabliert werden muss. Sie hätten sich um hinreichende und kontextbezogene Kommunikation bemühen können, um gemeinsam ein einheitliches Verständnis zu erschaffen.

Kommunikationslehren für eine bessere Patientensicherheit und Versorgungsqualität

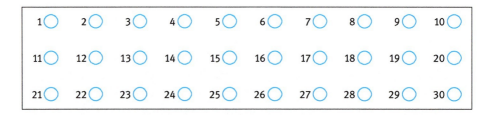

Wählen Sie aus den 30 Kommunikationslehrsätzen in Kapitel 6 diejenigen aus, die diesen Fall am treffendsten beschreiben und kreuzen Sie die entsprechenden Kästchen in dieser Checkliste an. Begründen Sie Ihre Wahl und erklären Sie, wie die einzelnen Lehrsätze mit diesem Fall zusammenhängen. Vergleichen Sie Ihre Antworten mit den Lösungsvorschlägen der Autoren auf Seite 297 des Buches. Gibt es Unterschiede? Diskutieren Sie alternative Lehrsätze, die zur Option standen und die Sie für Ihre Checkliste erwogen oder abgelehnt hätten.

Fragen zur Diskussion

1. Welchen Kontextebenen wurde in diesem Fall ungenügend Beachtung geschenkt?

2. Wie hätten die Verwendung der elektronischen Gesundheitsakte (eGA) und anderer Technologien die Kommunikationsfehler und den Beinahe-Schaden in diesem Fall vermeiden können?

Übungen

1. **Leitlinien entwickeln**
   Wenn mehrere medizinische Akteure an einer Versorgungsepisode beteiligt sind, ist eine latente Kommunikation unvermeidlich. Beschreiben Sie ein krankenhaus-

internes System oder eine Leitlinie, die verhindern könnte, dass die Qualität und die Quantität von Informationen während latenter Kommunikation beeinträchtigt werden.

2. **Handlungspunkte identifizieren**
   Lesen Sie den Fall noch einmal durch und identifizieren Sie Momente, in denen die Beteiligten sicherstellen könnten, dass sie sich gegenseitig verstehen. Beschreiben Sie für jeden dieser Momente eine konkrete Handlung, die dieses Ziel begünstigt.

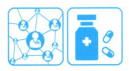

Fall 5: Fallstricke beim Medikationsabgleich

Berufsübergreifende Kommunikation

Arzneimittelüberdosis, Unerwünschtes Ereignis

Klinischer Kontext: Akute Notaufnahme mit anschließender stationärer Einweisung (Hüftgelenksfraktur)
Kommunikationsrahmen: Interaktionen zwischen einer Triage-Pflegefachkraft in der Notaufnahme, einem Unfallchirurgen, einem Stationsarzt, einer Pflegefachkraft auf der Intensivstation und einem kardiologischen Facharzt
Ereignis: Kommunikationsfehler, der zu einer überdosierten Arzneimittelverabreichung führt
Ergebnis für die Patientensicherheit: unerwünschtes Ereignis

Abdruck aus dem Englischen mit Genehmigung von AHRQ WebM&M. Erstabdruck des Falls in Weber R. Medication Reconciliation Pitfalls. AHRQ WebM&M [serial online]. Februar 2010, https://psnet.ahrq.gov/webmm/case/213.

Eine 90-jährige, alleine lebende Frau erleidet durch einen Sturz eine Hüftfraktur und wird von ihrer Tochter in die Notaufnahme gebracht. Die Anamnese ergibt eine Hypothyreose, Osteoarthritis und Hypertonie.

Die Arzneimittelpackungen der Patientin werden der Triage-Pflegefachkraft überreicht und als Grundlage für die Auflistung der häuslichen Medikamente verwendet. ❶ **Die Liste enthält unter anderem Metoprolol täglich 75 mg p.o.**

Ein Unfallchirurg weist die Patientin ins Krankenhaus ein und verschreibt, dass alle zu Hause eingenommenen Medikamente gemäß ihrer bisherigen Dosis weiterhin einzunehmen sind. Der Chirurg ❷ **veranlasst außerdem eine Konsultation bei der Inneren Medizin** für eine präoperative Freigabe der Patientin.

Die Patientin verneint, unter Arrhythmie, Synkopen, Präsynkopen, Demenz oder Stürzen gelitten zu haben. Ihre Medikamente werden zusammen mit ihren Kleidungsstücken in einem undurchsichtigen Plastikbeutel verstaut und sie wird auf die orthopädische Station verlegt.

Mehrere Stunden später besucht der Stationsarzt die Patientin und ❸ **bestätigt die Dosierung der häuslichen Medikamente.** Abgesehen von ihrem Beintrauma und einem geringen Hördefizit, ergibt die Untersuchung der Patientin nichts Auffälliges. Die Patientin ❹ **informiert den Arzt nicht** darüber, dass sich ihre Medikamente in ihrer Tasche befinden – möglicherweise ist ihr nicht bewusst, dass die Tochter ihr diese mitgegeben hat. Der Arzt misst eine Herzfrequenz von 75 Schlägen pro Minute bei einem systolischen Blutdruck von 170 mmHg. Die Blutdruckwerte sind bereits seit der Einweisung erhöht. ❺ **Der Arzt verordnet, die Dosis von Metoprolol von 75 mg auf 100 mg täglich zu erhöhen.**

Während sie einige Stunden später für die Operation vorbereitet wird, tritt bei der Patientin eine Asystolie auf. Wiederbelebungsmaßnahmen sind erfolgreich und die Patientin wird auf die Intensivstation verlegt. Im Zuge des Transfers ❻ **überreicht eine Pflegefachkraft von der Intensivstation dem Kardiologen den Plastikbeutel mit den Medikamenten.** Der Kardiologe stellt fest, dass die häusliche Dosis Metoprolol 25 mg täglich beträgt.

Der Fehler wird der Krankenhausapotheke mitgeteilt. ❼ **Nur durch Zufall** erfährt der Stationsarzt, der die Metoprolol-Dosis erhöht hatte, von dem Fehler. Er entschuldigt sich bei der Patientin und ihrer Familie und versichert ihnen, den Fall genauestens zu untersuchen, damit sich ein solcher Fehler nicht wiederholt. Die Patientin gesundet vollständig und zeigt keine wiederkehrend instabilen Vitalfunktionen. Ein Myokardinfarkt wird ausgeschlossen und das Echokardiogramm ist unauffällig. Nachdem sie mehrere Tage lang unter Beobachtung auf der Intensivstation verbringt, unterzieht sie sich der Operation der Hüftfraktur und wird ohne weitere Komplikationen nach Hause entlassen.

Prinzipien der zwischenmenschlichen Kommunikation

1. Inhaltliche Redundanz durch direkte Kanäle fördert die Richtigkeit der kommunizierten Inhalte und deren Verständnis

❶ **Kommunikationsfehler der Richtigkeit** (fehlangewendete Dekodierung)
Die Triage-Pflegefachkraft liest die Dosierung des Metoprolol falsch von der Arzneimittelverpackung ab.

❶ **Kommunikationsfehler der Richtigkeit** (nicht gebotene Enkodierung)
Die Triage-Pflegefachkraft schreibt fälschlicherweise auf die Arzneimittelliste, die Patientin nehme zu Hause täglich Metoprolol 75 mg p.o. ein.

❷ **Kommunikationsfehler der Richtigkeit** (unterlassene transaktionale Kommunikation)
Der Stationsarzt sucht mit der Patientin und mit der Tochter nicht das direkte Gespräch, um die Richtigkeit der Bezeichnungen und der Dosierungen der Arzneimittel auf der Liste zu prüfen.

❸ **Kommunikationsfehler der Richtigkeit** (nicht gebotene Enkodierung)
Der Stationsarzt bestätigt die häuslichen Medikamente, wie sie auf der Arzneimittelliste stehen.

❺ **Kommunikationsfehler der Richtigkeit** (nicht gebotene Enkodierung)
Der Stationsarzt verordnet die Erhöhung der Metoprolol-Dosis von 75 mg auf 100 mg täglich.

2. Kommunikation lässt sich nicht auf Teilprozesse reduzieren

❹ **Kommunikationsfehler der Suffizienz** (unterlassene transaktionale Kommunikation)
Die Tochter der Patientin aktiviert keine transaktionale Kommunikation mit ihrer Mutter und mit dem Stationsarzt, um ein gemeinsames Verständnis zu erschaffen, dass sich die häuslichen Arzneimittel in der Tasche ihrer Mutter befinden.

❼ **Kommunikationsfehler der Suffizienz** (unterlassene Enkodierung)
Das verantwortliche Personal berichtet dem Stationsarzt nicht über den Medikationsfehler.

3. Kommunikation ist kontextgebunden

❻ **Kommunikationsfehler der Kontextualisierung** (unvollständige Enkodierung)
Das Krankenhauspersonal überreicht dem Kardiologen den Arzneimittelbeutel zu spät (*chronologischer* Kontext). Dadurch ist er nicht in der Lage selbst festzustellen, dass die Medikamentendosis falsch auf der Liste dokumentiert wurde.

Diskussion

Dieser Fall schildert, wie eine Ansammlung unterschiedlicher Kommunikationsfehler vereint ein unerwünschtes Ereignis hervorrufen können. Alle Beteiligten, auch die Patientin und ihre Tochter, tragen durch unzulängliche Kommunikation zu diesem Zwischenfall bei. Der Fall zeigt, dass eine gute zwischenmenschliche Kommunikation das **Vehikel für eine gemeinsame Verständnisfindung** ist. Hierfür wird allen Beteiligten ein aktives und gewissenhaftes Engagement abverlangt. Nur so kann eine akkurate Informationsgrundlage erschaffen werden, die dann als fruchtbarer Boden für eine gemeinsame Verständnisfindung fungiert. Aufgrund inakkurater Enkodierung, Dekodierung und transaktionaler Kommunikation gehen in diesem Fall wichtige Informationen verloren und verursachen dadurch einen vermeidbaren Schaden.

Ebenso illustriert dieser Fall die Rolle der kommunikativen **Suffizienz als Grundvoraussetzung für eine einheitliche Verständnisfindung.** Sobald ein Common Ground etabliert ist, muss auf dieser Grundlage *hinreichend* kommuniziert werden, damit sich die Beteiligten gemeinsam über ihre Begriffe, Absichten, Gedanken und Gefühle verständigen können. Solch ein suffizienter Austausch muss nicht nur präventiv während einer spezifischen Behandlungssituation stattfinden. Auch *nach* einem Ereignis müssen sich Ärzte, Pflegefachkräfte und Verwaltungsangestellte mit Patienten und Familienangehörigen erfolgreich verständigen. In diesem Zusammenhang können Kommunikationsfehler, die zu einem unerwünschten Ereignis geführt haben, in lehrreiche Erkenntnisse verwandelt werden, die über Interventionen wie z. B. Coping-Strategien und zukünftige Präventionsmaßnahmen evidenzbasiert informieren.

Kommunikationsstrategien nach Hannawa SACCIA

Folgende Handlungsweisen hätten diesen Zwischenfall verhindern können:
- Die Triage-Pflegefachkraft hätte das Redundanzprinzip anwenden können, um die richtigen Medikationsangaben zu gewährleisten – beispielsweise hätte sie die Bezeichnungen und die Dosis der Arzneimittel auf der Medikamentenliste mit den Verpackungen abgleichen können.
- Die Triage-Pflegefachkraft hätte in einem direkten Gespräch mit der Patientin und deren Tochter die Richtigkeit der tatsächlich eingenommenen Medikamente und ihre Dosierungen abgleichen können.
- Der Stationsarzt hätte direkt mit der Patientin und ihrer Tochter sprechen können, um die Inhalte der Medikamententasche und die Arzneimittel auf der Medikamentenliste mit ihnen abzugleichen.
- Der Stationsarzt hätte die Dosis nicht erhöhen sollen, ohne zuvor sichergestellt zu haben, dass ihm hierfür eine validierte Informationsgrundlage vorliegt (d. h. dass das Medikament bisher wirklich so dosiert war, wie es auf der Liste steht).
- Die Tochter der Patientin hätte sich gemeinsam mit ihrer Mutter und dem Stationsarzt darüber verständigen können, dass sich die häuslichen Medikamente in der Tasche ihrer Mutter befinden.
- Das klinische Fachpersonal hätte sich vergewissern können, dass der behandelnde Kardiologe die Tasche rechtzeitig erhält (*chronologischer* Kontext), damit er die verabreichten Medikamente und ihre Dosierung mit den Informationen auf der Liste abgleichen kann.
- Der Stationsarzt hätte über den Fehler rechtzeitig informiert werden können, damit ein Lerneffekt erzielt und eine Wiederholung des Fehlers vermieden wird.

Kommunikationslehren für eine bessere Patientensicherheit und Versorgungsqualität

1 ○	2 ○	3 ○	4 ○	5 ○	6 ○	7 ○	8 ○	9 ○	10 ○
11 ○	12 ○	13 ○	14 ○	15 ○	16 ○	17 ○	18 ○	19 ○	20 ○
21 ○	22 ○	23 ○	24 ○	25 ○	26 ○	27 ○	28 ○	29 ○	30 ○

Wählen Sie aus den 30 Kommunikationslehrsätzen in Kapitel 6 diejenigen aus, die diesen Fall am treffendsten beschreiben und kreuzen Sie die entsprechenden Kästchen in dieser Checkliste an. Begründen Sie Ihre Wahl und erklären Sie, wie die einzelnen Lehrsätze mit diesem Fall zusammenhängen. Vergleichen Sie Ihre Antworten mit den Lösungsvorschlägen der Autoren auf Seite297 des Buches. Gibt es Unterschiede? Diskutieren Sie alternative Lehrsätze, die zur Option standen und die Sie für Ihre Checkliste erwogen oder abgelehnt hätten.

Fragen zur Diskussion

– Nennen Sie drei Möglichkeiten, wie eine Anwendung des Redundanzprinzips die Richtigkeit der vermittelten Informationen in diesem Fall gefördert hätte.
– Wie hätte eine klinische Fachkraft in diesem Fall die Patientin und ihre Tochter dazu ermutigen können, dem Fachpersonal die Arzneimitteltasche rechtzeitig zu übergeben, um den Behandlungsfehler zu vermeiden?
– Beschreiben Sie Lösungsstrategien, wie die Beteiligten kompetent innerhalb des *chronologischen* Kontexts dieses Fallbeispiels kommunizieren und somit die Überdosis vermeiden könnten.

Übungen

1. **Skript schreiben**
   Verfassen Sie ein Skript, in dem das medizinische Fachpersonal die Patientin und ihre Tochter als aktive Partner in den Behandlungsprozess einbindet und somit eine erfolgreiche Medikation gewährleistet.

2. **Handlungspunkte identifizieren**
   Lesen Sie den Fall noch einmal durch und identifizieren Sie Momente, in denen die Beteiligten sicherstellen könnten, dass sie sich gegenseitig verstehen. Beschreiben Sie für jeden dieser Momente eine konkrete Handlung, die dieses Ziel begünstigt.

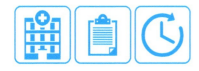

Fall 6: Das vernachlässigte Hirnödem

Interinstitutionelle Kommunikation

Unvollständige Patientenübergabe, Verzögerte Behandlung, Zwischenfall mit Harmlosem Schaden

Klinischer Kontext: akute Notaufnahme mit anschließender stationärer Überweisung in eine Klinik für spezielle Pflege (Heroinüberdosis, Aspirationspneumonie) und für neurochirurgischen Eingriff (Hirnödem)
Kommunikationsrahmen: Interaktion zwischen Notarzt, Personal der Notaufnahme, Spezialisten, Fachkräften der Intensivstation und Personal einer Spezialklinik
Ereignis: Kommunikationsfehler, der zu Informationslücken bei der Überweisung eines Patienten und zu Behandlungsverzögerung führt
Ergebnis für die Patientensicherheit: Zwischenfall mit harmlosem Schaden

Fallbeschreibung von Dr. med. Robert S. Juhasz

Eine 30-jährige Frau mit der Vorgeschichte einer Narkotika-Überdosis wird teilnahmslos in die Notaufnahme gebracht. Der Notarzt verabreicht ihr *Naloxon*. Eine Infusionstherapie wird begonnen und Labortests bestätigen, dass die Frau eine Überdosis an Heroin eingenommen hat. Laut Blutbild sind Harnstoff, Kreatinin und Kreatinkinase erhöht. Zudem hat die Patientin ein kleines Lungeninfiltrat im rechten unteren Lungenlappen, Rhabdomyolyse und Aspirationspneumonie. Ihre Pupillen sind starr und geweitet, und ein CT-Scan des Gehirns weist auf ein Hirnödem hin.
❶ **Die Familienangehörigen sprechen sich für eine Verlegung der Patientin in ein größeres Krankenhaus aus**, in dem diese Zugang zu Spezialisten und weiterführenden Behandlungen hat. Der Notarzt ❷ **kontaktiert die Überweisungsverantwortlichen** und verschafft der Patientin einen Platz in einem 100 km entfernten Universitätskrankenhaus. ❸ **Die Familie bittet darum, dass die Patientin in ein näheres Krankenhaus verlegt wird.** Der Notarzt setzt sich daraufhin mit dem nächsten Kreiskrankenhaus in Verbindung, um eine Überweisung der Patientin in deren Intensivstation zu prüfen. ❹ **Er teilt dem Intensivmediziner dort mit, dass die Patientin an einer Heroinüberdosis und Aspirationspneumonie leidet.** Der Intensivmediziner akzeptiert die Verlegung der Patientin auf seine Intensivstation.
Im Zuge der Verlegung ❺ **telefonieren die Ärzte der aufnehmenden Intensivstation mit der Notaufnahme des überweisenden Krankenhauses** und bitten um einen Bericht. Sie erhalten dabei die Zusatzinformation, dass die Patientin wahrscheinlich ein Hirnödem hat und einen neurochirurgischen Eingriff benötigt. Für das

aufnehmende Kreiskrankenhaus erschwert dieser Umstand die Versorgung, weil es über keine Neurochirurgie verfügt. Bei der Ankunft wird die Patientin intubiert, um ihre Atemwege zu schützen und den Atemfluss zu verbessern. Sie wird umgehend in ein anderes Krankenhaus verlegt, das eine Neurochirurgie hat und somit die Möglichkeit für eine entsprechende Behandlung bietet.

Prinzipien der zwischenmenschlichen Kommunikation

1. Kommunikation beruht auf subjektiven Vorannahmen und Wahrnehmungen

Diskrepante Vorannahmen und Wahrnehmungen der beteiligten Akteure führen häufig zu Missverständnissen, die im Kontext der Gesundheitsversorgung die Behandlungsergebnisse für Patienten schwerwiegend beeinträchtigen können. Genauso wie sich dieses Kommunikationsprinzip im Alltag manifestiert, wird es auch in diesem Fall deutlich: Als die Familie um die Verlegung in ein größeres Krankenhaus bittet, hat der Notarzt davon eine andere Vorstellung als sie. Drei grundlegende Kommunikationsfehler treten hier auf, die diesen lückenhaften Common Ground nicht füllen und dadurch eine signifikante Behandlungsverzögerung verursachen:

❶ Kommunikationsfehler der Suffizienz (unvollständige Enkodierung)
Die Familienangehörigen vermitteln dem Arzt gegenüber nicht hinreichend ihren Wunsch, die Patientin in ihrer Nähe haben zu wollen.

❶ Kommunikationsfehler der zwischenmenschlichen Anpassung (unvollständige Dekodierung)
Der Arzt dekodiert die Kommunikation der Familie unzureichend unter Berücksichtigung derer Bedürfnisse und Erwartungen.

❸ Kommunikationsfehler der zwischenmenschlichen Anpassung (unterlassene transaktionale Kommunikation)
Die Familie und der Arzt unterliegen in ihrem Handeln gleichermaßen dem *Common-Ground-Trugschluss*, weil sie davon ausgehen, dass die anderen ihre Bedürfnisse verstehen (statt dieses Verständnis mittels direkter Kommunikation zu validieren).

2. Kommunikation ist kontextgebunden

❷ Kommunikationsfehler der Kontextualisierung (unvollständige Enkodierung)
Der Notarzt bettet seine Kommunikation mit den Verlegungsverantwortlichen nicht genügend in den *relationalen* Kontext der Versorgungsepisode ein – d. h. auf das Bedürfnis der Familie, dass die Patientin in ihrer Nähe bleibt. Er vernachlässigt außerdem den *chronologischen* Kontext, d. h. die zeitliche Verzögerung, die durch die Verlegung in eine Klinik in 100 km Entfernung entstehen würde, als auch den *funktionalen* Kontext, d. h. die Folgen einer solchen transportbedingten Behandlungsverzögerung

für den Gesundheitszustand der Patientin. Dieser Kommunikationsfehler führt zu einem signifikanten Zeitverlust, der einen kritischen Zwischenfall zur Folge hat.

3. Kommunikation lässt sich nicht auf Teilprozesse reduzieren

Dieser Fall illustriert, wie wichtig *hinreichende* Kommunikation während der Verlegung von Patienten ist.

❹ **Kommunikationsfehler der Suffizienz** (unvollständige Enkodierung)
Der Arzt erwähnt in seinem Gespräch mit dem Intensivmediziner des Kreiskrankenhauses nicht seinen Verdacht auf ein Hirnödem und die Notwendigkeit eines neurochirurgischen Eingriffs.

4. Inhaltliche Redundanz durch direkte Kanäle fördert die Richtigkeit der kommunizierten Inhalte und deren Verständnis

❺ **Kommunikationsfehler der Suffizienz** (unvollständige Enkodierung)
Im Telefonat mit der Notaufnahme des sendenden Krankenhauses korrigiert das Personal der aufnehmenden Intensivstation den oben erwähnten Fehler (d. h. die Insuffizienz des Notarztes, den Intensivmediziner des aufnehmenden Kreiskrankenhauses über das Ödem zu informieren) und verhindert hiermit zusätzliche Behandlungsverzögerungen. An dieser Kommunikation wird deutlich, wie inhaltliche Redundanz und die Reichhaltigkeit des Kanals die Richtigkeit fördern: In diesem Fall verstärken und validieren zusätzliche Personen (d. h. das Personal auf der Intensivstation) über direkte verbale Kommunikation (d. h. den reichhaltigsten verfügbaren Kanal in dieser Situation) die versorgungsrelevanten Informationen (inhaltliche Redundanz). Sie gewährleisten dadurch, dass ein gemeinsames Verständnis der vollständigen und richtigen Informationen erreicht wird.

Diskussion

Während der Interaktionen zwischen dem medizinischen Fachpersonal und der Familie sowie zwischen den Institutionen treten mehrere Kommunikationsfehler auf, die unnötige Behandlungsverzögerungen mit schädlichen Folgen für die Patientin verursachen.

Kommunikation zwischen Fachpersonal und Familie

Die Kommunikation zwischen der Familie der Patientin und dem Notarzt ist anfangs unzulänglich und verzögert somit die Verlegung der Patientin in eine weiterführende

Klinik beträchtlich. Der Notarzt hat sich ungenügend in die Lage der Angehörigen versetzt, um festzustellen, dass die Erreichbarkeit der weiterführenden Klinik ein wichtiges Kriterium für die Familie darstellt. Außerdem hat er nicht genügend berücksichtigt, dass die Verlegung keine Zeit kosten darf, weil der Zustand der Patientin kritisch ist. Wäre die Kommunikation zwischen dem Notarzt und der Familie vollständiger und zwischenmenschlich angepasst gewesen, dann hätte die unnötige Verzögerung vermieden werden können, denn bereits vor der beschlossenen Verlegung hätten sich die Beteiligten gemeinsam auf diese Punkte verständigt.

Kommunikation zwischen den Einrichtungen

Die Kommunikation zwischen dem Notarzt und dem Intensivmediziner in der weiterführenden Klinik war inhaltlich insuffizient. Dem Bericht des Notarztes mangelte es an einer entscheidenden Stelle – nämlich dem diagnostizierten Verdacht auf ein Hirnödem. Außerdem blieb seine Empfehlung für einen neurochirurgischen Eingriff unerwähnt. Es hätte viel Zeit gespart, wenn der Notarzt und der Intensivmediziner sich direkt über diese beiden relevanten Punkte verständigt hätten.

In diesem Fall finden an keiner Stelle zwischenmenschliche Prozesse statt, die jene Wahrnehmungsdifferenzen und Kontextbeschränkungen hätten überwinden können. Stattdessen verweilt ein Großteil der Kommunikation auf der Ebene des reinen Informationstransfers. Es ist kein Engagement der Beteiligten ersichtlich, das darauf hinzielt, ein einheitliches zwischenmenschliches Verständnis zu fördern.

Der erforderliche Zeitaufwand für eine solche erfolgreiche, d. h. kontextgebundene und vollständige Kommunikation wäre geringer gewesen als der Zeitverlust, der am Ende mit einem zweifachen Transfer der Patientin anfiel. Schlussendlich mussten ein berichtigendes Telefonat und eine ungeplante Zweitverlegung in eine Klinik mit neurochirurgischer Abteilung erfolgen. Ein besserer Informationsaustausch von Anfang an hätte der Patientensicherheit Vorrang gegeben, denn der kritische Zustand der Patientin hätte somit zeitnaher behandelt werden können.

Kommunikationsstrategien nach Hannawa SACCIA

Folgende Handlungsweisen hätten diesen Zwischenfall verhindern können:
1. Die anfängliche Kommunikation zwischen dem Notarzt und den Angehörigen der Patientin hätte jeweils besser an die klinischen und familiären Perspektiven angepasst sein können. Besonders für den Notarzt gilt dabei:
   - Er hätte herausfinden können, was die Erwartungen der Familie bezüglich der Verlegung sind.
   - Er hätte anhand der Erwartungen der Familie den angemessensten nächsten Behandlungsschritt ermitteln können.

– Er hätte die Erwartungshaltung der Familie mit den medizinischen Erfordernissen in Einklang bringen können.

2. Der Notarzt hätte im Gespräch mit dem Intensivmediziner des Kreiskrankenhauses die Vollständigkeit der medizinischen Fakten sicherstellen können, d. h. er hätte erkennen können, dass vorerst ein Common Ground geschaffen werden muss. Dabei hätte der Notarzt Folgendes berücksichtigen können:
   – Er hätte auf das Wissensgefälle zwischen ihm und dem Intensivmediziner achten können.
   – Er hätte seine Kommunikation mit dem Intensivmediziner auf den Kontext abstimmen können, in dem der Intensivmediziner sich befand, als er ihn anrief.
   – Er hätte überlegen können, wie er innerhalb dieses Kontexts am besten mit dem Intensivmediziner kommuniziert, dass dieser alle Informationen vollständig erfasst und die von ihm angedachte Behandlung für die Patientin umfassend versteht.

Kommunikationslehren für eine bessere Patientensicherheit und Versorgungsqualität

1 ○	2 ○	3 ○	4 ○	5 ○	6 ○	7 ○	8 ○	9 ○	10 ○
11 ○	12 ○	13 ○	14 ○	15 ○	16 ○	17 ○	18 ○	19 ○	20 ○
21 ○	22 ○	23 ○	24 ○	25 ○	26 ○	27 ○	28 ○	29 ○	30 ○

Wählen Sie aus den 30 Kommunikationslehrsätzen in Kapitel 6 diejenigen aus, die diesen Fall am treffendsten beschreiben und kreuzen Sie die entsprechenden Kästchen in dieser Checkliste an. Begründen Sie Ihre Wahl und erklären Sie, wie die einzelnen Lehrsätze mit diesem Fall zusammenhängen. Vergleichen Sie Ihre Antworten mit den Lösungsvorschlägen der Autoren auf Seite 297 des Buches. Gibt es Unterschiede? Diskutieren Sie alternative Lehrsätze, die zur Option standen und die Sie für Ihre Checkliste erwogen oder abgelehnt hätten.

Fragen zur Diskussion

1. Welche wichtigen Kontextebenen blieben in den Kommunikationsepisoden in diesem Fall unberücksichtigt?

2. Inwiefern hätte ein erweitertes Verständnis der Beteiligten, dass die zwischenmenschliche Kommunikation kein linearer Informationstransfer ist, sondern eine gemeinsame Verständnisfindung bedingt, zu einer Vermeidung des Zwischenfalls beigetragen?

Übungen

1. **Skript schreiben**
   Verfassen Sie ein neues Skript von Punkt 1 bis Punkt 3, in dem der Notarzt und die Familie der Patientin sicherer (d. h. gemäß der Hannawa SACCIA Kernkompetenzen) miteinander kommunizieren.

2. **Skript schreiben**
   Verfassen Sie ab Punkt 4 ein neues Skript, in dem der Notarzt und der Intensivmediziner im Kreiskrankenhaus sicherer (d. h. gemäß der Hannawa SACCIA Kernkompetenzen) miteinander kommunizieren.

Phase 2: Diagnose

Die *Diagnose* ist der Prozess, in dem eine medizinische Erklärung für die Symptome eines Patienten bestimmt wird. Die dafür notwendigen Informationen stammen gewöhnlich aus der Anamnese (siehe erste Behandlungsphase), aus einer körperlichen Untersuchung und aus diagnostischen Testverfahren. Eine Diagnose ist oft nicht einfach, weil zwischen mehreren möglichen Erklärungen abgewogen werden muss. Somit ist eine erfolgreiche zwischenmenschliche Verständnisfindung eine Grundvoraussetzung für eine akkurate Diagnose.

https://doi.org/10.1515/9783110537345-008

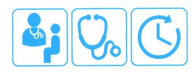

Fall 7: Verspätete Diagnose eines Rektumkarzinoms

Arzt-Patient-Kommunikation

Verspätete Diagnose, Schwerwiegendes Ereignis

Klinischer Kontext: ambulanter Besuch auf gastroenterologischer Station wegen eines akuten Schubs (Bauchschmerzen)
Kommunikationsrahmen: Interaktion zwischen einem Gastroenterologen und einem Patienten
Ereignis: Kommunikationsfehler, der zu einer verspäteten Diagnose und einer vermeidbaren Behandlungsverzögerung führt
Ergebnis für die Patientensicherheit: schwerwiegendes Ereignis

Fallbeschreibung von Prof. Dr. Annegret Hannawa und Dr. med. Thomas Hannemann

Ein 48-jähriger Mann leidet seit mehreren Wochen unter diffusen Bauchschmerzen. Sein Gastroenterologe stellt kein Blut im Stuhl fest. Aufgrund dieses Testergebnisses und ❶ **seiner jahrelangen Kenntnis des Patienten** ist der Arzt ❷ **überzeugt, dass der Zustand des Patienten unbedenklich ist** und diagnostiziert lediglich ein sensibles Kolon (Reizdarmsyndrom). Bei einem erneuten Besuch ❸ **erscheint der Patient gekrümmt und kränklich** und klagt wiederholt, der Schmerz sei untypisch. Der Gastroenterologe führt eine selektive Darmspiegelung durch und entnimmt mehrere Biopsien von leicht verändertem Gewebe. Da er ❷ **das Problem innerlich bereits als sensibles Kolon abgetan hat,** ❹ **liest er den pathologischen Bericht, der einige Tage später eintrifft und ein Rektumkarzinom als wahrscheinlich beschreibt, nur oberflächlich** und legt ihn in der Gesundheitsakte ab.

Ein Jahr später stellt sich der Patient erneut in der Praxis vor – noch immer mit Schmerzen –, aber dieses Mal zusätzlich mit schwerwiegenden Problemen bei der Darmentleerung. Der Bluttest im Stuhl ist nun positiv. Der Gastroenterologe führt erneut eine Darmspiegelung durch. Er entdeckt einen fortgeschrittenen Tumor im Rektum und nimmt eine Biopsie vor.

Der Patient geht nach Hause und erleidet in derselben Nacht einen akuten Darmverschluss, der eine Notoperation erfordert. Im Krankenhaus werden der gesamte Tumor und ein Teil seines Rektums entfernt. Obwohl die Operation ohne Komplikationen verläuft, befand sich der Tumor zu nah am Anus und der Patient muss fortan mit einem künstlichen Darmverschluss leben.

Der Tumor hatte nicht metastasiert, aber aufgrund seiner Größe muss sich der Patient einer Chemotherapie mit zugehöriger Bestrahlung unterziehen. Die Prognose ist vielversprechend. Dennoch werden der künstliche Darmverschluss und die mit der Chemotherapie gewöhnlich einhergehenden langfristigen Schäden die Lebensqualität des Patienten für immer einschränken.

Prinzipien der zwischenmenschlichen Kommunikation

1. Kommunikation ist kontextgebunden

❶ **Kommunikationsfehler der Kontextualisierung** (übermäßige Dekodierung)
Seine ursprüngliche Voreingenommenheit, die auf seiner jahrelangen Kenntnis des Patienten beruht, lässt den Gastroenterologen seine gemeinsame Verständnisfindung mit dem Patienten einschränken (*relationaler* Kontext). Er dekodiert die Kommunikation mit dem Patienten also *übermäßig* im Rahmen seiner relationalen Vorkenntnis des Patienten. Diese übermäßige Kontextualisierung *erschwert* letztlich eine gemeinsame Verständnisfindung.

2. Kommunikation beruht auf subjektiven Vorannahmen und Wahrnehmungen

Ausgelöst durch den ursprünglichen Kontextualisierungsfehler, verleitet die Wahrnehmungsverzerrung den Gastroenterologen fortan dazu, drei weitere, aufeinanderfolgende Kommunikationsfehler zu begehen:

❷ **Kommunikationsfehler der Richtigkeit** (nicht gebotene Dekodierung)
Der Gastroenterologe dekodiert das Schmerzempfinden des Patienten fälschlicherweise als unbedenklich.

❸ **Kommunikationsfehler der Suffizienz** (unvollständige Dekodierung)
Getäuscht von seiner Vorannahme, dass der Gesundheitszustand des Patienten unbedenklich sei, dekodiert der Gastroenterologe die nonverbale Erscheinung des Patienten (gekrümmter Körper) und seine Beschwerden über untypische Schmerzen unzureichend.

❹ **Kommunikationsfehler der Suffizienz** (unvollständige Dekodierung)
Der Gastroenterologe liest den ersten Pathologiebericht nur oberflächlich.

Diese drei Kommunikationsfehler veranschaulichen das grundlegende Kommunikationsprinzip, dass Vorannahmen und Wahrnehmungen der Beteiligten sich voneinander unterscheiden und dass eine unzureichende Abgleichung dieser Differenzen zu vermeidbarem Patientenschaden führen kann. Sichere Kommunikation ist somit für die Schaffung eines einheitlichen Verständnisses unverzichtbar. Werden diese zwischenmenschlichen Wahrnehmungsdifferenzen nicht überbrückt, kann dies desaströse Folgen haben.

Diskussion

Dieser Fall verdeutlicht, wie alle Akteure in der Gesundheitsversorgung durch ihre individuellen und gemeinschaftlichen Beiträge die Patientensicherheit entweder einschränken oder fördern können. Je nachdem, wie sicher sie miteinander kommunizieren, erhöht sich die Wahrscheinlichkeit für eine einheitliche Verständnisfindung. In diesem Fall gelingt es dem Arzt und dem Patienten nicht, ihre Wahrnehmungsdifferenzen durch kontextgebundene Kommunikation zu überbrücken. Stattdessen verleitet die relationale Vorkenntnis des Patienten den Arzt zu der Annahme, dass der medizinische Zustand des Patienten harmlos sei. Diese übermäßige Kontextualisierung beeinträchtigt den Erfolg der zwischenmenschlichen Verständigung und, als Folge, fortan die Gesundheit und Lebensqualität des Patienten. Um eine ungünstige Verkettung von Kommunikationsfehlern wie in diesem Fall zu vermeiden, muss die zwischenmenschliche Kommunikation in jeder Versorgungssituation stets kontextualisiert werden. Dies stellt eine notwendige Grundlage für die Erschaffung eines Common Ground dar und einen Kernprozess für das Erlangen eines einheitlichen Verständnisses.

Kommunikationsstrategien nach Hannawa SACCIA

Folgende Handlungsweisen hätten diesen Zwischenfall verhindern können:
- Der Gastroenterologe hätte erkennen können, dass seine relationale Vorkenntnis des Patienten seine medizinische Diagnose sowohl positiv als auch negativ beeinflussen könnte.
- Der Gastroenterologe hätte seine Voreingenommenheit gegenüber dem Patienten erkennen und sich um eine akkurate Wahrnehmung bemühen können, indem er die aktuelle Situation von den vorangegangenen Erfahrungen mit dem Patienten inhaltlich abgrenzt.
- Der Gastroenterologe hätte sich darauf konzentrieren können, die Qualität seiner Kommunikation mit dem Patienten zu optimieren. Durch sichere Kommunikation hätte er ein einheitliches Verständnis mit dem Patienten verfolgen können, statt sich auf seine Vorannahmen zu verlassen.
- Angesichts des häufigen Common-Ground-Trugschlusses hätte der Gastroenterologe die Kommunikation mit dem Patienten und dem Laborpersonal anders angehen können. Er hätte sein Lesen des pathologischen Befunds als Chance wahrnehmen können, seine Vorannahmen abzulegen und ein einheitliches Verständnis über den aktuellen Gesundheitszustand des Patienten zu erzielen.

Kommunikationslehren für eine bessere Patientensicherheit und Versorgungsqualität

1 ○	2 ○	3 ○	4 ○	5 ○	6 ○	7 ○	8 ○	9 ○	10 ○
11 ○	12 ○	13 ○	14 ○	15 ○	16 ○	17 ○	18 ○	19 ○	20 ○
21 ○	22 ○	23 ○	24 ○	25 ○	26 ○	27 ○	28 ○	29 ○	30 ○

Wählen Sie aus den 30 Kommunikationslehrsätzen in Kapitel 6 diejenigen aus, die diesen Fall am treffendsten beschreiben und kreuzen Sie die entsprechenden Kästchen in dieser Checkliste an. Begründen Sie Ihre Wahl und erklären Sie, wie die einzelnen Lehrsätze mit diesem Fall zusammenhängen. Vergleichen Sie Ihre Antworten mit den Lösungsvorschlägen der Autoren auf Seite 297 des Buches. Gibt es Unterschiede? Diskutieren Sie alternative Lehrsätze, die zur Option standen und die Sie für Ihre Checkliste erwogen oder abgelehnt hätten.

Fragen zur Diskussion

1. Wenn Fachkräfte einen Patienten oder eine Patientin schon seit langer Zeit kennen und medizinisch betreuen – wie können sie dann vermeiden, dass sie ihren zwischenmenschlichen Bezug zum Patienten nicht unter- oder überbewerten, d. h. wie können sie verhindern, dass die aktuellen Patientenbelange nicht von ihrer Vorkenntnis (d. h. Wahrnehmungsverzerrungen) des Patienten überschattet werden?

2. Patienten scheuen sich oft davor, Ärzte auf ihre Belange anzusprechen – meist, weil dies ihre medizinische Unkenntnis beleuchten könnte. Somit wird häufig lieber nichts gesagt. Wie können Ärzte eine sichere Kommunikationsumgebung schaffen, in der auf Patientenbeschwerden und Symptombeschreibungen kompetent eingegangen wird?

Übungen

1. **Rollenspiel durchführen**
    Verfassen Sie ein alternatives Skript und spielen sie die Interaktion zwischen dem Arzt und dem Patienten nach, wobei der Gastroenterologe seine relationale Vorerfahrung mit dem Patienten kompetent kontextualisiert und dessen Beschwerden nicht voreingenommen beschwichtigt.

2. **Nonverbal kommunizieren**

Nennen und erläutern Sie drei nonverbale Verhaltensweisen, aus denen medizinische Fachkräfte verlässlich ablesen können, wie Patienten ihren Gesundheitszustand tatsächlich erleben.

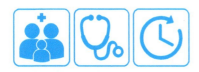

Fall 8: Der Kunde hat immer recht

Arzt-Familienangehörigen-Kommunikation

Verpasste Diagnose, Behandlungsverzögerung, Zwischenfall mit Harmlosem Schaden

Klinischer Kontext: akute ambulante Behandlung eines Kleinkindes (Hautausschlag und Durchfall), begleitet durch die Mutter
Kommunikationsrahmen: Interaktionen zwischen zwei Ärzten und der Mutter der Patientin
Ereignis: Kommunikationsfehler, der zu einer versäumten Diagnose und einer Behandlungsverzögerung führt
Ergebnis für die Patientensicherheit: Zwischenfall mit harmlosem Schaden

Abdruck aus dem Englischen mit Genehmigung von AHRQ WebM&M. Erstabdruck des Falls in Sehgal NL. The "customer" is always right. AHRQ WebM&M [serial online]. Februar 2007, https://psnet.ahrq.gov/webmm/case/143.

Ein 18 Monate altes Mädchen wird mit Hautausschlag und Durchfall als Hauptbeschwerden in der Klinik vorgestellt. Fünf Tage zuvor hatte die Mutter bei ihrer Tochter einen Hautausschlag festgestellt, für den die Verabreichung von Diphenhydraminen (Benadryl) nach Bedarf verschrieben wurde. Als sich der Hautausschlag besserte, entwickelte die Patientin eine Diarrhoe und mäßiges Fieber, was nun den Besuch in der Klinik auslöste.

Während der Vorstellung gibt die Mutter an, dass ihre Tochter einige Stunden zuvor aus einem 50 cm hohen Bett gefallen ist und danach leicht schwankte. Die Mutter ist besorgt, das Kind könnte eine Fraktur erlitten haben und schlägt ein Röntgenbild vor.

Eine körperliche Untersuchung wird vorgenommen. Bei dem aufgeregten Kind ergibt sie normale Vitalfunktionen ohne Hinweise auf Ekchymose, Ödeme oder lokalisierbare Druckdolenz in den Extremitäten. Das Mädchen ist leicht instabil, als es zum Stehen auf den Boden gestellt wird, bleibt ansonsten unkooperativ und versucht, ihre Gangart zu demonstrieren. Der Assistenzarzt ❶ **diagnostiziert ein Virussyndrom als Auslöser für die Diarrhoe und das leichte Fieber**. ❷ **Die Gleichgewichtsschwäche schreibt er dem Benadryl zu**, möglicherweise verstärkt durch die Virusinfektion. ❸ **Er teilt der Mutter mit, dass eine Fraktur angesichts der Untersuchungsergebnisse unwahrscheinlich ist.** Der Assistenzarzt bespricht den Befund mit einem hinzugezogenen Oberarzt, wobei ❹ **er das Verlangen der Mutter nach einem Röntgenbild nicht erwähnt.**

Am späteren Abend wendet sich die Mutter abermals an die Notaufnahme und drängt darauf, dass geröntgt wird, da ihre Tochter keine Gegenstände mehr halten kann. Ein Röntgenbild wird angefertigt, worauf ein nicht dislozierter Schienbeinbruch zu sehen ist, der das Anlegen eines Gipsverbandes erfordert. Von der Abfolge der Ereignisse frustriert, ❺ **gewinnt die Mutter den Eindruck, dass ihre Bedenken während des ersten Besuchs ungehört blieben.**

Prinzipien der zwischenmenschlichen Kommunikation

1. Kommunikation beruht auf subjektiven Vorannahmen und Wahrnehmungen

❸ **Kommunikationsfehler der Richtigkeit** (nicht gebotene Dekodierung)
Der Assistenzarzt dekodiert die Besorgnis der Mutter, dass ihr Kind eine Fraktur erlitten habe, als falsch.

❶ **Kommunikationsfehler der Richtigkeit** (nicht gebotene Enkodierung)
Der Assistenzarzt vermittelt fälschlicherweise, das Kind habe ein Virussyndrom, wodurch er die korrekte Diagnose versäumt und das Leiden von Mutter und Kind verlängert.

❹ **Kommunikationsfehler der Richtigkeit** (unterlassene transaktionale Kommunikation)
Der Assistenzarzt bespricht die Sorgen der Mutter nicht mit dem hinzugezogenen Oberarzt. Diese Kommunikation hätte validieren können, dass die Symptome des Kindes richtig erfasst wurden und ob ausreichend diagnostische Evidenz vorliegt, um eine Fraktur auszuschließen (z. B. in Form eines Röntgenbildes).

2. Kommunikation ist kontextgebunden

❷ **Kommunikationsfehler der Kontextualisierung** (unvollständige Dekodierung)
Der Assistenzarzt dekodiert das Anliegen der Mutter ungenügend im Rahmen der Tatsache, dass sie dem Kind am nächsten steht (*relationaler* Kontext). Sie wäre somit am ehesten in der Lage gewesen, das Verhalten ihres Kindes als atypisch zu beurteilen (*funktionaler* Kontext).

3. Kommunikation vermittelt Fakten und definiert zwischenmenschliche Verhältnisse

❺ **Kommunikationsfehler der zwischenmenschlichen Anpassung** (unvollständige transaktionale Kommunikation)
Der Assistenzarzt passt seine Kommunikation nur ungenügend an die kognitiven und

emotionalen Bedürfnisse der Mutter an, z. B. als sie sich ihrer Beurteilung der Lage so sicher scheint und emotional um das Wohlbefinden ihres Kindes bemüht ist. Seine Kommunikation beinhaltet faktische Informationen hinsichtlich seiner Diagnose für die Symptome des Kindes, aber ebenso *relationale* Inhalte, die der Mutter vermitteln, dass sie nicht gehört wird.

Diskussion

Dieser Fall beleuchtet vier wichtige patientensicherheitsrelevante Aspekte der zwischenmenschlichen Kommunikation. Erstens zeigt er, dass die zwischenmenschliche Kommunikation ein interaktiver Prozess ist, der stark an den jeweiligen *Kontext* der Situation gebunden ist. Kommunikative Fertigkeiten sind erforderlich, um den Einfluss dieser kontextuellen Rahmenbedingungen auf die gemeinsame Verständnisfindung zu neutralisieren. Der gegebene Kontext kann die Verständnisfindung entweder erleichtern oder erschweren. Daher ist es für die Beteiligten unerlässlich, sich in jeder Situation alle kontextuellen Begebenheiten bewusst zu machen. Beispielsweise handelt dieser spezifische Zwischenfall von einem emotional innigen Verhältnis zwischen einer Mutter und ihrem kranken Kleinkind. Dieser *relationale* Kontext könnte der Behandlung *förderlich* sein, da die Mutter dank ihrer Kenntnis des Kindes der ärztlichen Diagnose eine validierende Perspektive beisteuern könnte.

Zweitens folgt aus diesem Fall, dass diagnostische Fehler während ihres Verlaufs durch sichere Kommunikation korrigiert werden können, indem die Ansichten transaktional überprüft werden. Der Assistenzarzt hätte besser mit dem hinzugezogenen Oberarzt kommunizieren und die Sorgen der Mutter hinsichtlich einer Fraktur als wichtige Information vermitteln können. Dadurch hätte er die Perspektiven interaktiv abgleichen können, um zu einer korrekten Diagnose zu gelangen.

Drittens veranschaulicht das Fallbeispiel, dass eine *zwischenmenschlich angepasste* Kommunikation das *probate* Mittel für patientenzentriertes Handeln darstellt. Eines der Kommunikationsprinzipien lautet: *Kommunikation vermittelt Fakten und definiert zwischenmenschliche Verhältnisse.* Für medizinische Fachkräfte ist es daher unerlässlich, sich bewusst zu machen, dass der Informationsaustausch zwangsläufig immer auf diesen beiden Ebenen abläuft. Im obigen Fall geht der Assistenzarzt mit seiner relationalen Kommunikation nicht achtsam um, als er der Mutter rein informativ seine Diagnose mitteilt. Auf der Seite der Mutter kommt während des Gesprächs jedoch eine starke und klare Aussage an, die zwar aus der Sicht des Arztes rein informative Inhalte vermittelt – sich aber nicht an den Bedürfnissen der Mutter ausrichtet – und somit dazu führt, dass sich die Mutter nicht ernst genommen fühlt.

Viertens wird in diesem Fall deutlich, dass *Angemessenheit* eine wichtige Dimension der zwischenmenschlichen Kommunikationskompetenz darstellt. Die Mutter engagiert sich bei der Behandlung aktiv, um eine Fehldiagnose noch im Entstehen zu verhindern – sie folgt dem Redundanzprinzip der Kommunikation, als sie wiederholt ihre Bedenken äußert, um eine korrekte Diagnose sicherzustellen. Hierdurch zeigt sich die wichtige Funktion, die der *Angemessenheit* zukommt: Der Assistenzarzt nimmt das *Zuviel* an Redundanz der Mutter als *unangemessen* wahr und schenkt ihr daraufhin keine Beachtung mehr. Man könnte also sagen, dass die Bestimmtheit der Mutter in diesem Fall *einschränkend* statt *begünstigend* wirkte. Das Verhältnis zwischen tatsächlichen kommunikativen Fertigkeiten und deren Fremdwahrnehmung ist also problematisch. Oftmals nimmt es die Form eines Kurvenintegrals an, d. h. ein Zuviel oder ein Zuwenig jeglicher Verhaltensweise wird in den meisten Versorgungssituationen als *unpassend* und *nicht zielführend* empfunden und beeinträchtigt dadurch eine einheitliche Verständnisfindung.

Kommunikationsstrategien nach Hannawa SACCIA

Folgende Handlungsweisen hätten diesen Zwischenfall verhindern können:
- Der Assistenzarzt hätte die Bedenken der Mutter ernst nehmen können, weil sie die Person ist, die der Patientin am nächsten steht und somit diagnostisch relevante Hinweise liefern kann.
- Der Assistenzarzt hätte seine Diagnose mit einer Einschränkung mitteilen können – nämlich, dass er kein Röntgenbild angefordert hat und demnach die Bedenken der Mutter, ihr Kind könne eine Fraktur haben, nicht ausräumen kann.
- Der Assistenzarzt hätte die Bedenken der Mutter mit dem hinzugezogenen Oberarzt besprechen können. Er hätte seine Einschätzung, dass keine Röntgenaufnahme erforderlich ist, mit dem Oberarzt validieren können.
- Der Assistenzarzt hätte sein Gespräch mit der Mutter innerhalb des relationalen Kontexts betrachten können – um zu erkennen, dass seine Diagnose von der engen Mutter-Kind-Beziehung sowohl profitieren als auch beeinträchtigt werden kann.
- Der Assistenzarzt hätte seine Kommunikation an den kognitiven und emotionalen Bedürfnissen und Erwartungen ausrichten können, die die Mutter verbal und nonverbal zum Ausdruck gebracht hat.

Kommunikationslehren für eine bessere Patientensicherheit und Versorgungsqualität

1 ◯	2 ◯	3 ◯	4 ◯	5 ◯	6 ◯	7 ◯	8 ◯	9 ◯	10 ◯
11 ◯	12 ◯	13 ◯	14 ◯	15 ◯	16 ◯	17 ◯	18 ◯	19 ◯	20 ◯
21 ◯	22 ◯	23 ◯	24 ◯	25 ◯	26 ◯	27 ◯	28 ◯	29 ◯	30 ◯

Wählen Sie aus den 30 Kommunikationslehrsätzen in Kapitel 6 diejenigen aus, die diesen Fall am treffendsten beschreiben und kreuzen Sie die entsprechenden Kästchen in dieser Checkliste an. Begründen Sie Ihre Wahl und erklären Sie, wie die einzelnen Lehrsätze mit diesem Fall zusammenhängen. Vergleichen Sie Ihre Antworten mit den Lösungsvorschlägen der Autoren auf Seite 297 des Buches. Gibt es Unterschiede? Diskutieren Sie alternative Lehrsätze, die zur Option standen und die Sie für Ihre Checkliste erwogen oder abgelehnt hätten.

Fragen zur Diskussion

1. Welche wichtige kommunikative Kontextebene missachtet der Assistenzarzt bei seiner Diagnose?

2. Welche Handlungen könnten in diesem Fall als Kontrollpunkte für eine korrekte Wahrnehmung dienen, um die Fehldiagnose zu vermeiden?

3. Wie könnten Patienten und Familienangehörigen dazu gebracht werden, aktiver und effektiver mit dem medizinischen Fachpersonal zu kommunizieren?

Übungen

1. **Skript schreiben**
   Verfassen Sie ein alternatives Skript für den medizinischen Erstkontakt zwischen der Mutter und dem behandelnden Arzt, in dem sie ihre Kommunikation kompetent aneinander anpassen. Wie kann das ursprünglich vom Arzt Gesagte abgeändert werden, damit er sich den geäußerten Bedürfnissen der Mutter annimmt?

2. **Skript schreiben**

   Verfassen Sie ein alternatives Skript darüber, wie die Mutter mit dem Arzt auf eine Art und Weise kommuniziert, die dazu führt, dass ihren Bedenken mehr Beachtung geschenkt wird.

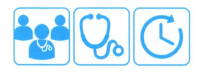

Fall 9: Saisonbedingter Übergabefehler

Team-Kommunikation

Verspätete Diagnose, Unerwünschtes Ereignis

Klinischer Kontext: ambulanter Prophylaxe-Besuch (Prostatakrebs-Screening)
Kommunikationsrahmen: Interaktion zwischen gehenden und neuen Assistenzärzten
Ereignis: Kommunikationsfehler, der zu einer verspäteten Diagnose führt
Ergebnis für die Patientensicherheit: unerwünschtes Ereignis

Abdruck aus dem Englischen mit Genehmigung von AHRQ WebM&M. Erstabdruck des Falls in Young JQ. A seasonal care transition failure. AHRQ WebM&M [serial online]. Juli 2011, https://psnet.ahrq.gov/webmm/case/247.

Um eine Routineuntersuchung vornehmen zu lassen, stellt sich ein 70-jähriger gesunder Mann bei seinem zuständigen Arzt vor – einem Assistenzarzt im dritten Ausbildungsjahr. Der Arzt befindet sich im letzten Monat seiner Ausbildung und verlässt danach das Krankenhaus, um nach dem Abschluss seiner Facharztausbildung eine Oberarztstelle anzutreten. Nach der Unterhaltung veranlasst er einen PSA-Test (Test auf prostataspezifisches Antigen), um den Patienten auf Prostatakrebs zu untersuchen. Vorangegangene PSA-Testergebnisse waren bisher unauffällig. Doch dieses Mal zeigt der PSA-Test mit 83 ng/ml einen deutlich höheren Wert, bei dem mit an Sicherheit grenzender Wahrscheinlichkeit Krebs vorliegt.
❶ **Der Patient wird nicht umgehend informiert**, da ❷ **eine durch die elektronische Gesundheitsakte (eGA) generierte Warnung direkt an den zuständigen Arzt vermittelt wird.** Da der Assistenzarzt seine Ausbildung inzwischen absolviert und die Abteilung verlassen hat und ❸ **kein System existiert, das die Informationen nahtlos an neue Assistenzärzte weiterreicht**, ❹ **bleibt die Warnung ungelesen.**
Acht Monate später stellt sich der Patient erneut mit Schmerzen im Bereich des unteren Rückens vor. Die bildgebenden Verfahren bestätigen metastasierten Prostatakrebs, und die versäumte Kontaktaufnahme mit dem Patienten hinsichtlich des erhöhten PSA-Werts wird entdeckt.

Prinzipien der zwischenmenschlichen Kommunikation

1. Kommunikation ist kontextgebunden

Dieser Fall illustriert eine Verkettung mehrerer Kommunikationsfehler, die ein vermeidbares unerwünschtes Ereignis zur Folge haben. Drei Fehler beziehen sich auf die mangelhafte *Kontextualisierung* der Kommunikation:

❶ **Kommunikationsfehler der Kontextualisierung** (unvollständige Enkodierung)
Das Laborteam teilt dem Patienten die PSA-Testergebnisse nicht rechtzeitig mit (*chronologischer* Kontext), angesichts der prognostischen Relevanz der Ergebnisse für die Gesundheit des Patienten (*funktionaler* Kontext).

❷ **Kommunikationsfehler der Kontextualisierung** (fehlangewendete Enkodierung)
Das Laborteam vermittelt die Testergebnisse an den falschen Empfänger (*funktionaler* Kontext) – nämlich einen Assistenzarzt, der die Einrichtung inzwischen verlassen hat.

❸ **Kommunikationsfehler der Kontextualisierung** (unvollständige Enkodierung)
Die Informationsweitergabe an neue Assistenzärzte ist unzureichend für das Ziel einer erfolgreichen Übergabe (*funktionaler* Kontext).

2. Kommunikation lässt sich nicht auf Teilprozesse reduzieren

Da die Informationsweitergabe zwischen gehenden und neuen Assistenzärzten innerhalb der klinischen Einrichtung nur unzureichend geregelt ist, stellt sich der Fehler auch aus dem Blickwinkel der *Kommunikationssuffizienz* dar.

❸ **Kommunikationsfehler der Suffizienz** (unvollständige Enkodierung)
Das Krankenhaus sorgt nicht ausreichend dafür, dass Informationen von gehenden an neue Assistenzärzte weitergegeben werden.

❸ **Kommunikationsfehler der zwischenmenschlichen Anpassung** (unvollständige Enkodierung)
Das Informationsvermittlungssystem ist nicht genügend an den medizinischen Informationsbedarf neu ankommender Assistenzärzte angepasst.

❹ **Kommunikationsfehler der Suffizienz** (unterlassene Dekodierung)
Dieser Fehler folgt aus den vorangegangenen Kommunikationsfehlern – die Warnung wird enkodiert, aber nicht gelesen (*versuchte Kommunikation*).

Diskussion

Dieser Fall illustriert, wie sich mehrere Kommunikationsfehler miteinander verketten können und dadurch aus der einfachen Mitteilung eines Testergebnisses schwerwiegende unerwünschte Ereignisse für den Patienten entstehen können. Der Hauptfehler liegt in diesem Fall bei dem Laborteam, das die Vermittlung wichtiger Informationen an eine eGA delegiert. Das persönliche Gespräch wird hier also durch ein computergestütztes System ersetzt. Das System wiederum kann den passenden Empfänger der Nachricht nicht ausfindig machen, nachdem der verantwortliche Assistenzarzt die Einrichtung verlässt, und somit bleibt diese patientensicherheitsrelevante Nachricht eine lange Zeit ungelesen.

Die zuvor beschriebenen Kommunikationsfehler umfassen Fehler der *Kontextualisierung*, der *Suffizienz* und der *zwischenmenschlichen Anpassung*. Diese drei Fehlerkategorien verlangen fortgeschrittene Kommunikationsfertigkeiten, die man keinem Computersystem überlassen kann – denn digitale Systeme speichern Informationen ab, sie dienen aber nicht der *gemeinsamen Verständnisfindung* dieser Informationen. Insbesondere zeigt die misslungene Kontextualisierung in diesem Fall, wie wichtig es in der medizinischen Versorgung ist, das Verhalten und die inhaltlichen Aussagen auf mehreren Kontextebenen anzusiedeln. Es gibt keine Lösung von der Stange, mit der man hochwertige Kommunikation einfach über automatisierte Abläufe oder Strukturierungsmaßnahmen veranlassen könnte. Das Fallbeispiel hebt hervor, dass Kommunikationskompetenz ein flexibles, anpassungsfähiges zwischenmenschliches Verhalten verlangt, das auf spontan eintretende Situationen in jedem Gespräch in passender Weise reagiert.

Eine definierende Eigenschaft der zwischenmenschlichen Kommunikation ist also ihre **Prozesshaftigkeit.** Daraus folgt, dass eine einheitliche Verständigung nicht durch ein System bereitgestellt werden kann, sondern *zwischen den Akteuren* gemeinsam konstruiert werden muss. Weil jede Person über veränderliche und manchmal sogar widersprüchliche Bezugsrahmen verfügt und weil Interpretationen immer kontextgebunden sind, muss zunächst ein solider Common Ground für eine einheitliche Verständnisfindung geschaffen werden. Deshalb ist die direkte zwischenmenschliche Kommunikation besonders für Patientenübergaben unverzichtbar, und sie sollte idealerweise im unmittelbaren Gespräch stattfinden, wenn die Sicherheit und Konsistenz in der medizinischen Versorgung verbessert werden sollen.

Kommunikationsstrategien nach Hannawa SACCIA

Folgende Handlungsweisen hätten diesen Zwischenfall verhindern können:
-   Das Laborteam hätte seine Mitteilung der diagnostisch relevanten Testergebnisse besser in den Kontext einbetten können – zum einen hätte es den zuständigen Arzt zeitnah kontaktieren können (*chronologischer* Kontext). Zum anderen hätte das Team sicherstellen können, dass der zuständige Assistenzarzt überhaupt noch weiterhin der richtige Empfänger für die Nachricht ist (*funktionaler* Kontext).
-   Das Laborteam hätte den Kommunikationsprozess bis zum Ende durchdenken können, d. h. bis zum Patienten, nicht nur bis zur Vermittlung der Informatio-

nen an den zuständigen Arzt. Es hätte mit dem Arzt Rücksprache halten können, um den Erhalt der Nachricht zu überprüfen und dafür zu sorgen, dass sie dem Patienten auch richtig übermittelt wurde.

– Das Laborteam hätte die Untersuchungsergebnisse in einem parallelen Kommunikationskanal direkt dem Patienten und seiner Familie mitteilen können. Diese Redundanz hätte das Fehlerpotenzial seitens des zuständigen Arztes beim Erhalt der Nachricht zusätzlich absichern können.

– Die Krankenhausadministration könnte dafür sorgen, dass die Kommunikation mit dem neuen Assistenzarzt kontextbezogener erfolgt, sodass eine konsistente Behandlung dank sicherer Patientenübergaben gewährleistet ist. Dieser Informationsaustausch sollte die Sachlage umfassend wiedergeben und zwischenmenschlich angepasst sein, d. h. flexibel auf die spezifischen Informationsbedürfnisse eines neuen Assistenzarztes abgestimmt sein.

Kommunikationslehren für eine bessere Patientensicherheit und Versorgungsqualität

1 ◯	2 ◯	3 ◯	4 ◯	5 ◯	6 ◯	7 ◯	8 ◯	9 ◯	10 ◯
11 ◯	12 ◯	13 ◯	14 ◯	15 ◯	16 ◯	17 ◯	18 ◯	19 ◯	20 ◯
21 ◯	22 ◯	23 ◯	24 ◯	25 ◯	26 ◯	27 ◯	28 ◯	29 ◯	30 ◯

Wählen Sie aus den 30 Kommunikationslehrsätzen in Kapitel 6 diejenigen aus, die diesen Fall am treffendsten beschreiben und kreuzen Sie die entsprechenden Kästchen in dieser Checkliste an. Begründen Sie Ihre Wahl und erklären Sie, wie die einzelnen Lehrsätze mit diesem Fall zusammenhängen. Vergleichen Sie Ihre Antworten mit den Lösungsvorschlägen der Autoren auf Seite 297 des Buches. Gibt es Unterschiede? Diskutieren Sie alternative Lehrsätze, die zur Option standen und die Sie für Ihre Checkliste erwogen oder abgelehnt hätten.

Fragen zur Diskussion

1. Wie können Patientenübergaben kompetent geregelt werden, wenn ein gehender Assistenzarzt den Anknüpfungspunkt für die Informationsvermittlung ausstehender Testergebnisse offenlässt?

2. Lassen sich andere Instanzen im Gesundheitswesen umstrukturieren, um derartige Vorfälle zu unterbinden?

3. Wie können Teams die Informationstechnologie im Gesundheitswesen so nutzen, dass elektronische Gesundheitsakten tatsächlich der *Vereinfachung* der gemeinsamen Verständnisfindung dienen, ohne das persönliche Gespräch zu ersetzen?

Übungen

1. **Systeme organisieren**
    Beschreiben Sie ein System, das fehlerfreie Patientenübergaben an neue Assistenzärzte gewährleistet. Berücksichtigen Sie dabei die Rücksprache über ausstehende ambulante Testergebnisse.

2. **Zeitplan einrichten**
    Erstellen Sie einen chronologischen Zeitplan, der den Ablauf ärztlicher Untersuchungen, Labortests und Personalwechsel in einem akademischen Jahr umfasst. Markieren Sie die Zeitpunkte, an denen ein erhöhtes Risiko für Kommunikationsfehler besteht, und erwägen Sie Strategien, wie dieses Risiko gesenkt werden kann.

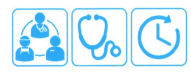

Fall 10: Informationsverlust bei der Verlegung

Interprofessionelle Kommunikation

Verspätete Diagnose, Schwerwiegendes Ereignis

Klinischer Kontext: akute Notaufnahme mit anschließender stationärer Einweisung in die Innere Medizin (Verschlechterung des mentalen Zustands)
Kommunikationsrahmen: Interaktionen zwischen Notärzten, Laborteam und Stationssekretärin
Ereignis: Kommunikationsfehler, der zu einer verzögerten Diagnose führt.
Ergebnis für die Patientensicherheit: schwerwiegendes Ereignis

Abdruck aus dem Englischen mit Genehmigung von AHRQ WebM&M. Erstabdruck des Falls in Beach C. Lost in transition [Spotlight]. AHRQ WebM&M [serial online]. Februar 2006, https://psnet.ahrq.gov/webmm/case/116.

Eine 41-jährige Frau stellt sich aufgrund eines beeinträchtigten mentalen Zustands in der Notaufnahme vor. Vier Tage zuvor wurde bei ihr eine Harnröhreninfektion diagnostiziert, woraufhin sie Ciprofloxacin oral einnahm. In den Tagen vor ihrem Besuch litt sie unter Fieber, Übelkeit und Erbrechen. Es traten keine Kopfschmerzen, Sehstörungen, Schwäche oder Taubheitsgefühl auf. Ihre Krankengeschichte ist ansonsten unauffällig.

Bei der körperlichen Untersuchung ist die Patientin fiebrig, mit Sinustachykardie (123 Herzschläge pro Minute) und ansonsten normalen Vitalfunktionen. Sie ist in der Lage, Anweisungen zu folgen, ist aufmerksam, jedoch nur auf Person und Ort konzentriert. Die neurologische Untersuchung ergibt keine fokalen Ausfälle. Es gibt keine Anzeichen für ein meningeales Syndrom.

Etwa 40 Minuten nach Ankunft der Patientin liegen die Laborergebnisse vor und ergeben: Leukozyten 12,7 K/μl, mit 89 % Granulozyten, 20,2 % Hämatokrit, 204 mg/dL Glukose, Harnstoff 36 mg/dL und 1,4 mg/dL Serum-Kreatinine. Die Harnuntersuchung zeigt mäßige Spuren von Blut. Die Zählung der Blutplättchen steht zu diesem Zeitpunkt noch aus.

Sechzig Minuten nach ihrer Ankunft wird die Patientin mit diagnostizierter Anämie und Hämaturie infolge einer Harnröhreninfektion an die Station für Innere Medizin übergeben. Das medizinische Personal füllt die Dokumente für die Aufnahme aus und plant die Verabreichung von breitenwirksamen antimikrobiellen Substanzen und die Transfusion roter Blutkörperchen gegen die schwere Anämie. Der Notarzt beendet gerade seinen Dienst und vermerkt für den folgenden Arzt, die Patientin sei stationär aufgenommen worden und ihre Behandlung der Inneren Medizin übertragen.

Vier Stunden nach ihrer Ankunft berichtet das Labor der Notaufnahme telefonisch vom kritischen Blutplättchenwert von 4.000/mm^3 (Normbereich 150.000–400.000). ❶ **Der kritische Wert wird von der Stationssekretärin in der Notaufnahme registriert.** Es bleibt unklar, ❷ **an wen diese Information weitergegeben wird** – weder der diensthabende Notarzt noch das Personal der Inneren Medizin werden auf das Laborergebnis aufmerksam.

❸ **Sechzehn Stunden nach dem Besuch der Patientin in der Notaufnahme** bemerkt die Internistin die anormalen Werte, als sie morgens die Labordaten inspiziert. Sie erstellt eine vorläufige Diagnose auf thrombotisch-thrombozytopenische Purpura (TTP). Die Patientin muss wegen der Verschlechterung ihres mentalen Zustandes auf die Intensivstation verlegt werden und wird dort schließlich intubiert. Hämatologischer Rat wird eingeholt, um einen dringenden Austausch des Blutplasmas zur Behandlung der TTP durchzuführen.

Trotz der Maßnahmen verschlechtert sich der Zustand der Patientin weiter. Am darauffolgenden Tag stirbt die Patientin, 48 Stunden nachdem sie sich in der Notaufnahme vorgestellt hatte.

Prinzipien der zwischenmenschlichen Kommunikation

1. Kommunikation ist kontextgebunden
In diesem Fallbeispiel löst die Sekretärin der Notaufnahme eine Reihe von Kommunikationsfehlern aus, die aufgrund unzureichender Kontextualisierung die Patientin letztlich das Leben kosten.

❶ **Kommunikationsfehler der Kontextualisierung** (unvollständige Dekodierung)
Die Stationssekretärin wertet den Laborbericht ungenügend im Kontext der klinischen Dringlichkeit aus (*funktionaler* Kontext).

❷ **Kommunikationsfehler der Kontextualisierung** (fehlangewendete Enkodierung)
Die Stationssekretärin gibt die Laborwerte an die falsche Person weiter (*funktionaler* Kontext).

❷ **Kommunikationsfehler der Kontextualisierung** (unterlassene transaktionale Kommunikation)
Die Stationssekretärin hält keine Rücksprache mit dem Empfänger der Nachricht, um sicherzugehen, dass diese Person der korrekte Ansprechpartner für die Laborwerte ist und entsprechend darauf reagieren kann (*funktionaler* Kontext).

❸ **Kommunikationsfehler der Kontextualisierung** (unvollständige Dekodierung)
Dieser Fehler resultiert aus den oben genannten Kommunikationsfehlern. Die Inter-

nistin liest die Akte der Patientin zu spät (*chronologischer* Kontext). Diese verzögerte Diagnose trägt zum Tod der Patientin bei.

Diskussion

Dieser Fall zeigt: Wenn auch nur eine einzige klinische Fachkraft daran scheitert, eine patientensicherheitsrelevante Information *kontextbezogen* zu kommunizieren, kann dies eine Reihe von Kommunikationsfehlern auslösen, die einen diagnostischen Fehler und sogar einen vermeidbaren Todesfall verursachen können. Aus dem Fall wird deutlich, dass eine Fehldiagnose mittels sicherer zwischenmenschlicher Kommunikation vermieden werden kann, wenn die Grundprinzipien der Kommunikation verstanden und beachtet werden. Beispielsweise hätte die Stationssekretärin das Prinzip „Kommunikation lässt sich nicht auf Teilprozesse reduzieren" beherzigen können. Das würde bedeuten, dass Kommunikation als ein gemeinsam geschaffener, sinngebender Prozess aufgefasst wird, bei dem es um mehr geht als ein lineares Weiterleiten vereinzelter Informationen. Außerdem hätte die Stationssekretärin dem Prinzip *Inhaltliche Redundanz durch direkte Kanäle fördert die Richtigkeit der kommunizierten Inhalte und deren Verständnis* folgen können. Es hätte sie dazu motiviert, die kritischen Laborergebnisse so oft direkt durch verschiedene reichhaltige Kanäle zu vermitteln (telefonisch oder persönlich), bis sie sicher gewesen wäre, dass etwas unternommen würde, um die Patientin zu behandeln.

Kommunikationsstrategien nach Hannawa SACCIA

Folgende Handlungsweisen hätten diesen Zwischenfall verhindern können:
- Das Laborteam hätte die kritischen Laborwerte direkt an den zuständigen Arzt weiterleiten können, nicht nur an die Stationssekretärin.
- Die Stationssekretärin in der Notaufnahme hätte Rücksprache mit der Person halten können, an die sie den Laborbefund weitergegeben hat, um eine erfolgreiche *Kontextualisierung* sicherzustellen – sowohl im Sinne der *Rechtzeitigkeit* als auch im Sinne der *Funktion*. Dadurch hätte die Information die richtige Person erreicht und die Patientin hätte unverzüglich behandelt werden können.
- Das diensthabende Personal hätte auf das Eintreffen neuer Laborergebnisse in der Gesundheitsakte aufmerksam gemacht werden können.

Kommunikationslehren für eine bessere Patientensicherheit und Versorgungsqualität

1⃝	2⃝	3⃝	4⃝	5⃝	6⃝	7⃝	8⃝	9⃝	10⃝
11⃝	12⃝	13⃝	14⃝	15⃝	16⃝	17⃝	18⃝	19⃝	20⃝
21⃝	22⃝	23⃝	24⃝	25⃝	26⃝	27⃝	28⃝	29⃝	30⃝

Wählen Sie aus den 30 Kommunikationslehrsätzen in Kapitel 6 diejenigen aus, die diesen Fall am treffendsten beschreiben und kreuzen Sie die entsprechenden Kästchen in dieser Checkliste an. Begründen Sie Ihre Wahl und erklären Sie, wie die einzelnen Lehrsätze mit diesem Fall zusammenhängen. Vergleichen Sie Ihre Antworten mit den Lösungsvorschlägen der Autoren auf Seite 297 Buches. Gibt es Unterschiede? Diskutieren Sie alternative Lehrsätze, die zur Option standen und die Sie für Ihre Checkliste erwogen oder abgelehnt hätten.

Fragen zur Diskussion

1. Welche Maßnahmen könnten getroffen werden, um sicherzustellen, dass die Stationssekretärin in der Notaufnahme Laborbefunde fortan erfolgreich dem richtigen Empfänger mitteilt? Und welche Schritte könnte die medizinische Einrichtung unternehmen, damit die Sekretärin diesen Austausch auch zuverlässig vollzieht?

2. Inwiefern wäre der Fehler in diesem Fall vermeidbar gewesen, wenn die Kommunikation nicht bloß als *linearer Informationstransfer* aufgefasst worden wäre?

3. Welche Rolle könnte dem Laborteam bei der Informationsvermittlung zukommen, wenn Tests alarmierende Werte ergeben?

Übungen

1. **Neue Herangehensweisen entwickeln**
   Beschreiben Sie einen alternativen Handlungsstrang, beginnend bei Punkt 1, wobei die Stationssekretärin eine erfolgreiche Kommunikation (d. h. gemeinsame Verständnisfindung) visiert und nicht nur eine lineare punktuelle Informationsweitergabe.

2. **Fehlerpunkte benennen**

Benennen Sie im vorliegenden Fall die Stellen, an denen man den *chronologischen* Kontext (d. h. den Bedarf einer zeitnahen Versorgung) gemeinsam mit den klinischen Informationen kommunizieren könnte.

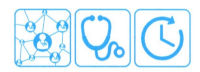

Fall 11: Kommunikation mit Spezialisten

Berufsübergreifende Kommunikation

Verspätete Diagnose, Schwerwiegendes Ereignis

Klinischer Kontext: akute Notaufnahme mit anschließender stationärer Aufnahme in die Allgemeinmedizin (Verdacht auf maligne hämatologische Erkrankung)
Kommunikationsrahmen: Interaktion zwischen Notarzt, Hämatologin und Stationspersonal der Allgemeinmedizin
Ereignis: Kommunikationsfehler, der zu einer verzögerten Diagnose führt
Ergebnis für die Patientensicherheit: schwerwiegendes Ereignis

Abdruck aus dem Englischen mit Genehmigung von AHRQ WebM&M. Erstabdruck des Falls in Cohn SL. Communication with consultants. AHRQ WebM&M [serial online]. Juni 2016, https://psnet.ahrq.gov/ webmm/case/379.

Eine 30-jährige Schwangere stellt sich mit Übelkeit, Kopfschmerzen und Fieber in der Notaufnahme vor. Ihre Laborbefunde zeigen mit 121.000 weißen Blutkörperchen einen auffällig hohen Wert. Normal sind Werte zwischen 5.000 und 10.000, wobei gewöhnliche Infektionen so gut wie nie 25.000 übersteigen. Der Wert legt deshalb den Verdacht auf eine maligne hämatologische Erkrankung nahe. Der Notarzt kontaktiert aufgrund des anormalen Blutbildes die diensthabende Hämatologin. Die Hämatologin informiert den Notarzt, dass sie sich das Blutbild ansehen und ❶ **die Patientin am nächsten Tag untersuchen wird.**

Am Nachmittag desselben Tages wird die Patientin in die allgemeinmedizinische Station ins Krankenhaus eingewiesen und ihr Zustand verschlechtert sich im Laufe der Nacht. Sie entwickelt zunehmend Tachypnoe und erhöhten Sauerstoffbedarf, der schließlich eine Intubation und die Verlegung auf die Intensivstation erforderlich macht.

Das zuständige Personal ❷ **unternimmt in dieser Nacht keinen Versuch der Kontaktaufnahme mit der Hämatologin**, weil es ❸ **davon ausgeht**, dass die Information über den geschwächten Gesundheitszustand und die übermäßig hohe Leukozytenzahl der Patientin bereits ordnungsgemäß von der Notaufnahme weitergeleitet wurde. Das Personal denkt, dass die Tatsache, dass die Hämatologin die Patientin erst am nächsten Tag untersuchen würde, bedeutet, es sei kein Eingriff über Nacht erforderlich.

Tatsächlich wurde ❹ **der Hämatologin lediglich mitgeteilt, dass die Patientin eine anormale Anzahl an Blutkörperchen aufweist, das Differenzialblutbild**

aussteht und dass ihre Rückmeldung gewünscht sei. ❺ **Ihr ist die Dringlichkeit der Konsultation also nicht bewusst.**

❻ **Am nächsten Tag** bestätigt die Hämatologin eine Leukostase mit akuter myeloischer Leukämie als Ursache – ein onkologischer Notfall, bei dem eine sofortige Behandlung hätte eingeleitet werden können. Obwohl Leukapherese und Induktionschemotherapie verordnet werden, tritt bei der Patientin durch die Verzögerung bereits Multiorganversagen ein. Es werden palliative Therapiemaßnahmen ergriffen und die Patientin stirbt kurz danach.

Prinzipien der zwischenmenschlichen Kommunikation

1. Kommunikation lässt sich nicht auf Teilprozesse reduzieren

❶ **Kommunikationsfehler der Suffizienz** (unvollständige transaktionale Kommunikation)
Der Notarzt bemüht sich nicht genug um eine hinreichende Verständnisfindung mit der Hämatologin, damit sie das Wesen und den Schweregrad des Gesundheitszustandes der Patientin umfassend begreift.

2. Kommunikation verfolgt verschiedene Ziele

❹ **Kommunikationsfehler der Klarheit** (fehlangewendete Enkodierung)
Der Notarzt kommuniziert nicht klar genug mit der Hämatologin, als er ihr von einem anormalen Blutbild mit ausstehendem Differenzialblutbild berichtet – er priorisiert eine zwischenmenschlich *zuvorkommende* statt eine *klare* Kommunikation.

3. Kommunikation beruht auf subjektiven Vorannahmen und Wahrnehmungen

❺ **Kommunikationsfehler der Richtigkeit** (fehlangewendete Dekodierung)
Das zuständige Team missdeutet die Aussage der Hämatologin, dass sie die Patientin am darauffolgenden Tage untersuchen wolle – es wertet diese Aussage als Anzeichen dafür, dass der medizinisch bedenkliche Zustand der Patientin bereits ordnungsgemäß übermittelt und abgeklärt wurde und offensichtlich kein akuter Eingriff über Nacht notwendig sei.

4. Kommunikation ist kontextgebunden

❶❹❺ Kommunikationsfehler der Kontextualisierung (unvollständige transaktionale Kommunikation)
Der Notarzt etabliert mit der Hämatologin ein ungenügendes geteiltes Verständnis, dass der Gesundheitszustand der Patientin kritisch ist (*funktionaler* Kontext) und zwingend gehandelt werden muss (*chronologischer* Kontext), als diese sagt, sie wolle die Patientin am nächsten Tag untersuchen.

❷ Kommunikationsfehler der Kontextualisierung (unterlassene transaktionale Kommunikation)
Das zuständige Team hält trotz des verschlechterten Zustandes der Patientin während der Nachtschicht keine Rücksprache mit der Hämatologin (*funktionaler* Kontext).

❻ Kommunikationsfehler der Kontextualisierung (unvollständige Enkodierung)
Die Hämatologin sieht die Patientin erst am nächsten Tag (*chronologischer* Kontext).

Diskussion

Wenn die Beteiligten in der Gesundheitsversorgung ein gemeinsames Verständnis einfach voraussetzen und sich nicht suffizient, richtig, klar, kontextgebunden und zwischenmenschlich angepasst miteinander verständigen, dann stellt ihr Handeln eine Gefahr für die Patientensicherheit dar. In diesem Fall investieren sich die Akteure nicht ausreichend für das Erschaffen eines gemeinsamen Verständnisses. Sie sprechen nicht direkt miteinander und validieren nicht, ob ihr vermeintliches Begreifen der wahrgenommenen Verhaltensweisen und Aussagen anderer auch richtig ist. Anders ausgedrückt verlassen sie sich auf die Fehlannahme, dass Kommunikation aus fixen Informationen besteht und die Bedeutung dieser Information gleichartig *in* jeder Person verankert ist.

Eine Hauptursache für das schwerwiegende Ereignis in diesem Fall besteht darin, dass die Akteure ihre Kommunikation nicht genügend dem Gefahrenpotenzial des kritischen Gesundheitszustands der Patientin anpassen, obwohl die Patientin bekanntermaßen schwanger ist. Bei einer so hohen Leukozytenzahl müsste hier eigentlich sofort gehandelt werden. Der Notarzt verwendet jedoch eine undeutliche Kommunikation, als er an die Hämatologin vermittelt, dass das Blutbild der Patientin anormal (statt kritisch) und ihr Rat hilfreich (statt dringend notwendig) sei. Es ist nicht klar, warum der Notarzt sich so unklar ausdrückt. Ein Grund könnte sein, dass er der Hämatologin mit seiner Erwartungshaltung nicht zur Last fallen will, weil er nicht weiß, wie sehr ihr Dienst sie zu diesem Zeitpunkt fordert. Womöglich hat er sich also für diese Art der Kommunikation entschieden, weil er nicht respektlos oder aufdringlich erscheinen will.

Dieses Verhalten des Notarztes veranschaulicht das Prinzip: *Kommunikation verfolgt verschiedene Ziele.* Es hat oftmals strategische Gründe, warum Personen nicht klar miteinander kommunizieren. Oftmals wollen sie Konflikte vermeiden, höflich erscheinen, ihr gutes Verhältnis zu anderen aufrechterhalten oder ihr Gesicht wahren. Es liegt auf der Hand, dass das Verhalten des Notarztes in diesem Fall nicht zu einem einheitlichen Verständnis mit der Hämatologin beiträgt. Jedoch erfüllt es eine andere Funktion recht gut – nämlich das Ziel, das zwischenmenschliche Verhältnis mit der Hämatologin zu pflegen, sodass die Hämatologin sich von der Aufgabe nicht unter Druck gesetzt fühlt. *„Kommunikation verfolgt verschiedene Ziele"* bedeutet also, dass bestimmte Verhaltensweisen und Informationsgehalte für einen bestimmten Zweck geeignet, für einen anderen aber ungeeignet sein können. Die Herausforderung besteht darin, auf der Grundlage einer gemeinsamen Zielverfolgung die *Angemessenheit* der Kommunikation zu bestimmen. Im Kontext der akuten Versorgungssituation in diesem Fall wäre das gemeinsame Ziel vor allem die Sicherheit und die Gesundheit der Patientin gewesen. Die Kommunikationsstrategie des Notarztes war jedoch für diesen Zweck ungeeignet – er zog es vor, mit der Hämatologin einen respektvollen Umgang zu pflegen, anstatt auf eine Art und Weise mit ihr zu kommunizieren, die den kritischen Zustand der Patientin und ihres ungeborenen Kindes priorisiert, was tragische Folgen hatte.

Kommunikationsstrategien nach Hannawa SACCIA

Folgende Handlungsweisen hätten diesen Zwischenfall verhindern können:
- Der Notarzt hätte *suffizienter* (d. h. inhaltlich umfassender) mit der Hämatologin kommunizieren können, um ihr ein vollständiges Bild über den Gesundheitszustand der Patientin zu vermitteln.
- Der Notarzt hätte der Hämatologin deutlich mitteilen können, dass ihre Beurteilung des Laborbefundes dringend erforderlich ist.
- Der Notarzt hätte validieren können, ob die Hämatologin den Ernst des Gesundheitszustandes vollumfänglich erfasst hat, als diese zusagt, die Patientin am Folgetag zu untersuchen.
- Die Hämatologin hätte die Dringlichkeit des Falles mit dem Notarzt klären und in Anbetracht des erhöhten Risikos durch Schwangerschaft eine sofortige Untersuchung der Patientin einräumen können.
- Das zuständige Team hätte die Hämatologin umgehend kontaktieren können, um Rücksprache über den verschlechterten Gesundheitszustand der Patientin zu halten.

Kommunikationslehren für eine bessere Patientensicherheit und Versorgungsqualität

1 ○	2 ○	3 ○	4 ○	5 ○	6 ○	7 ○	8 ○	9 ○	10 ○
11 ○	12 ○	13 ○	14 ○	15 ○	16 ○	17 ○	18 ○	19 ○	20 ○
21 ○	22 ○	23 ○	24 ○	25 ○	26 ○	27 ○	28 ○	29 ○	30 ○

Wählen Sie aus den 30 Kommunikationslehrsätzen in Kapitel 6 diejenigen aus, die diesen Fall am treffendsten beschreiben und kreuzen Sie die entsprechenden Kästchen in dieser Checkliste an. Begründen Sie Ihre Wahl und erklären Sie, wie die einzelnen Lehrsätze mit diesem Fall zusammenhängen. Vergleichen Sie Ihre Antworten mit den Lösungsvorschlägen der Autoren auf Seite 297 des Buches. Gibt es Unterschiede? Diskutieren Sie alternative Lehrsätze, die zur Option standen und die Sie für Ihre Checkliste erwogen oder abgelehnt hätten.

Fragen zur Diskussion

1. Wie könnte man ein gemeinsames Erschaffen eines einheitlichen Verständnisses in diesem Fall praktisch veranschaulichen?

2. Es gibt zahlreiche Gründe, warum das medizinische Fachpersonal untereinander informell oder mehrdeutig kommuniziert. Wie können Mediziner berufliche Kollegialität und Dringlichkeit balancieren?

Übungen

1. **Skript schreiben**
    Verfassen Sie ein alternatives Skript für die Interaktionen zwischen dem Notarzt und der Hämatologin, woraus die Dringlichkeit ihres Rates hervorgeht.

2. **Flussdiagramm zeichnen**
    Zeichnen Sie für den beschriebenen Fall ein Flussdiagramm, aus dem hervorgeht, auf welchen Vorannahmen die jeweiligen Handlungen der Akteure beruhen.

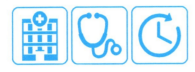

Fall 12: Techno-Trip

Interinstitutionelle Kommunikation

Fehldiagnose, Verzögerte Behandlung, Unerwünschtes Ereignis

Klinischer Kontext: akuter Besuch im Kreiskrankenhaus mit anschließender Verlegung in eine Spezialklinik für neurochirurgischen Eingriff (subdurales Hämatom)
Kommunikationsrahmen: Interaktion zwischen Kreiskrankenhaus, Radiologe, Überweisungsabteilung, Chirurg und Neurologe
Ereignis: Kommunikationsfehler, der zu einer Fehldiagnose und einer verzögerten Behandlung führt
Ergebnis für die Patientensicherheit: unerwünschtes Ereignis

Abdruck aus dem Englischen mit Genehmigung von AHRQ WebM&M. Erstabdruck des Falls in Cook RI. Techno trip. AHRQ WebM&M [serial online]. März 2005, https://psnet.ahrq.gov/webmm/case/89.

Eine 70-jährige Frau wird ins Kreiskrankenhaus aufgenommen, nachdem sie zunehmende Verwirrtheit und ein Schwächegefühl in der rechten Körperseite zeigt. Ein CT-Scan ihres Gehirns ergibt ein akutes subdurales Hämatom. Das Krankenhaus ❶ **veranlasst zum Zweck einer dringenden neurochirurgischen Untersuchung die Überweisung in eine Spezialklinik**. Die Radiologie des Kreiskrankenhauses hat vor Kurzem ein elektronisches Bildarchiv und Kommunikationssystem (*PACS Picture Archiving and Communication Systems*) eingeführt. Statt entwickelten Filmen wird ❶ **der Patientin eine CD-ROM mitgegeben**, auf der Kopien der relevanten Befunde gespeichert sind.

Bei ihrer Ankunft im Spezialkrankenhaus wird die rechtsseitige Hemiparese anhand einer körperlichen Untersuchung bestätigt. Der aufnehmende Neurochirurg öffnet die CD-ROM. Das CT-Bild auf dem Bildschirm zeigt eine Atrophie, kleine Schlaganfälle aus der Vergangenheit und ein großes subdurales Hygrom auf der linken Seite – es zeigt jedoch keinen akuten Blutsturz. ❷ **Der Chirurg vermutet**, dass die Patientin einen Schlaganfall erlitten hat, weist sie in die Station für Schlaganfallpatienten ein und benachrichtigt die Neurologie.

❸ **Am nächsten Tag** findet der Oberarzt der Neurologie weitere, neuere Aufnahmen, als er durch die Dateien auf dem PACS-Datenträger blättert. Diese zeigen einen akuten subduralen Blutsturz, welcher der Grund für die Überweisung war. Das subdurale Hämatom wird umgehend entfernt und die Patientin gesundet nach einer verlängerten Rehabilitationsphase.

Prinzipien der zwischenmenschlichen Kommunikation

1. Inhaltliche Redundanz durch direkte Kanäle fördert die Richtigkeit der kommunizierten Inhalte und deren Verständnis

Dieser Fall illustriert den Dominoeffekt, den eine undeutliche Nachricht auf nachfolgende Handlungen haben kann und dadurch die Patientensicherheit gefährdet. In diesem Fall verursacht das Personal des verweisenden Kreiskrankenhauses diese kommunikative Fehlerkette.

❶ **Kommunikationsfehler der Klarheit** (fehlangewendete Enkodierung)
Das Personal des Kreiskrankenhauses überweist die Patientin mit einer CD-ROM, auf der sich mehrere Bilder befinden – ohne weitere erklärende Informationen, *was* für Bilder sich auf der CD Rom befinden und *um welches* Bild es sich akut handelt.

❷ **Kommunikationsfehler der Richtigkeit** (fehlangewendete Dekodierung)
Der aufnehmende Neurochirurg betrachtet das falsche Bild auf dem Datenträger.

❶ **Kommunikationsfehler der Richtigkeit** (unterlassene transaktionale Kommunikation)
Das Personal des Kreiskrankenhauses und der aufnehmende Neurochirurg verifizieren nicht miteinander, dass das richtige Bild gesichtet wird und die Interpretation des Bildes akkurat ist.

Inhaltliche Redundanz (d. h. eine angemessene inhaltliche Wiederholung) durch möglichst reichhaltige Kanäle (d. h. direkte statt asynchrone, mittelbare Kommunikation) begünstigt im Allgemeinen die Richtigkeit vermittelter Informationen. In diesem Fall hätte die Kette der Kommunikationsfehler durchbrochen werden können, wenn das Personal des überweisenden Kreiskrankenhauses zusätzlich zu den Bildern auf der CD-ROM dem Neurochirurgen die Information sowohl mündlich (z. B. mittels telefonischer Rücksprache) als auch schriftlich (z. B. anhand einer schriftlichen Erklärung zum Bild) vermittelt hätte.

2. Kommunikation ist kontextgebunden

An diesem Fall wird deutlich, wie eine ungenügende Kontextualisierung der zwischenmenschlichen Kommunikation direkt die Gesundheit von Patienten beeinträchtigen kann.

❸ **Kommunikationsfehler der Kontextualisierung** (unvollständige Dekodierung)
Auch wenn der Oberarzt der Neurologie den Fehler zwischen dem Neurochirurgen und dem überweisenden Personal schlussendlich aufdeckt, hat er zu lange (bis zum nächsten Tag) gewartet, um die Bilder zu überprüfen (*chronologischer* Kontext). Gemeinsam mit der Fehldiagnose seitens des Neurochirurgen ergibt sich daraus eine Behandlungsverzögerung für die Patientin, die letztlich ihre Genesung beeinträchtigt.

Dieser Fall demonstriert, wie wichtig es ist, sowohl die Enkodierung als auch die Dekodierung der zwischenmenschlichen Kommunikation kontextuell (d. h. hier: in den zeitlichen Rahmen der Interaktion) einzubetten. Das betrifft die *zeitnahe* Behandlung der Patientin ebenso wie den *Zeitbedarf*, der für einen effektiven und angemessenen Informationsaustausch notwendig gewesen wäre.

Diskussion

Dieser Fall stellt mehrere wesentliche Zusammenhänge zwischen der zwischenmenschlichen Kommunikation und der Patientensicherheit dar. Er führt beispielsweise vor Augen, wie eine unmittelbare körperliche Untersuchung eine genauere Diagnose ermöglicht, als wenn man sich auf elektronisch gespeicherte Informationen verlässt. Aus kommunikationswissenschaftlicher Perspektive ist das nicht sonderlich überraschend: Sogar wenn eine Botschaft rein faktischen Informationsgehalt aufweist, wird doch mehr als die Hälfte ihrer Bedeutung aus nonverbalem Verhalten abgeleitet (Philpott 1983). Mit anderen Worten, der *Informationsgehalt* an sich ist nicht einmal halb so wichtig wie die *Art und Weise*, in der eine Information übermittelt wird – selbst wenn es sich dabei um objektive Fakten handelt. Elektronische Gesundheitsakten bieten gegenwärtig keinen Zugriff auf nonverbal vermittelte Inhalte und erschweren somit das korrekte Dekodieren.

Darüber hinaus wird an diesem Fall deutlich, dass sich die Navigationsstruktur und das Layout elektronischer Gesundheitsakten direkt auf das Erfolgspotenzial der Kommunikation auswirken. Hier wird die wichtigste Information, die der jüngste CT-Scan zeigt, so auf der CD-ROM gespeichert, dass dieser Scan kaum auffindbar ist. Die CD-ROM enthält mehrere Bilder und kostet das aufnehmende Personal und den aufnehmenden Chirurgen viel Mühe und Zeit beim Dekodieren, weil sie unter all den Bildern erst einmal das richtige identifizieren müssen. Solche zusätzlichen Sinnfindungsprozesse sind strukturell vermeidbar, kosten viel Zeit und bergen zusätzliche Risiken für die Patientensicherheit.

Kommunikationsstrategien nach Hannawa SACCIA

Folgende Handlungsweisen hätten diesen Zwischenfall verhindern können:
- Das Kreiskrankenhauspersonal hätte nur die neuesten relevanten Bilder auf der CD-ROM speichern bzw. die für den aktuellen medizinischen Zwischenfall relevanten Bilder deutlich kennzeichnen können.
- Das Kreiskrankenhauspersonal hätte der CD-ROM eine handschriftliche Notiz beilegen und zur Rücksprache den aufnehmenden Chirurgen anrufen können, um zu gewährleisten, dass dieser das richtige Bild ansieht und es wie beabsichtigt versteht.

Kommunikationslehren für eine bessere Patientensicherheit und Versorgungsqualität

1○	2○	3○	4○	5○	6○	7○	8○	9○	10○
11○	12○	13○	14○	15○	16○	17○	18○	19○	20○
21○	22○	23○	24○	25○	26○	27○	28○	29○	30○

Wählen Sie aus den 30 Kommunikationslehrsätzen in Kapitel 6 diejenigen aus, die diesen Fall am treffendsten beschreiben und kreuzen Sie die entsprechenden Kästchen in dieser Checkliste an. Begründen Sie Ihre Wahl und erklären Sie, wie die einzelnen Lehrsätze mit diesem Fall zusammenhängen. Vergleichen Sie Ihre Antworten mit den Lösungsvorschlägen der Autoren auf Seite 297 des Buches. Gibt es Unterschiede? Diskutieren Sie alternative Lehrsätze, die zur Option standen und die Sie für Ihre Checkliste erwogen oder abgelehnt hätten.

Fragen zur Diskussion

1. Nennen Sie drei Möglichkeiten, wie die Beteiligten in diesem Fall unter Berücksichtigung des *chronologischen* Kontexts besser miteinander kommunizieren könnten.

2. Wie könnten Teams im Gesundheitswesen elektronische Systeme wie das PACS in diesem Fall nutzen, um eine erfolgreiche Kommunikation (d. h. eine gemeinsame Verständnisfindung) zu *vereinfachen*, anstatt damit neue Informationslücken zu kreieren?

Übungen

1. **Kommunikationskanäle schaffen**
   Beschreiben Sie für diesen Fall drei Möglichkeiten, wie eine angemessene inhaltliche Redundanz durch möglichst direkte Kommunikationskanäle verwendet werden könnte, um ein zeitnahes gemeinsames Verständnis kritischer Informationen zu gewährleisten.

2. **Übergabestrukturen gestalten**
   Erwägen Sie zwei Vorgehensweisen, die die Wahrscheinlichkeit dafür steigern könnten, dass der Neurochirurg beim ersten Öffnen der CD-ROM die aktuellsten Bilder sieht.

Phase 3: Behandlungsplanung

Die *Behandlungsplanung* ist der Prozess, in dem Ärzte, Patienten und andere beteiligte Personen darüber diskutieren und letztlich gemeinsam entscheiden, wie sie ein diagnostiziertes medizinisches Problem behandeln wollen. Eine solche Behandlung lässt sich nach Zielen, Methoden und Ort klassifizieren. Sie kann akut oder fortlaufend sein, und Zielsetzungen können darin bestehen, Störungen zu beheben, die Gesundheit und Funktionen zu verbessern oder zu erhalten, Probleme zu vermeiden oder Symptome zu mildern. Die Behandlungsmethoden sind variabel – sie umfassen Arzneimittel, Geräte, Prozeduren und Konsultationen. Der Behandlungsschwerpunkt kann im Krankenhaus liegen, in einem ambulanten oder stationären Setting oder auch bei dem Patienten zu Hause. All diese Erwägungen müssen zwischenmenschlich erwogen und dann gemeinsam beschlossen werden. Somit ist eine erfolgreiche zwischenmenschliche Kommunikation grundlegend für eine kompetente Behandlungsplanung.

https://doi.org/10.1515/9783110537345-009

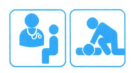

Fall 13: Verwechselter Code

Arzt-Patient-Kommunikation

Missverständnis Über Patientenverfügung, Zwischenfall mit Beinahe-Schaden

Klinischer Kontext: akute Notaufnahme mit anschließender stationärer Einweisung (Atemnot)
Kommunikationsrahmen: Interaktion zwischen Assistenzarzt und Patientin
Ereignis: Kommunikationsfehler, der zu einem Missverständnis über den Inhalt der Patientenverfügung führt
Ergebnis für die Patientensicherheit: Zwischenfall mit Beinahe-Schaden

Abdruck aus dem Englischen mit Genehmigung von AHRQ WebM&M. Erstabdruck des Falls in Lo B, Tulsky JA. Code status confusion [Spotlight]. AHRQ WebM&M [serial online]. Juli 2003, https://psnet. ahrq.gov/webmm/case/25.

Eine 60 Jahre alte Frau mit einer längeren Vorgeschichte schwerer Asthma-Anfälle ohne bisherige Intubationen stellt sich mit Atemnot in der Notaufnahme vor. Ihre Mobilität hat sich in den letzten zwei Monaten vor der Aufnahme graduell verschlechtert und sie ist immer weniger fähig, ihre täglichen Lebensaufgaben alleine zu bewältigen. Bei der körperlichen Untersuchung ergeben sich: Blutdruck 145/85, Puls 85, Sauerstoffsättigung 94 % und Atemfrequenz 22. Eine Untersuchung der Lunge zeigt signifikantes diffuses Keuchen am Ende des Ausatmens und Abnahme der Atemgeräusche basal. Trotz eines lange bestehenden Arzt-Patient-Verhältnisses mit ihrem Hausarzt hat die Patientin im Vorfeld der Einweisung weder eine Patientenvollmacht noch ein Testament erstellt.

Während der Aufnahme befragt ein Assistenzarzt die Patientin zum Inhalt ihrer Patientenverfügung. Die Patientin konstatiert, sie wolle zum Atmen nicht am Schlauch hängen müssen. Zur Herz-Lungen-Wiederbelebung gibt sie die Auskunft, dass sie keine Elektroschocks für das Herz oder Druck auf dem Herzen möchte. Wenn ihr das Atmen weiterhin derartig schwerfiele und sie es nicht ohne Hilfe tun könne, wolle sie nicht weiterleben. Der Assistenzarzt ❶ **interpretiert diese Aussagen als gewünschte Unterlassung aller Wiederbelebungsmaßnahmen** und ❷ **kontaktiert den Stationsarzt**, um darüber zu sprechen, ❸ **füllt jedoch nicht das Patientenverfügungsformular aus**.

Wenige Stunden nach der stationären Aufnahme tritt bei der Patientin plötzlich Atemnot auf, die zu einem Herz-Kreislauf-Stillstand führt. Die Pflegefachkraft, die den Inhalt der Patientenverfügung nicht kennt, löst den Reanimationsalarm aus und die

Herz-Lungen-Wiederbelebung wird eingeleitet. Das Reanimationsteam findet später die ursprüngliche Einschätzung des Assistenzarztes, worin der Patientenwille nach Unterlassung aller Wiederbelebungsmaßnahmen und der künstlichen Beatmung festgehalten wurde. ❶ **Dies wird jedoch nicht anhand eines Patientenverfügungsformulars gestützt.**

Der Stationsarzt hatte den Fall mit dem Assistenzarzt kurz diskutiert und besprochen, dass die Patientin offenbar keine Wiederbelebungsmaßnahmen wünschte. Doch weder der Stationsarzt noch der Assistenzarzt hatten diesen Willen in einem Formular festgehalten.

Zu diesem Zeitpunkt beträgt der Blutdruck 90 (palpatorisch) mit einer Herzfrequenz von 40 und einer Sauerstoffsättigung von 92 % bei Ventilation mit Beatmungsbeutel. Die Patientin erhält Herz-Lungen-Wiederbelebung, mit Medikamentengabe und Kompression des Brustkorbs. Um dem Patientenwunsch nach Vermeidung invasiver Beatmung Folge zu leisten, wird eine nichtinvasive maschinelle Beatmung durch BIBAP (*bi-level positive airway pressure*) eingeleitet. Spontanes Atmen tritt mit BIBAP auf und die Patientin wird stabilisiert.

Am darauffolgenden Tag ist die Patientin ansprechbar und in der Lage, ihre Gedanken zu den Ereignissen der letzten Nacht zu äußern. Sie war sich nicht bewusst gewesen, dass Intubation auch eine vorübergehende Maßnahme sein kann. Die Patientin dachte, dass die Einleitung einer Intubation gleichbedeutend mit permanenter künstlicher Beatmung war. Sie äußert, ❶ **sie habe gedacht, die Kernfrage des vorangegangenen Gesprächs sei gewesen, ob sie weiterleben wolle, wenn sie nur noch dahinvegetiert.** Darüber hinaus sei ihr nicht bewusst gewesen, dass Wiederbelebungsmaßnahmen erfolgreich sein können.

Nach dieser Erfahrung wünscht die Patientin, dass bei reversiblen medizinischen Zuständen beharrlich Eingriffe erfolgen. Der Status ihrer Patientenverfügung wird dahin gehend geändert, dass von nun an alle Wiederbelebungsmaßnahmen ergriffen werden dürfen.

Prinzipien der zwischenmenschlichen Kommunikation

1. Kommunikation beruht auf subjektiven Vorannahmen und Wahrnehmungen

❶ **Kommunikationsfehler der Richtigkeit** (fehlangewendete Dekodierung)
Der Assistenzarzt interpretiert die von der Patientin beabsichtigte Aussage über ihre Patientenverfügung falsch. Während die Patientin von lebensverlängernden Maßnahmen spricht, geht der Assistenzarzt davon aus, dass sie damit auch vorübergehende Maßnahmen meint.

❶ **Kommunikationsfehler der zwischenmenschlichen Anpassung** (unvollständige transaktionale Kommunikation)
Der Assistenzarzt geht im Gespräch nur ungenügend auf die geäußerten Erwartun-

gen und Bedürfnisse der Patientin ein. Dadurch entsteht kein ausreichender Common Ground für eine erfolgreiche gemeinsame Verständnisfindung.

2. Kommunikation ist kontextgebunden

❷ Kommunikationsfehler der Kontextualisierung (unvollständige transaktionale Kommunikation)
Der Assistenzarzt bespricht das Problem zwar mit dem Stationsarzt, aber sie beachten dabei nicht hinreichend den *chronologischen* Kontext der Versorgungssituation: Ihre Kommunikation bezüglich der Patientenverfügung erfolgt angesichts des instabilen Gesundheitszustandes der Patientin nicht *zeitnah* genug.

3. Kommunikation beinhaltet mehr als nur Worte; Ein und derselbe Kommunikationsansatz kann zu verschiedenen Ergebnissen führen – und verschiedene Kommunikationsansätze zum gleichen Ergebnis; Inhaltliche Redundanz durch direkte Kanäle fördert die Richtigkeit der kommunizierten Inhalte und deren Verständnis

❸ Kommunikationsfehler der Suffizienz (unvollständige Enkodierung)
Der Assistenzarzt übermittelt die ihm vorliegenden Informationen *nicht zureichend* – er hätte seine Aufzeichnungen über die besprochene Patientenverfügung zusätzlich im entsprechenden Formular festhalten können.

❹ Kommunikationsfehler der Suffizienz (unterlassene transaktionale Kommunikation)
Die zuständigen Pflegefachkräfte halten keine Rücksprache mit dem Assistenzarzt, um die fehlende Information bezüglich der Verfügung in der Patientenkartei zu ergänzen. Sie korrigieren somit nicht den Enkodierungsfehler des Assistenzarztes.

Diese beiden Kommunikationsfehler illustrieren drei Prinzipien der zwischenmenschlichen Kommunikation:

Kommunikation beinhaltet mehr als nur Worte
Dieser Vorfall veranschaulicht ein Beispiel für *asymmetrische Kommunikation*: Während die schriftlichen Notizen der Ärzte auf eine gewünschte Unterlassung jeglicher Wiederbelebungsmaßnahmen hindeuten, suggeriert die nonverbale Kommunikation, die dem *Fehlen* des Formulars entnommen wird, das Gegenteil.

Ein und derselbe Kommunikationsansatz kann zu verschiedenen Ergebnissen führen – und verschiedene Kommunikationsansätze zum gleichen Ergebnis
In diesem Fall gelingt die Kommunikation nicht – aber paradoxerweise werden die Kommunikationsfehler auf so komplizierte Weise miteinander verknüpft, dass die

Fehlinterpretation des Assistenzarztes schließlich aufgehoben wird und ein schwerwiegendes Ereignis ausbleibt.

Inhaltliche Redundanz durch direkte Kanäle fördert die Richtigkeit der kommunizierten Inhalte und deren Verständnis

Wäre der Gesundheitsakte zusätzlich zu den Notizen des Assistenzarztes auch eine ausgefüllte Patientenverfügung beigelegt worden, dann wären die Richtigkeit der vermittelten Informationen und deren Verständnis dadurch erhöht worden. Dass diese zusätzliche Information fehlt, hätte für die Pflegefachpersonen (und auch für das Reanimationsteam) der Auslöser dafür sein können, den Assistenzarzt direkt zu kontaktieren und die Bedeutung seiner Aufzeichnungen zu klären. Letzteres wäre im Zusammenhang der dringend notwendigen Wiederbelebungsmaßnahme nicht praktikabel gewesen. Es war somit reine Glückssache, dass sich das Reanimationsteam auf das nicht vorhandene Formular (und auf die nonverbale Kommunikation darin) verließ anstatt auf die Notizen des Assistenzarztes.

Diskussion

An diesem Fall wird besonders deutlich, wie wichtig zwischenmenschliche Kommunikation für eine sichere und hochwertige Patientenversorgung ist. Der Assistenzarzt hätte der Patientin die Wiederbelebungsmaßnahmen und deren Nutzen genauer erläutern können und die Patientin über die Situationen, in denen sie eingesetzt werden, aufklären können. Der Patientin wäre dadurch die Gelegenheit gegeben, ihr Verständnis und ihre Erwartungen bezüglich einer solchen Behandlung zu äußern. Diese unzureichende Kommunikation führte zu einem Missverständnis, das durch eine sorgfältigere zwischenmenschliche Verständnisfindung hätte vermieden wären können – sie wäre der Prozess gewesen, um zu validieren, ob die Patientin und der Assistenzarzt die Patientenverfügung auch gleichwertig verstanden haben.

Die zwischenmenschliche Kommunikation ist jedoch komplex und hat viele Grauzonen. Der abgewendete Schaden wird in diesem Fall durch ein zwischenmenschliches Missverständnis über die Wiederbelebung verursacht. In einem weniger riskanten Rahmen wäre solch ein Missverständnis schlimmstenfalls in einen Konflikt gemündet und schließlich korrigiert worden. Im Gesundheitswesen jedoch zahlt die Patientin für dieselbe Art von Missverständnis beinahe mit ihrem Leben.

In diesem Fall beugte die nonverbale Botschaft, die in dem fehlenden Formular gesehen wurde, einem schwerwiegenden Zwischenfall vor. Dies zeigt, wie essenziell *implizite* Kommunikation für eine sichere und hochwertige Patientenversorgung ist. Am Ende ist es eine günstige Verkopplung von *schlechter* Kommunikation und einer *falsch verstandenen* Verfügung, die den letztlich ungewollten Tod der Patientin verhindern. Diese Kombination von Ereignissen veranschaulicht, dass Kommunikation viel mehr als ein linearer Informationstransfer ist – sie involviert komplexe zwischenmenschliche Verständnisfindungsprozesse, die *zwischen* den Akteuren stattfinden und dort viele potenzielle Fehlerquellen durchlaufen.

Kommunikationsstrategien nach Hannawa SACCIA

Folgende Handlungsweisen hätten diesen Zwischenfall verhindern können:
- Der Assistenzarzt hätte mit der Patientin sorgfältiger kommunizieren können, um ihre wahren Wiederbelebungs- und Intubationswünsche in Erfahren zu bringen und sie korrekt weiterzugeben.
- Der Assistenzarzt und die Patientin hätten davon ausgehen können, dass sie als Grundlage für ein geteiltes Verständnis erst einmal einen Common Ground schaffen müssen, was die Begrifflichkeiten der Patientenverfügung angeht.
- Der Assistenzarzt, der Stationsarzt und die Pflegefachpersonen hätten sich unmittelbar miteinander und mit der Patientin austauschen können, um die Patientenverfügung zu verstehen und die Richtigkeit ihrer Inhalte miteinander zu validieren.
- Der Assistenzarzt hätte sich bewusst sein können, dass er dem Reanimationsteam eine Botschaft vermittelt, indem er das Patientenverfügungsformular nicht ausfüllt. Er hätte sich überlegen können, welche Aussagen er dadurch impliziert, bevor er beschließt, das Formular nicht auszufüllen.

Kommunikationslehren für eine bessere Patientensicherheit und Versorgungsqualität

1○	2○	3○	4○	5○	6○	7○	8○	9○	10○
11○	12○	13○	14○	15○	16○	17○	18○	19○	20○
21○	22○	23○	24○	25○	26○	27○	28○	29○	30○

Wählen Sie aus den 30 Kommunikationslehrsätzen in Kapitel 6 diejenigen aus, die diesen Fall am treffendsten beschreiben und kreuzen Sie die entsprechenden Kästchen in dieser Checkliste an. Begründen Sie Ihre Wahl und erklären Sie, wie die einzelnen Lehrsätze mit diesem Fall zusammenhängen. Vergleichen Sie Ihre Antworten mit den Lösungsvorschlägen der Autoren auf Seite 297 des Buches. Gibt es Unterschiede? Diskutieren Sie alternative Lehrsätze, die zur Option standen und die Sie für Ihre Checkliste erwogen oder abgelehnt hätten.

Fragen zur Diskussion

1. Der Patientenwille gerät immer mehr in den Fokus der Versorgungsforschung. Wenn *Zeit* im Gesundheitswesen ein solch knappes Gut ist, wie können die Versorger trotzdem dafür sorgen, dass der Patientenwille sowohl registriert als auch verstanden wird und entsprechende Maßnahmen gewährleistet werden?

2. Gemeinsame Entscheidungsfindung ist wie folgt definiert: „Ein Prozess, in dem medizinische Fachkräfte und Patienten zusammenarbeiten, um anhand medizinischer Evidenzen Entscheidungen zu treffen und über Testverfahren, Behandlungen und Versorgungspläne zu bestimmen – mit dem Ziel, dass die Wünsche und Werte des Patienten mit den Risiken und erwarteten Ergebnissen in Einklang gebracht werden" (National Learning Consortium). Inwieweit wird in diesem Fallbeispiel eine solche gemeinsame Entscheidungsfindung erreicht?

Übungen

1. **Skript schreiben**
   Verfassen Sie einen Dialog zwischen dem Assistenzarzt und der Patientin, der ein einheitliches Verständnis bezüglich des Patientenwillens zur Wiederbelebung etabliert. Beginnen Sie vor Punkt 1.

2. **Flussdiagramm zeichnen**
   Zeichnen Sie für den beschriebenen Fall ein Flussdiagramm, aus dem hervorgeht, welche subjektiven Vorannahmen die jeweiligen Handlungen der Akteure beeinflussen.

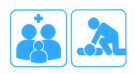

Fall 14: Eine schlecht vermittelte Patientenverfügung

Arzt-Familienangehörigen-Kommunikation
Versehentliche Intubation, Zwischenfall ohne Schaden

Klinischer Kontext: akute Notaufnahme (Atembeschwerden)
Kommunikationsrahmen: Interaktion zwischen Rettungssanitäter und Familienangehörigen
Ereignis: Kommunikationsfehler, der zu einer versehentlichen Intubation führt
Ergebnis für die Patientensicherheit: Zwischenfall ohne Schaden

Abdruck aus dem Englischen mit Genehmigung von AHRQ WebM&M. Erstabdruck des Falls in Anderson WG. Poorly advanced directives. AHRQ WebM&M [serial online]. Februar 2012, https://psnet.ahrq.gov/webmm/case/261.

Ein 82-jähriger Mann mit multiplen chronischen Beschwerden wurde von seiner Frau und seinen Familienangehörigen häuslich gepflegt und gab an, dass sich sein Gesundheitszustand in letzter Zeit verschlechterte. Er stellte sich bei einem Allgemeinmediziner vor, erhielt Hausbesuche durch eine Pflegefachkraft und wurde kürzlich an einen geriatrischen Spezialisten verwiesen. Der Allgemeinmediziner sah Anlass für ein Gespräch über das Lebensende des Patienten, verpasste jedoch aufgrund der Komplexität und Dringlichkeit des Gesundheitszustandes immer wieder den richtigen Moment.

Eines Nachmittags stellt sich der Patient in der Notaufnahme vor und wird mit Delir, einer zugrunde liegenden Infektion und akutem Nierenschaden stationär aufgenommen. Während der Aufnahme ins Krankenhaus sucht das allgemeinmedizinische Personal das Gespräch mit dem Patienten und seiner Familie über den letzten Willen. Der Patient verfügt schließlich, dass jegliche Wiederbelebungs- und Intubationsmaßnahmen unterlassen werden und die Familie akzeptiert dies.

Nach der Behandlung seiner Infektion erreicht er wieder seinen bisherigen Gesundheitszustand und wird nach Hause entlassen. Die aktualisierte Patientenverfügung wird dem Hausarzt übermittelt.

Zwei Tage später stellt sich der Patient erneut in der Notaufnahme vor und klagt über eine Veränderung seines geistigen Befindens und über starke Atembeschwerden. Daraufhin ❶ **befragt der Rettungssanitäter die betroffen wirkenden Familienmitglieder zum letzten Willen** und ❷ **sie äußern den Wunsch, dass alles getan werden soll, um ihren geliebten Angehörigen zu retten.** ❸ **Trotz der zuvor dokumentierten Patientenverfügung** wird der Patient intubiert und drei Tage lang künstlich

beatmet. Schließlich beschließt die Familie, die lebensverlängernden Maßnahmen ab-
zusetzen und der Patient schläft kurz darauf friedlich ein.

Prinzipien der zwischenmenschlichen Kommunikation

1. Kommunikation lässt sich nicht auf Teilprozesse reduzieren

❷ **Kommunikationsfehler der Suffizienz** (unvollständige transaktionale Kommunikation)
Der Sanitäter spricht nicht ausreichend mit der Familie, um ein einheitliches Verständnis dessen zu etablieren, was die Familie konkret (d. h. medizinisch) damit
meint, dass alles getan werden soll, um ihren Angehörigen zu retten.

❶ **Kommunikationsfehler der Suffizienz** (unvollständig Dekodierung)
Der Sanitäter verlässt sich auf die Botschaft der Angehörigen und zieht keine weiteren
Informationsquellen zurate (z. B. die Verfügung in der Gesundheitsakte), um heraus-
zufinden, was der letzte Wille des Patienten ist.

2. Inhaltliche Redundanz durch direkte Kanäle fördert die Richtigkeit der kommunizierten Inhalte und deren Verständnis

❶ **Kommunikationsfehler der Richtigkeit** (unterlassene transaktionale Kommunikation)
Der Sanitäter verifiziert nicht mit dem Personal der Notaufnahme, ob in der Gesundheitsakte ein letzter Wille vorliegt.

❷ **Kommunikationsfehler der Richtigkeit** (unvollständige transaktionale Kommunikation)
Der Sanitäter validiert während seiner Unterhaltung mit der Familie nicht hinreichend, ob die Präferenzen der Familie auch dem Patientenwillen entsprechen.

❸ **Kommunikationsfehler der Richtigkeit** (nicht gebotene Enkodierung)
Der Sanitäter verordnet eine Intubation und künstliche Beatmung des Patienten, die
per Patientenverfügung nicht geboten ist.

3. Kommunikation ist kontextgebunden

❶ **Kommunikationsfehler der Kontextualisierung** (fehlangewendete Enkodie-
rung)
Der Sanitäter befragt die falschen Personen zum letzten Willen des Patienten. Die
Familienangehörigen sind aufgrund des kritischen Gesundheitszustandes des Pati-

enten emotional aufgewühlt (*relationaler* und *chronologischer* Kontext). Es ist natürlich, dass ihre emotionalen Wünsche in diesem akuten Moment nicht unbedingt der rationalen Verfügung des Patienten entsprechen.

Diskussion

Dieser Fall führt vor Augen, wie aus unzureichender Kommunikation mit Familienangehörigen ein vermeidbarer Zwischenfall erfolgen kann. Drei Grundprinzipien der zwischenmenschlichen Kommunikation illustrieren, an welchen Stellen in diesem Fall eine gemeinsame Verständnisfindung gescheitert ist.

Erstens vernachlässigt der Rettungssanitäter, seinen Informationsaustausch mit der Familie auf mehreren Kontextebenen einzubetten: In Anbetracht des akuten kritischen Gesundheitszustandes des Patienten war es sowohl unangemessen als auch ineffektiv, zu diesem Zeitpunkt (*chronologischer* Kontext) die dem Patienten nahestehenden Familienangehörigen (*relationaler* Kontext) zu einer stark emotionsbehafteten Entscheidung zu befragen, nämlich bezüglich des letzten Willens des Patienten (*funktionaler* Kontext). Der Zweck dieses Informationsaustauschs besteht eigentlich bloß darin, die Verfügungen des letzten Willens zu erfahren. Insofern handelt es sich bei der Familie um ungeeignete Kommunikationspartner für diesen Zweck.

Zweitens erzielen die Beteiligten in diesem Fallbeispiel kein einheitliches Verständnis der grundlegenden Information, die für eine akkurate Behandlung des Patienten notwendig gewesen wären. Der Sanitäter versucht nicht, die Patientenverfügung aus einer anderen Quelle als von der Familie zu beziehen, z. B. von dem am nächsten liegenden Aufbewahrungsort für solche Verfügungen, nämlich der Gesundheitsakte in der Notaufnahme. Der Sanitäter versäumt es außerdem, die Familie direkt zu fragen, ob der Patient einen letzten Willen unterzeichnet hat. Er etabliert mit den Angehörigen auch kein einheitliches Verständnis darüber, was es konkret (in medizinischer Hinsicht) bedeuten soll, wenn es heißt, dass alles getan werden soll, um ihren Angehörigen zu retten.

Drittens wäre eine angemessen redundante Kommunikation durch mehrere direkte Kanäle einer richtigen Behandlung förderlich gewesen. Zum Beispiel hätte der Sanitäter unmittelbar mit der Notaufnahme Rücksprache halten können, um etwas über die Verfügungen des Patienten zu erfahren. Zusätzlich hätte er mit den Angehörigen Rücksprache halten können, um sicherzugehen, dass ihre emotionalen Bedürfnisse tatsächlich dem rationalen Patientenwillen entsprechen. Diese transaktionale Kommunikation wäre das Vehikel für ein einheitliches Verständnis und für eine akkurate Versorgung gewesen.

Kommunikationsstrategien nach Hannawa SACCIA

Folgende Handlungsweisen hätten diesen Zwischenfall verhindern können:
- Der Sanitäter hätte die Familienangehörigen fragen können, ob der Patient einen letzten Willen verfasst und hinterlegt hat.
- Der Sanitäter hätte mit der Familie klären können, was sie genau meint mit ihrem Wunsch, dass alles getan werden soll, um ihren Angehörigen zu retten (z. B. Regelungen für eine medizinische Wiederbelebung).
- Der Sanitäter hätte neben den Familienangehörigen andere Informationsquellen heranziehen können (z. B. die Patientenverfügung in der Gesundheitsakte), um den letzten Willen des Patienten ausfindig zu machen.
- Der Sanitäter hätte mit dem Personal der Notaufnahme verifizieren können, ob in der Akte tatsächlich nichts über den letzten Willen des Patienten vermerkt wurde.
- Der Sanitäter hätte im Gespräch mit den Angehörigen überprüfen können, ob ihre emotionale Reaktion auch dem rationalen Patientenwillen gleicht.
- Der Sanitäter hätte die Intubation nicht verordnen und den Patienten nicht der mechanischen künstlichen Beatmung unterziehen sollen, ohne vorher auszuschließen, dass eine Patientenverfügung vorliegt.

Kommunikationslehren für eine bessere Patientensicherheit und Versorgungsqualität

1○	2○	3○	4○	5○	6○	7○	8○	9○	10○
11○	12○	13○	14○	15○	16○	17○	18○	19○	20○
21○	22○	23○	24○	25○	26○	27○	28○	29○	30○

Wählen Sie aus den 30 Kommunikationslehrsätzen in Kapitel 6 diejenigen aus, die diesen Fall am treffendsten beschreiben und kreuzen Sie die entsprechenden Kästchen in dieser Checkliste an. Begründen Sie Ihre Wahl und erklären Sie, wie die einzelnen Lehrsätze mit diesem Fall zusammenhängen. Vergleichen Sie Ihre Antworten mit den Lösungsvorschlägen der Autoren auf Seite 297 des Buches. Gibt es Unterschiede? Diskutieren Sie alternative Lehrsätze, die zur Option standen und die Sie für Ihre Checkliste erwogen oder abgelehnt hätten.

Fragen zur Diskussion

1. Der Patientenwille gerät immer mehr in den Fokus der Versorgungsforschung. Wenn *Zeit* im Gesundheitswesen ein solch knappes Gut ist, wie können die Versorger trotzdem dafür sorgen, dass der Patientenwille sowohl registriert als auch verstanden wird und entsprechende Maßnahmen gewährleistet werden?

2. Gemeinsame Entscheidungsfindung ist wie folgt definiert: „Ein Prozess, in dem medizinische Fachkräfte und Patienten zusammenarbeiten, um anhand medizinischer Evidenzen Entscheidungen zu treffen und über Testverfahren, Behandlungen und Versorgungspläne zu bestimmen – mit dem Ziel, dass die Wünsche und Werte des Patienten mit den Risiken und erwarteten Ergebnissen in Einklang gebracht werden." (National Learning Consortium). Inwieweit wird in diesem Fallbeispiel eine solche gemeinsame Entscheidungsfindung erreicht?

Übungen

1. **Skript schreiben**
    Verfassen Sie einen Dialog zwischen dem Sanitäter und den Familienangehörigen, der ein einheitliches Verständnis bezüglich des Patientenwillens zur Wiederbelebung etabliert. Beginnen Sie vor Punkt 1 und berücksichtigen Sie die zeitliche Einschränkung, die sich aus dem dringlichen Handlungsbedarf ergibt.

2. **Flussdiagramm zeichnen**
    Zeichnen Sie für den beschriebenen Fall ein Flussdiagramm, aus dem hervorgeht, auf welchen subjektiven Vorannahmen die jeweiligen Handlungen der Akteure beruhen.

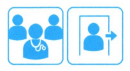

Fall 15: Entlassung entgegen ärztlichen Rat

Team-Kommunikation

Irrtümliche Entlassung, Zwischenfall ohne Schaden

Klinischer Kontext: stationäre Aufnahme ins Krankenhaus wegen eines Schubs (chronische Demenz und akutes Delir)
Kommunikationsrahmen: Interaktion zwischen Allgemeinmediziner und Stationsarzt im Nachtdienst
Ereignis: Kommunikationsfehler, der zu einer irrtümlichen Entlassung führt
Ergebnis für die Patientensicherheit: Zwischenfall ohne Schaden

Abdruck aus dem Englischen mit Genehmigung von AHRQ WebM&M. Erstabdruck des Falls in Hwang SW. Discharge against medical advice. AHRQ WebM&M [serial online]. Mai 2005, https://psnet.ahrq.gov/ webmm/case/96.

Ein 50-jähriger Mann mit der Vorgeschichte einer Alkoholabhängigkeit und alkoholinduzierter Demenz wird mit milden Alkoholentzugserscheinungen in die Klinik eingewiesen. Bei ihm wird eine proximale Oberarmfraktur festgestellt und der Orthopäde rät zur Operation. Der Patient wird im Rahmen des Alkoholentzugs mit Benzodiazepin behandelt und bleibt klinisch stabil. Nachdem er von den Ärzten über die Risiken und Heilungschancen des operativen Eingriffs aufgeklärt wird, lehnt er die Operation ab.

In Anbetracht der chronischen Demenz und des akuten Delirs durch den Alkoholentzug wird ein kognitiver Statustest durchgeführt. Dabei kommt heraus, dass der Patient nicht fähig ist, medizinische Entscheidungen für sich selbst zu treffen. Eine psychiatrische Konsultation bestätigt diese Einschätzung. Der Patient wird daher gerichtlich unter Betreuung gestellt.[1]

Am vierten Tag seines stationären Aufenthaltes, gegen Mitternacht, ❶ **äußert der Patient gegenüber der für ihn zuständigen Pflegefachkraft, dass er die Klinik verlassen möchte.** Die Pflegefachpersonen auf Station wissen nichts von der Entscheidungsunfähigkeit des Patienten. Sie kontaktieren die Stationsärztin im Nachtdienst und teilen ihr mit, dass der Patient die Klinik verlassen möchte. ❷ **Die Stations-**

---

[1] Die Autoren haben den gerichtlichen Betreuungsbescheid inhaltlich ergänzt, damit der Fall auf den deutschsprachigen Kulturkreis anwendbar ist.

ärztin wirft einen kurzen Blick auf die Gesundheitsakte, ❸ **stellt dem Patienten ein paar Fragen** und ❹ **erlaubt ihm, gegen ärztlichen Rat zu gehen.**

Das zuständige klinische Team wird am folgenden Morgen über die Entlassung des Patienten informiert. ❺ **Sie haben keine Kontaktdaten für den Patienten** und können ihn nicht ausfindig machen. Es ist unbekannt, was weiterhin mit ihm geschah.

Prinzipien der zwischenmenschlichen Kommunikation

1. Kommunikation lässt sich nicht auf Teilprozesse reduzieren

❶ **Kommunikationsfehler der Suffizienz** (unterlassene Dekodierung)
Das Nachtdienstpersonal greift nicht auf die Patientenakte zu und dekodiert somit nicht die aktenkundige Entscheidungsunfähigkeit des Patienten.

❶ **Kommunikationsfehler der Suffizienz** (unterlassene transaktionale Kommunikation)
Das zuständige klinische Team stellt nicht sicher, dass das Nachtschichtpersonal über die Entscheidungsunfähigkeit des Patienten informiert ist.

❷ **Kommunikationsfehler der Suffizienz** (unvollständige Dekodierung)
Die Stationsärztin wirft nur einen kurzen (statt genauen) Blick in die Patientenakte. Ein gründlicheres Lesen der Akte hätte eine einheitliche Verständnisfindung ermöglicht und wäre somit für eine patientensicherheitszentrierte Entscheidung notwendig gewesen.

❺ **Kommunikationsfehler der Suffizienz** (unvollständige Enkodierung)
Bei der Einweisung des Patienten hat das Personal unzureichend mit dem Patienten kommuniziert – es hat versäumt, seine Kontaktdaten aufzunehmen.

2. Kommunikation beinhaltet mehr als nur Worte

❹ **Kommunikationsfehler der Suffizienz** (unvollständige Dekodierung)
Die Stationsärztin verlässt sich ausschließlich auf die mündliche Kommunikation mit dem Patienten und erfasst seinen Zustand somit unvollständig.

❺ **Kommunikationsfehler der Richtigkeit** (fehlangewendete Dekodierung)
Die Stationsärztin dekodiert den Zustand des Patienten falsch.

Diskussion

Dieser Fall zeigt, wie die gemeinsame Verständnisfindung in der Gesundheitsversorgung ein komplexer Vorgang ist, der sich *zwischen* Personen abspielt. Die Stationsärztin in diesem Fall verlässt sich zu sehr auf eine einzige Kommunikationsquelle und entnimmt der Patientenakte rasch und nur bruchstückhaft wenige Informationen, die sie für wichtig hält. Sie stellt dem Patienten daraufhin nur ein paar Fragen, die ihren kurzen Eindruck vom Inhalt der Akte bestätigen. Die Stationsärztin schöpft somit nicht das Potenzial der zwischenmenschlichen Kommunikation aus, um ein valides einheitliches Verständnis des Gesundheitszustandes des Patienten zu gewährleisten. Die Gesundheitsakte bleibt ihre einzige Informationsquelle. Keine der medizinischen Fachkräfte im vorliegenden Fall begreift, dass die direkte Kommunikation miteinander und mit dem Patienten ein wechselseitiger bedeutungserschaffender Prozess gewesen wäre, der die Patientensicherheit priorisiert.

Kommunikationsstrategien nach Hannawa SACCIA

Folgende Handlungsweisen hätten diesen Zwischenfall verhindern können:
- Das Nachtdienstpersonal hätte die aktenkundigen Aufzeichnungen des zuständigen klinischen Teams aufmerksamer lesen können.
- Das Team hätte die Information über die mangelnde Entscheidungsfähigkeit des Patienten direkter an das Nachtdienstpersonal vermitteln können, idealerweise im unmittelbaren Gespräch.
- Die Stationsärztin hätte den Gesundheitszustand des Patienten umfassender einschätzen können – sie hätte die Akte eingehender lesen und dem nonverbalen Patientenverhalten mehr Aufmerksamkeit schenken können, um seine Entscheidungsunfähigkeit akkurat zu dekodieren.

Kommunikationslehren für eine bessere Patientensicherheit und Versorgungsqualität

1○	2○	3○	4○	5○	6○	7○	8○	9○	10○
11○	12○	13○	14○	15○	16○	17○	18○	19○	20○
21○	22○	23○	24○	25○	26○	27○	28○	29○	30○

Wählen Sie aus den 30 Kommunikationslehrsätzen in Kapitel 6 diejenigen aus, die diesen Fall am treffendsten beschreiben und kreuzen Sie die entsprechenden Kästchen in dieser Checkliste an. Begründen Sie Ihre Wahl und erklären Sie, wie die einzelnen Lehrsätze mit diesem Fall zusammenhängen. Vergleichen Sie Ihre Antworten mit den Lösungsvorschlägen der Autoren auf Seite 297 des Buches. Gibt es Unterschiede? Diskutieren Sie alternative Lehrsätze, die zur Option standen und die Sie für Ihre Checkliste erwogen oder abgelehnt hätten.

Fragen zur Diskussion

1. Wenn Patienten eine mangelnde Entscheidungsfähigkeit gerichtlich attestiert wird, sollte das Pflegepersonal dann weiterhin die Schaffung eines einheitlichen Verständnisses mit dem Patienten anstreben?

2. Wie können nonverbale Zeichen im Kontext eines engmaschigen Zeitplans zur Vermeidung medizinischer Irrtümer beitragen?

3. Welche Maßnahmen hätte das medizinische Personal in diesem Fall treffen können, um den Zustand des Patienten anhand seiner nonverbalen Verhaltensweise besser zu erfassen?

Übungen

1. **Flussdiagramm zeichnen**
    Zeichnen Sie für den beschriebenen Fall ein Flussdiagramm, aus dem hervorgeht, auf welchen subjektiven Vorannahmen die jeweiligen Handlungen der Akteure beruhen.

2. **Dienstübergabe schreiben**
    Beschreiben Sie, was das zuständige klinische Team hätte tun können, damit die Entscheidungsunfähigkeit des Patienten erfolgreich an das Nachtdienstpersonal vermittelt wird.

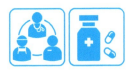

Fall 16: Eptifibatid Epilog

Interprofessionelle Kommunikation

Arzneimittel-Unterdosierung, Unerwünschtes Ereignis

Klinischer Kontext: akute stationäre Aufnahme (Koronarsyndrom)
Kommunikationsrahmen: Interaktion zwischen Assistenzarzt, Krankenhausapotheker und drei Pflegefachpersonen
Ereignis: Kommunikationsfehler, der zu einer Fehlmedikation führt
Ergebnis für die Patientensicherheit: unerwünschtes Ereignis

Abdruck aus dem Englischen mit Genehmigung von AHRQ WebM&M. Erstabdruck des Falls in Churchill WW, Fiumara K. Eptifibatide epilogue. AHRQ WebM&M [serial online]. April 2009, https://psnet.ahrq.gov/webmm/case/198.

Ein 62-jähriger Mann wird an einem Samstag um 23 Uhr mit Verdacht auf akutes Koronarsyndrom stationär aufgenommen. Es folgt eine laborchemische serielle Untersuchung auf Marker, die auf einen Herzinfarkt hindeuten, und er wird mit Betablocker, Enoxaparin und einem Statin behandelt.

Am Sonntagmorgen um 6 Uhr steigt der Troponin-T-Wert des Patienten und die Diagnose wird auf NSTEMI (engl. *non-ST Segment Elevation myocardial Infarktion*) geändert. Unter Benutzung des computergestützten Bestellsystems verschreibt der Assistenzarzt Eptifibatid (ein starker Thrombozytenaggregationshemmer) intravenös über Infusionslösung, angesichts des angesetzten koronarangiographischen Eingriffs, der am darauffolgenden Montagmorgen ansteht.

Der Assistenzarzt gibt die gewichtsbasierte Dosierung des Eptifibatid korrekt in die Bestellmaske ein (Menge im Infusionsbeutel, gefolgt von gleichmäßiger Infusion von 2 µg/kg/min). Weil die Eingabemaske es erfordert, muss er die dauerhafte Infusionsrate außerdem in Milliliter pro Stunde angeben (ml/h). Er ist sich bei der Kalkulation unsicher und ❶ **trägt daher willkürlich 0,5 ml/h ein**. ❷ **Er geht davon aus**, dass der zuständige Krankenhausapotheker die Infusionsrate noch anpassen wird.

Die elektronische Verschreibung wird zur Verarbeitung an die Krankenhausapotheke weitergeleitet. ❸ **Der Apotheker verarbeitet das Rezept genauso wie es angegeben wurde**, und das Eptifibatid wird zur Verabreichung in die entsprechende Abteilung geschickt.

Die ❹ **diensthabende Pflegefachkraft steht unter Zeitdruck**, weil sie statt der gewöhnlichen vier Patienten an diesem Tag sechs Patienten versorgen muss. Sie verabreicht die Infusionsmenge nach Plan und stellt sie auf 0,5 ml – das Medikament ist also um mehr als das 40-Fache unterdosiert. Die Pflegefachkraft im Nachtdienst setzt die Infusion bei dieser Rate fort, genauso wie die Pflegekraft am darauffolgenden Tag.

Die Pflegekraft im Tagesdienst ❺ **stutzt über die niedrige Dosierung und befragt den Assistenzarzt** – wird dabei jedoch von zusätzlichen pflegerischen Pflichten abgelenkt.

Der Patient wird am darauffolgende Montag um 14 Uhr zur perkutanen Koronarintervention (PCI) in das Labor gebracht. Zu der Zeit waren seine Troponinwerte, nachdem sie in die Höhe gestiegen waren, bereits wieder am Sinken. Im PCI-Labor fällt der Infusionsfehler mit dem Eptifibatid sofort auf. Der Patient wird daraufhin einer Angioplastie unterzogen und ein Koronarstent wird eingesetzt. Es lässt sich nicht sagen, ob die Unterdosierung des blutverdünnenden Mittels zu weiterem Koronarschaden geführt hat.

Prinzipien der zwischenmenschlichen Kommunikation

1. Inhaltliche Redundanz durch direkte Kanäle fördert die Richtigkeit der kommunizierten Inhalte und deren Verständnis

❶ **Kommunikationsfehler der Richtigkeit** (nicht gebotene Enkodierung)
Der Assistenzarzt bestellt die falsche Infusionsrate unter der Annahme, dass seine Angabe vom Apotheker nur als Platzhalter aufgefasst und noch berichtigt wird.

❸ **Kommunikationsfehler der Richtigkeit** (unterlassene transaktionale Kommunikation)
Der Assistenzarzt und der Apotheker kommen nicht miteinander ins Gespräch, um gemeinsam die Richtigkeit der verschriebenen Infusionsrate zu validieren.

Diese beiden Fehler verdeutlichen, dass einerseits die *inhaltliche Redundanz* – hier die fehlende Wiederholung der Aussage, dass die angegebene Infusionsrate willkürlich ist – und andererseits die *Reichhaltigkeit des Kanals* (d. h. direkte Kommunikation statt elektronischen Datentransfers) für eine erfolgreiche Verständnisfindung und die Sicherheit des Patienten grundlegend gewesen wären.

2. Kommunikation beruht auf subjektiven Vorannahmen und Wahrnehmungen

❷ **Kommunikationsfehler der zwischenmenschlichen Anpassung** (unvollständige Enkodierung)
Der Assistenzarzt geht bei seiner Verschreibung nur unzureichend auf das Informationsbedürfnis des Apothekers ein – er nimmt einfach stillschweigend an, dass der Apotheker die willkürlich eingetragene Infusionsrate noch berichtigen wird.

Der Apotheker hingegen geht davon aus, dass die bestellte Dosis bereits richtig kalkuliert ist. Dieser Prozess führt vor Augen, wie wichtig die Erkenntnis ist, dass individuelle Wahrnehmungen sich grundsätzlich voneinander unterscheiden und eine erfolgreiche zwischenmenschliche Kommunikation das einzige Mittel für eine Überwindung dieser Wahrnehmungsdifferenzen ist.

3. Kommunikation ist kontextgebunden

❹ **Kommunikationsfehler der Kontextulisierung** (unvollständige Dekodierung) Die diensthabende Pflegefachkraft und die Pflegefachkraft im Nachtdienst nehmen sich nicht die Zeit (*chronologischer* Kontext), um die Infusionsrate im Rahmen der Diagnose und des beabsichtigten Behandlungsziels zu dekodieren (*funktionaler* Kontext).

❺ **Kommunikationsfehler der Kontextulisierung** (unvollständige Enkodierung) Die Pflegefachkraft im Tagesdienst nimmt sich nicht die Zeit (*chronologischer* Kontext), um der eigenen Intuition zu folgen und gemeinsam mit dem Assistenzarzt ein gemeinsames Verständnis der Infusionsrate zu erschaffen (*funktionaler* Kontext).

Diese beiden Kommunikationsfehler veranschaulichen, wie wichtig es für die Patientensicherheit ist, dass die zwischenmenschliche Kommunikation stets auf den gegebenen Kontext bezogen wird.

Diskussion

Das Schlüsselthema für die Patientensicherheit besteht in diesem Fall in der *Richtigkeit* der kommunizierten Informationsinhalte. Wenn mehrere Fachkräfte an der Versorgung eines Patienten beteiligt sind, kann die einheitliche Verständnisfindung erschwert und dadurch die Patientensicherheit beeinträchtigt werden. Gleichzeitig kann die Beteiligung *mehrerer* Fachkräfte eine *validierende* Funktion erfüllen – jedoch nur, wenn die zwischenmenschliche Kommunikation dieses Ziel bewusst verfolgt und sie kompetent durchgeführt wird. Im vorliegenden Fall hätte eine sichere Kommunikation zwischen dem Personal das unerwünschte Ereignis abwenden und zur Genesung des Patienten beitragen können.

Kommunikationsstrategien nach Hannawa SACCIA

Folgende Handlungsweisen hätten diesen Zwischenfall verhindern können:
- Der Assistenzarzt hätte jemanden bitten können, ihm dabei zu helfen, die korrekte Infusionsrate zu ermitteln.
- Der Assistenzarzt hätte telefonische Rücksprache mit der Krankenhausapotheke halten können, um darauf hinzuweisen, dass er nicht weiß, wie die exakte Infusionsrate berechnet wird und der von ihm eingetragene Wert willkürlich ist.
- Das medizinische Fachpersonal, insbesondere die Pflegefachkräfte, hätten miteinander sprechen können, um die Richtigkeit der Infusionsrate gemeinsam zu validieren.

Kommunikationslehren für eine bessere Patientensicherheit und Versorgungsqualität

1○	2○	3○	4○	5○	6○	7○	8○	9○	10○
11○	12○	13○	14○	15○	16○	17○	18○	19○	20○
21○	22○	23○	24○	25○	26○	27○	28○	29○	30○

Wählen Sie aus den 30 Kommunikationslehrsätzen in Kapitel 6 diejenigen aus, die diesen Fall am treffendsten beschreiben und kreuzen Sie die entsprechenden Kästchen in dieser Checkliste an. Begründen Sie Ihre Wahl und erklären Sie, wie die einzelnen Lehrsätze mit diesem Fall zusammenhängen. Vergleichen Sie Ihre Antworten mit den Lösungsvorschlägen der Autoren auf Seite 297 des Buches. Gibt es Unterschiede? Diskutieren Sie alternative Lehrsätze, die zur Option standen und die Sie für Ihre Checkliste erwogen oder abgelehnt hätten.

Fragen zur Diskussion

1. Wie könnte das Krankenhauspersonal in diesem Fall dafür sorgen, dass genügend Zeit eingeräumt wird, um den Erhalt der Nachricht und ein einheitliches Verständnis ihres Inhalts sicherzustellen?

2. Erläutern Sie drei Wege, wie das Krankenhauspersonal sicherstellen könnte, dass die Informationen korrekt vermittelt wurden.

Übungen

1. **Skript schreiben**
   Verfassen Sie einen alternativen Handlungsablauf mit einem zielführenden Dialog für den Zeitpunkt, an dem der Assistenzarzt feststellt, dass er sich über die korrekte Infusionsrate unsicher ist. Beginnen Sie vor Punkt 1.

2. **Genesungs-Szenario entwerfen**
   Schreiben Sie zwei Interaktionen auf, die unterbinden könnten, dass die Folgen des Kommunikationsfehlers den Patienten erreichen. Diese Interaktionen sollten jeweils nicht länger als 60 Sekunden dauern.

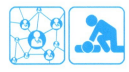

Fall 17: Reanimationsalarm – wohin?

Berufsübergreifende Kommunikation

Versehentliche Intubation, Zwischenfall mit Beinahe-Schaden

Klinischer Kontext: akute stationäre Aufnahme (Halluzinationen und Angstzuständen)
Kommunikationsrahmen: Interaktion zwischen Internist, PJ-Student, zwei Anästhesisten, Pflegefachkräfte der Intensivpflege und der Psychiatrie
Ereignis: Kommunikationsfehler, der beinahe zu einer nicht gebotenen Intubation führt.
Ergebnis für die Patientensicherheit: Zwischenfall mit Beinahe-Schaden

Abdruck aus dem Englischen mit Genehmigung von AHRQ WebM&M. Erstabdruck des Falls in Adams BD.
Code blue—where to? AHRQ WebM&M [serial online]. Oktober 2007, https://psnet.ahrq.gov/webmm/
case/162.

Ein 80-jähriger Mann mit bestehender koronarer Herzkrankheit, Hypertonie und Schizophrenie wird wegen Halluzinationen und Angstzuständen in die psychiatrische Station eingewiesen. Am zweiten Tag der Hospitalisierung hat er einen spontanen Schub von Verwirrung, Bradykardie und Hypotonie. Er verliert das Bewusstsein und der Reanimationsalarm wird ausgelöst.

Die psychiatrische Station ist an ein großes Lehrkrankenhaus angeschlossen. ❶ **Das Reanimationsteam im Hauptgebäude wird alarmiert**, bestehend aus einem Oberarzt, einem PJ-Studenten, zwei Anästhesisten und einer Pflegefachkraft der Intensivpflege. Die Nachricht tönt aus dem Lautsprechersystem: „Reanimationsalarm, vierte Etage, Psychiatrie. Reanimationsalarm, vierte Etage, Psychiatrie."

Der verantwortliche Oberarzt und der PJ-Student haben noch nie die psychiatrische Abteilung besucht. „Wie kommen wir in die Psychiatrie?", fragt der PJ-Student panisch andere Kollegen. „Wie man dort hinkommt, weiß ich nicht. Ich weiß nur, dass man hinausgehen muss, durch den Haupteingang", antwortet ein Kollege. Der Oberarzt und der PJ-Student laufen zahlreiche Treppen hinab, durch den Haupteingang hinaus, in das nächste Gebäude, gelangen in die Psychiatrie und hasten die Stufen zur vierten Etage hinauf (die beiden Gebäude wären über die vierte Etage miteinander verbunden gewesen).

Als die beiden eintreffen, hat bei dem Patienten bereits Atemstillstand eingesetzt und er ist ohne Puls. Die Pflegefachkräfte der Station haben dem Patienten eine Sauerstoffmaske aufgesetzt, Beatmung und Brustkompression fanden jedoch noch nicht statt.

Der verantwortliche Oberarzt und der PJ-Student ❷ **beginnen mit der Herz-Lungen-Wiederbelebung** mithilfe von Brustkompression und Beutel-Masken-Beatmung. Als die Pflegekraft der Intensivstation und das restliche Reanimationsteam eintreffen, versuchen sie, den Patienten an ihren mitgebrachten EKG-Kontrollmonitor anzuschließen. Die Ableitungskabel am Gerät sind jedoch inkompatibel mit den aufgeklebten Elektroden. Die Elektroden stammen von der psychiatrischen Station und sind über zehn Jahre alt. Das Team hat nicht die nötigen Kabel dabei, um den Monitor anzuschließen und schickt eine Pflegekraft zurück in das Hauptgebäude, um kompatible Klebeelektroden zu holen.

Der Patient hat noch immer keinen Puls und einen unstetigen Herzrhythmus. Obwohl er mittels Beutelmaske beatmet wird, bleibt die Sättigungsrate bei unter 80 %. Mehrere Minuten lang wird nach dem Grund gesucht, bis sich schließlich herausstellt, dass die Maske zwar an die Sauerstoffversorgung in der Wand angeschlossen ist, aber die Pfleger den Hahn nicht aufgedreht hatten. Die Sauerstoffzufuhr wird aktiviert, die Sättigungswerte steigen und der Anästhesist ❷ **bereitet die Intubation des Patienten vor**. Die Brustkompression wird fortgesetzt.

Zu diesem Zeitpunkt betritt eine Pflegefachkraft den Raum, erkennt den Patienten und ❸ **ruft: „Stopp! Stopp! Er hat einen No-Code!"** [No-Code bedeutet in den USA, dass der Patient per Verfügung alle Wiederbelebungsmaßnahmen untersagt]. Verwirrung entsteht. ❹ **Einige im Team brechen die Maßnahmen ab, während andere sie fortsetzen.** Die Patientenakte wird überprüft, aber ❺ **es findet sich darin kein Hinweis zu den Wiederbelebungsmaßnahmen.** Die Wiederbelebung wird daraufhin fortgesetzt. Der Oberarzt telefoniert währenddessen mit dem Sohn des Patienten. Dieser bestätigt den Patientenwillen, dass er nicht wiederbelebt werden möchte. Die Maßnahmen werden abgebrochen und der Patient verstirbt kurz darauf.

Prinzipien der zwischenmenschlichen Kommunikation

1. Inhaltliche Redundanz durch direkte Kanäle fördert die Richtigkeit der kommunizierten Inhalte und deren Verständnis

❶ **Kommunikationsfehler der Richtigkeit** (nicht gebotene Enkodierung)
Das psychiatrische Stationsteam ruft irrtümlich das Reanimationsteam zu Hilfe – angesichts der Patientenverfügung war diese Handlung nicht geboten.

2. Kommunikation ist kontextgebunden

❷ Kommunikationsfehler der Richtigkeit (unterlassene transaktionale Kommunikation)
Das Reanimationsteam erkundigt sich nicht nach der Patientenverfügung, bevor es mit den lebenserhaltenden Maßnahmen beginnt.

❺ Kommunikationsfehler der Suffizienz (unterlassene Enkodierung)
Die Stationspflegekraft der Psychiatrie hatte es versäumt, die Patientenverfügung der Patientenakte beizulegen.

❸ Kommunikationsfehler der Suffizienz (unvollständige Enkodierung)
Die Stationspflegekraft begründet ihre Anweisung nicht hinreichend, als sie Stopp! ruft, und verursacht damit Verwirrung.

❹ Kommunikationsfehler der Klarheit (fehlangewendete Enkodierung)
Das Reanimationsteam kommuniziert nicht zielführend mit der Stationspflegekraft, als die widersprüchlichen Angaben zur Wiederbelebung im Zimmer geklärt werden müssen.

❸ Kommunikationsfehler der Kontextualisierung (unvollständige Enkodierung)
Die Stationspflegekraft von der Psychiatrie schreitet nicht schnell genug ein, als das Reanimationsteam herbeigerufen wird (*chronologischer* Kontext), um die Patientenverfügung zu vermitteln und die nicht gebotene Reanimation des Patienten zu verhindern.

❻ Kommunikationsfehler der Kontextualisierung (unvollständige Dekodierung)
Erst *nachdem* der Patient zur Intubation vorbereitet wurde, informiert sich das Fachpersonal über die Patientenverfügung (*chronologischer* Kontext).

Diskussion

An diesem Fall wird deutlich, dass eine sichere zwischenmenschliche Kommunikation den Weg für eine koordinierte Versorgung ebnet. Bei diesem Vorfall verlassen sich zunächst alle Fachkräfte auf den Reanimationsalarm und nehmen an, dass alles Mögliche unternommen werden müsse, um den Patienten am Leben zu erhalten. Diese Fehlbehandlung lässt sich mehrfach auf *unsichere Kommunikation* zurückführen. Beispielsweise wurde der Patientenwille nicht in den Unterlagen dokumentiert. Die Reanimation wird nicht rechtzeitig von der Pflegekraft abgebrochen, d. h. *bevor* der Patient zur Intubation vorbereitet wird. Für das Versorgerteam bleibt die Patientenverfügung über die Wiederbelebung so lange unklar, bis der Oberarzt schließlich die Initiative ergreift und den Sohn des Patienten anruft.

Die Fehlbehandlung hätte jedoch schon viel früher durch eine sicherere Kommunikation unter den Beteiligten *vermieden* werden können. Was die Patientenverfügung betrifft, hätte eine angemessene inhaltliche Redundanz die mehrdeutigen Angaben und die damit verbundene Unsicherheit reduzieren und ein einheitliches Verständnis der akkuraten Informationen ermöglichen können. Hier ein paar Beispiele: Bevor es den Alarm auslöst, hätte das Stationsteam der Psychiatrie ermitteln können, was die Patientenverfügung zur Wiederbelebung vorsieht. Die Fachkräfte hätten miteinander das direkte Gespräch suchen können, um ihre Unsicherheit bezüglich der gewünschten Wiederbelebungsmaßnahmen des Patienten zu klären. Die Stationspflegekraft hätte ihr plötzliches Rufen nach einem Stopp! der Wiederbelebung besser begründen und damit die darauffolgende Verwirrung vermeiden können.

Zugegebenermaßen ist dieser Fall zeitlich eng umgrenzt und lässt somit wenig Raum für Ad-hoc-Diskussionen. Wichtig ist jedoch zu erkennen, dass diese zeitliche Begrenzung wirklich erst durch den anfänglichen Kommunikationsfehler entstand – denn wäre vom ersten Moment an kompetent miteinander kommuniziert worden, dann hätte sich das ganze Dilemma unterbinden lassen.

Kommunikationsstrategien nach Hannawa SACCIA

Folgende Handlungsweisen hätten diesen Zwischenfall verhindern können:
- Das Stationsteam der Psychiatrie hätte das Reanimationsteam erst rufen können, *nachdem* es überprüft hat, ob die Patientenverfügung eine Wiederbelebung gestattet. Wahlweise hätte dies auch noch unmittelbar *nach* dem Senden des Notrufs geschehen können.
- Der Oberarzt, der PJ-Student und die Anästhesisten hätten während der Vorbereitung der lebenserhaltenden Maßnahmen miteinander sprechen können, um zu verifizieren, ob der Patient die Herz-Lungen-Wiederbelebung tatsächlich wünscht.
- Die Pflegefachkraft der Psychiatrie hätte im Zuge der stationären Aufnahme die Patientenverfügung mit in die Patientenakte aufnehmen können.
- Die Pflegefachkraft der Psychiatrie hätte ihre Aufforderung, die Maßnahmen abzubrechen, mit einer Erklärung ergänzen können.
- Das Reanimationsteam hätte zielführender miteinander und mit der Pflegefachkraft sprechen können, um die widersprüchlichen Anweisungen zur Wiederbelebung im Raum zu klären.
- Die Pflegefachkraft der Psychiatrie hätte sofort eingreifen können, nachdem das Reanimationsteam alarmiert wurde, oder sie hätte bei seiner Ankunft gleich vor Ort sein können, um die Patientenverfügung zu vermitteln und eine nicht gebotene Intubation zu vermeiden.
- Das Reanimationsteam hätte während der Vorbereitung auf die Intubation die Patientenakte ansehen und die Patientenverfügung besprechen können.

Kommunikationslehren für eine bessere Patientensicherheit und Versorgungsqualität

1 ○	2 ○	3 ○	4 ○	5 ○	6 ○	7 ○	8 ○	9 ○	10 ○
11 ○	12 ○	13 ○	14 ○	15 ○	16 ○	17 ○	18 ○	19 ○	20 ○
21 ○	22 ○	23 ○	24 ○	25 ○	26 ○	27 ○	28 ○	29 ○	30 ○

Wählen Sie aus den 30 Kommunikationslehrsätzen in Kapitel 6 diejenigen aus, die diesen Fall am treffendsten beschreiben und kreuzen Sie die entsprechenden Kästchen in dieser Checkliste an. Begründen Sie Ihre Wahl und erklären Sie, wie die einzelnen Lehrsätze mit diesem Fall zusammenhängen. Vergleichen Sie Ihre Antworten mit den Lösungsvorschlägen der Autoren auf Seite 297 des Buches. Gibt es Unterschiede? Diskutieren Sie alternative Lehrsätze, die zur Option standen und die Sie für Ihre Checkliste erwogen oder abgelehnt hätten.

Fragen zur Diskussion

1. Nennen Sie zwei Maßnahmen, die Krankenhäuser ergreifen könnten, um bei Notrufen die zwischenmenschliche Kommunikation zu verbessern – als ein Mittel, um Unklarheiten zu reduzieren.

2. Nennen Sie drei verschiedene Kommunikationskanäle, die in diesem Fall eine bessere Patientensicherheit und Versorgungsqualität gefördert hätten.

Übungen

1. **Fehlerpunkte benennen**
   Lesen Sie den Fall noch einmal durch. Identifizieren Sie die Punkte, an denen die Beteiligten den Empfang einer Botschaft und ein einheitliches Verständnis signalisieren könnten. Beschreiben Sie für jeden dieser Punkte eine zielführende Handlung.

2. **Leitlinien formulieren**
   Formulieren Sie eine abteilungsübergreifende Leitlinie, die in diesem Fall eine durchgängige kommunikative Klarheit bezüglich der Patientenverfügung gewährleistet hätte.

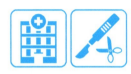

Fall 18: Rechts? Links? Nirgends!

Interinstitutionelle Kommunikation

Operation, Zwischenfall mit Beinahe-Schaden

Klinischer Kontext: akute Notaufnahme mit anschließender stationärer Einweisung (Dehydrierung)

Kommunikationsrahmen: Interaktion zwischen Personal in der Notaufnahme, orthopädischem Chirurgen, Radiologieteam und dem Notaufnahmepersonal in einer vorherigen Einrichtung

Ereignis: Kommunikationsfehler, der beinahe zu einer irrtümlichen Operation führt

Ergebnis für die Patientensicherheit: Zwischenfall mit Beinahe-Schaden

Abdruck aus dem Englischen mit Genehmigung von AHRQ WebM&M. Erstabdruck des Falls in Howell EA, Chassic MR. Right? Left? Neither! [Spotlight]. AHRQ WebM&M [serial online]. Mai 2006, https://psnet. ahrq.gov/webmm/case/127.

Eine 79-jährige Patientin stellt sich in der Notaufnahme vor, nachdem sie eine Woche lang unter Diarrhoe und fortschreitendem Schwächegefühl leidet. Weil es Anzeichen für Dehydrierung gibt, wird die Patientin umgehend ins Krankenhaus aufgenommen. Ihre Anamnese ergibt einen Schlaganfall mit zurückgebliebener, linksseitiger Hemiparese, Bluthochdruck, eine koronararterielle Erkrankung mit ischämischer Kardiomyopathie, Zwölffingerdarmgeschwür, Asthma und Übergewicht.

Zwei Wochen vor der Aufnahme ins Krankenhaus hatte sie rechts Knöchel- und Fußschmerzen empfunden und war in der Notaufnahme eines anderen Krankenhauses untersucht worden. Der Familie wurde mitgeteilt, dass es sich möglicherweise um eine Fraktur handelt und eine Gipsschiene wurde angelegt. Die Patientin wurde angewiesen, für die Nachuntersuchung so schnell wie möglich einen Orthopäden zu kontaktieren. Aufgrund von Transportschwierigkeiten erschien die Patientin jedoch nicht zur Nachuntersuchung.

Bei der körperlichen Untersuchung zeigt die Patientin kein Fieber, erscheint aber körperlich geschwächt. Sie hat eine linksseitige Hemiparese. Der rechte Knöchel und der rechte Fuß befinden sich noch in derselben Gipsschiene, die vor zwei Wochen angelegt wurde. Bei der Untersuchung bewegt sich der Knöchel normal und ohne lokalisierbare Druckdolenz. Eine Stuhlprobe wird entnommen und der Test auf Toxine durch *Clostridium difficile* ist positiv. Für die stationäre Aufnahme wird ein Antrag auf Informationsfreigabe unterzeichnet und an die Notaufnahme des vorherigen Krankenhauses gefaxt, um dokumentierte Informationen über die vergangene Fuß- und Knöchelverletzung einzuholen.

Die Familienangehörigen bitten darum, dass der Rat eines Orthopäden eingeholt wird, um die diagnostische Klärung zu beschleunigen. Die angefragten Akten über den vorherigen Klinikbesuch ❶ **treffen nicht pünktlich ein**, deshalb werden der rechte Fuß und der rechte Knöchel erneut geröntgt. Der Radiologe wertet das Röntgenbild aus und stellt fest, dass im rechten Knöchel eine dislozierte trimalleolare Fraktur vorliegt. Der orthopädische Chirurg ❷ **begutachtet den Röntgenbefund und untersucht rasch die Patientin.** Der Familie ❸ **wird zur Operation geraten**. Der Vorgang wird besprochen und die Einverständniserklärung unterzeichnet.

Am nächsten Morgen wird die Patientin in den Operationssaal gebracht und eine Spinalanästhesie durchgeführt. Der Chirurg desinfiziert sich die Hände und bereitet die Operation vor. Im Lichtkasten des OP-Saals ist die Röntgenaufnahme eines Knöchels zu sehen. Bevor er den Schnitt vornimmt, begutachtet der Chirurg das Röntgenbild und ❹ **stellt schockiert fest, dass es sich um eine Röntgenaufnahme des *linken* Knöchels handelt,** auf der die trimalleolare Fraktur zu sehen ist. Sofort werden beide Knöchel der Patientin unter Narkose untersucht, aber es liegt keine medizinische Evidenz für eine Fraktur oder Dislokation vor. Auf dem Röntgenbild ist jedoch deutlich angegeben, dass es zur Patientin gehört. Sofort werden beide Knöchel im OP-Saal geröntgt. Der linke Knöchel ist intakt, der rechte ebenfalls, der rechte Fuß weist außerdem eine heilende Fraktur des fünften Mittelfußknochens auf.

Während der entstandenen Verwirrung ❺ **erinnert sich einer der technischen OP-Assistenten**, dass sich zwei Tage zuvor ein anderer Patient einer ORIF (engl. *open reduction internal fixation*) unterzogen hatte, weil er eine trimalleolare Fraktur am linken Knöchel hatte. Später wird bestätigt, dass die Röntgenaufnahme von der trimalleolaren Fraktur ❻ **das falsche Datum und den falschen Patientennamen trägt** und eigentlich zu einem Patienten gehört, bei dem die Operation bereits erfolgt ist.

Die Spinalanästhesie wird abgebrochen und die Patientin wird auf ihr Zimmer zurückgebracht. Glücklicherweise trägt sie keinen Schaden davon. Gegenüber der Familie wird lückenlos Bericht erstattet und eine umfassende Entschuldigung erfolgt.

Die Patientin erholt sich von der Dehydrierung und von der Kolitis und kann schließlich aus dem Krankenhaus entlassen werden. Die Heilung der Mittelfußfraktur wird durch eine Lauforthese unterstützt. Als sie entlassen wird, trifft aus der Notaufnahme des anderen Krankenhauses per Fax eine Kopie der angeforderten Unterlagen ein. Darin befindet sich ein Röntgenbefund, der eine nicht dislozierte Fraktur des fünften Mittelfußknochens rechts beschreibt.

Prinzipien der zwischenmenschlichen Kommunikation

1. Kommunikation ist kontextgebunden

❶ **Kommunikationsfehler der Kontextualisierung** (unvollständige transaktionale Kommunikation)
Sowohl in der vorherigen als auch in der aktuellen Notaufnahme vernachlässigen die Fachkräfte den *chronologischen* Kontext ihrer Kommunikation. Sie berücksichtigen nicht, dass der Informationsaustausch im Hinblick auf die anstehende Operation *dringlich* ist. Eine direkte, zeitnahe Kommunikation miteinander hätte die Fehlannahme, dass eine Knöchelfraktur vorliegt, berichtigen können. Die entscheidende Information, dass eigentlich eine Mittelfußfraktur vorliegt, kommt erst an, als der Befund der vorherigen Notaufnahme endlich eintrifft.

Aufgrund dieser Verzögerung muss das aufnehmende Krankenhaus ein weiteres Röntgenbild anfertigen lassen.

2. Inhaltliche Redundanz durch direkte Kanäle fördert die Richtigkeit der kommunizierten Inhalte und deren Verständnis

❺ **Kommunikationsfehler der Richtigkeit** (fehlangewendete Enkodierung)
Der Radiologe der Notaufnahme kennzeichnet das Röntgenbild falsch, als er den falschen Namen darauf schreibt.

❷ **Kommunikationsfehler der Richtigkeit** (fehlangewendete Dekodierung)
Der Orthopäde deutet das Röntgenbild falsch, das anstelle eines rechten Knöchels einen linken Knöchel zeigt.

❸ **Kommunikationsfehler der Richtigkeit** (fehlangewendete Enkodierung)
Dieser Fehler ist die direkte Folge einer falschen Auswertung des Röntgenbildes: Der Orthopäde veranlasst die Operation, ohne dass sie angezeigt wäre.

Glücklicherweise ❹ bemerkt der Orthopäde seinen Irrtum und korrigiert beide Fehler rechtzeitig, bevor sie in einem Operationsfehler münden.

Diskussion

An diesem Fall wird deutlich, wie wichtig das einheitliche Verständnis *umfassender* und *richtiger* Informationsinhalte für eine sichere und hochwertige Gesundheitsversorgung ist. Falsche Informationen können nur im weiteren Verlauf mittels einer validierenden zwischenmenschlichen Kommunikation berichtigt werden. Indem der Radiologe das Röntgenbild falsch kennzeichnet (Enkodierungsfehler), löst er eine Reihe weiterer *Kommunikationsfehler der Richtigkeit* aus. Beinahe führen diese zu einer unnötigen Operation. Letztlich sind jedoch zwei Fehlerkorrekturen dafür verantwortlich, dass das unerwünschte Ereignis ausbleibt: Zum einen liegt es an der *inhaltlichen Redundanz*, die durch das wiederholte Ansehen des Röntgenbilds im OP-Saal entsteht. Zum anderen wählen die OP-Kräfte den *direkten Kommunikationskanal* miteinander, als sie sich im unmittelbaren Gespräch synchron über die Röntgenbilder austauschen. Die Verknüpfung dieser Ereignisse zeigt, dass Kommunikation mehr beinhaltet als einen bloßen Informationsaustausch – Kommunikation ist ein dynamischer zwischenmenschlicher Verständnisfindungsprozess, den die Beteiligten nutzen müssen, um gemeinsam ein einheitliches Verständnis zu erschaffen und um die Richtigkeit ihrer vermittelten Informationen zu validieren.

Dieser Fall verdeutlicht außerdem, dass Patienten und deren Begleitpersonen gleichermaßen zu diesem sinngebenden Prozess beitragen wie das medizinische Fachpersonal. In diesem Fall sind es die Familienangehörigen, die die notwendige orthopädische Untersuchung der Patientin veranlassen.

Kommunikationsstrategien nach Hannawa SACCIA

Folgende Handlungsweisen hätten diesen Zwischenfall verhindern können:
- Das Personal der vorherigen Notaufnahme und das Personal der aktuellen Notaufnahme hätten *direkt* miteinander in Kontakt treten können (z. B. telefonisch), um einen Common Ground und ein einheitliches Verständnis zu erschaffen, das den Gesundheitszustand der Patientin und ihre Fraktur richtig erfasst.
- Der Radiologe der aktuellen Klinik hätte nochmals überprüfen können, ob er das Röntgenbild der Patientin richtig zugeordnet und korrekt gekennzeichnet hat.
- Der Orthopäde hätte vor der Operation nochmals interaktiv sicherstellen können, dass er das Röntgenbild richtig interpretiert.

Kommunikationslehren für eine bessere Patientensicherheit und Versorgungsqualität

1 ○	2 ○	3 ○	4 ○	5 ○	6 ○	7 ○	8 ○	9 ○	10 ○
11 ○	12 ○	13 ○	14 ○	15 ○	16 ○	17 ○	18 ○	19 ○	20 ○
21 ○	22 ○	23 ○	24 ○	25 ○	26 ○	27 ○	28 ○	29 ○	30 ○

Wählen Sie aus den 30 Kommunikationslehrsätzen in Kapitel 6 diejenigen aus, die diesen Fall am treffendsten beschreiben und kreuzen Sie die entsprechenden Kästchen in dieser Checkliste an. Begründen Sie Ihre Wahl und erklären Sie, wie die einzelnen

Lehrsätze mit diesem Fall zusammenhängen. Vergleichen Sie Ihre Antworten mit den Lösungsvorschlägen der Autoren auf Seite 297 des Buches. Gibt es Unterschiede? Diskutieren Sie alternative Lehrsätze, die zur Option standen und die Sie für Ihre Checkliste erwogen oder abgelehnt hätten.

Fragen zur Diskussion

1. Was für eine krankenhausinterne Kommunikationsleitlinie könnte die Anzahl von fehlerhaften Datumsangaben und Namenszuweisungen reduzieren?

2. Was für einen Vorgang oder was für ein System könnten Mediziner selbst anwenden, um weniger Fehler bei der Datumsangabe und Namenszuweisung auf Röntgenbildern zu machen?

Übungen

1. **Akteure benennen**
   Beschreiben Sie, wie die Patientin und ihre Familienangehörigen in diesem Fall die Patientensicherheit noch besser fördern könnten.

2. **Das System resistenter machen**
   Identifizieren Sie die Faktoren und/oder Prozesse, die den anfänglichen Kommunikationsfehler in diesem Fallbeispiel letztlich ausgleichen. Beschreiben Sie, wie das System geändert werden könnte, damit es noch unempfindlicher gegen derartige Fehler wird.

Phase 4: Brückenzeit

Die *Brückenzeit* umfasst alle Prozesse, die zwischen der *Entscheidung* und der *Durchführung* eines Behandlungsplans stattfinden. Damit schließt die Brückenzeit viele zwischenmenschliche Aktionen ein, deren Erfolg eine kompetente Kommunikation erfordert – sowohl zwischen Medizinern und Patienten als auch unter Fachkräften, in und zwischen Versorgungsteams, innerhalb und zwischen verschiedenen Einrichtungen, in ambulanter Betreuung, in Apotheken und in anderen Pflegeeinrichtungen. Der Begriff Brückenzeit (engl. *storage*) wird im Sinne einer medizinischen Maßnahme umgangssprachlich kaum von Fachkräften verwendet. Dennoch stellt sie eine wichtige Versorgungsphase dar, die häufig die Sicherheit und Qualität der Gesundheitsversorgung gefährdet. Häufige genannte Sicherheitsthemen sind hierbei Patientenübergaben (Hand-offs) und die Herausforderung einer rechtzeitigen Versorgung (engl. *timeliness of care*).

https://doi.org/10.1515/9783110537345-010

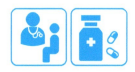

Fall 19: Schlecht aufgeschrieben, falsch eingenommen

Arzt-Patient-Kommunikation

Unnötige Medikamenteneinnahme, Unerwünschtes Ereignis

Klinischer Kontext: ambulante Nachsorgeuntersuchung (Arrhythmie)
Kommunikationsrahmen: Interaktion zwischen Arzt und Patient
Ereignis: Kommunikationsfehler, der zur Fehlmedikation eines Patienten führt
Ergebnis für die Patientensicherheit: unerwünschtes Ereignis

Abdruck aus dem Englischen mit Genehmigung von AHRQ WebM&M. Erstabdruck des Falls in Devine B.
Bad writing, wrong medication [Spotlight]. AHRQ WebM&M [serial online]. April 2010, https://psnet.
ahrq.gov/webmm/case/215.

Ein 73-jähriger Mann, der seit Langem unter Arrhythmie leidet, kommt für eine routinemäßige ambulante Nachsorgeuntersuchung ins Krankenhaus. Nach der Untersuchung erhält er ❶ **handschriftlich ein Rezept über Rythmol (Propafenon) 150 mg**, welches er seit drei Jahren regelmäßig als Medizin gegen seine Arrhythmie einnimmt. Der Patient reicht das Rezept bei der Krankenhausapotheke ein und erhält daraufhin das Medikament. Kurz nach der Einnahme beginnt der Patient, sich sehr, sehr schlecht zu fühlen mit Übelkeit, Schweißausbrüchen und unregelmäßigem Herzschlag. Die Symptome ❷ **halten zwei Wochen lang an**, dann ruft er letztendlich seinen Arzt an, um einen neuen Termin zu vereinbaren. Der Patient nimmt das Medikament mit zu seinem Arzt und merkt an, dass die Rythmol-Tabletten anders aussehen als sonst.

Aufgrund des veränderten Aussehens der Tabletten vermuten der Patient und der Arzt, dass es sich um das falsche Arzneimittel handelt. Die Untersuchung des Arztes ergibt, dass dem Patienten Synthroid (Levothyroxin) 150 mg gegeben wurde und nicht wie beabsichtigt Rythmol (Propafenon) 150 mg.

Der Arzt kontaktiert den Apotheker, der das Rezept eingelöst hat. Dabei stellt sich heraus, dass die ❸ **undeutliche Handschrift auf dem Originalrezept zur falschen Medikamentenherausgabe geführt hat.** Dass bei dem Patienten die Symptome Übelkeit, Schweißausbrüche und Herzrhythmusstörungen auftraten, wird sowohl mit der unnötigen, abrupten Absetzung des Rythmol in Verbindung gebracht als auch mit der unnötigen Einnahme des Synthroid bei recht hoher Einstiegsdosis. Synthroid wird umgehend abgesetzt und der Patient nimmt Rythmol wie ursprünglich verschrieben ein.

Prinzipien der zwischenmenschlichen Kommunikation

1. Kommunikation beruht auf subjektiven Vorannahmen und Wahrnehmungen

❶ **Kommunikationsfehler der Klarheit** (fehlangewendete Enkodierung)
Der Arzt verschreibt das Arzneimittel mit undeutlicher Handschrift.

❸ **Kommunikationsfehler der Klarheit** (unterlassene transaktionale Kommunikation)
Der Arzt und der Apotheker suchen nicht das Gespräch miteinander, um die Bedeutung der unleserlichen ärztlichen Handschrift zu klären.

2. Inhaltliche Redundanz durch direkte Kanäle fördert die Richtigkeit der kommunizierten Inhalte und deren Verständnis

❸ **Kommunikationsfehler der Richtigkeit** (fehlangewendete Dekodierung)
Der Apotheker liest das handschriftliche Rezept des Arztes falsch.

3. Kommunikation ist kontextgebunden

❷ **Kommunikationsfehler der Kontextualisierung** (unvollständige Enkodierung)
Der Patient wartet zwei Wochen (*chronologischer* Kontext), um seinen Arzt darauf anzusprechen, dass die neuen Tabletten anders aussehen als sonst und Nebenwirkungen auslösen (*funktionaler* Kontext).

Diskussion

Dieser Fall veranschaulicht, wie nur ein gemeinsamer zwischenmenschlicher Sinnfindungsprozess zu einem einheitlichen Verständnis kommunizierter Inhalte führen kann. Wer also ein erfolgreiches einheitliches Verständnis erzeugen will, der muss mehr tun, als lediglich Informationen an eine andere Person weiterzugeben. Der zwischenmenschliche Kommunikationsprozess muss bis zur letzten Person durchdacht sein und grundlegend erst einmal einen Common Ground zwischen allen Beteiligten zum Ziel haben. Anders ausgedrückt: Kommunikation ist eine interaktive zwischenmenschliche Handlung, für die sich alle Beteiligten aktiv einbringen müssen. Der Erfolg des einheitlichen Verständnisses manifestiert sich letztlich als ein intersubjektives Ergebnis, das sich *zwischen* den Menschen ergibt und somit größer ist als die Summe der einzelnen Handlungen.

Dieser sinngebende Prozess ist vielschichtig und setzt auf ganz grundlegenden Ebenen an – in diesem Fall beim Entziffern einer Handschrift. Der Fall illustriert zudem, wie wichtig *zeitnahe* Kommunikation für eine sichere und hochwertige Gesundheitsversorgung ist. Hätte der Patient *zeitnah* seine Nebenwirkungen geschildert, hätte eine weitere Einnahme des falschen Medikaments schneller unterbunden werden können. Hätte er dem Arzt oder dem Apotheker *früher* mitgeteilt, dass das Arzneimittel anders aussieht als sonst, dann hätte die Fehlmedikation von Anfang an vermieden werden können. Diese Abläufe unterstreichen erneut die Wichtigkeit, Patienten und ihre Familienangehörigen als aktive Partner für eine sichere und hochwertige Gesundheitsversorgung einzubinden.

Kommunikationsstrategien nach Hannawa SACCIA

Folgende Handlungsweisen hätten diesen Zwischenfall verhindern können:
- Der Apotheker hätte den Arzt kontaktieren können, um herauszufinden, welches Medikament mit dem handschriftlichen Rezept gemeint ist.
- Der Apotheker hätte das Medikament nicht herausgeben können, ohne vorher genau zu verstehen, was der Arzt verschrieben hat.
- Der Patient hätte den Apotheker umgehend darauf hinweisen können, dass das Medikament anders aussieht als sonst.
- Der Patient hätte umgehend seinen Arzt über die Nebenwirkungen des Medikaments informieren können.
- Anstelle von handschriftlichen Rezepten könnten computergestützte Verschreibungen eingesetzt werden, um Probleme mit unleserlicher Handschrift zu beheben.

Kommunikationslehren für eine bessere Patientensicherheit und Versorgungsqualität

1 ○	2 ○	3 ○	4 ○	5 ○	6 ○	7 ○	8 ○	9 ○	10 ○
11 ○	12 ○	13 ○	14 ○	15 ○	16 ○	17 ○	18 ○	19 ○	20 ○
21 ○	22 ○	23 ○	24 ○	25 ○	26 ○	27 ○	28 ○	29 ○	30 ○

Wählen Sie aus den 30 Kommunikationslehrsätzen in Kapitel 6 diejenigen aus, die diesen Fall am treffendsten beschreiben und kreuzen Sie die entsprechenden Kästchen in dieser Checkliste an. Begründen Sie Ihre Wahl und erklären Sie, wie die einzelnen Lehrsätze mit diesem Fall zusammenhängen. Vergleichen Sie Ihre Antworten mit den Lösungsvorschlägen der Autoren auf Seite 297 des Buches. Gibt es Unterschiede? Diskutieren Sie alternative Lehrsätze, die zur Option standen und die Sie für Ihre Checkliste erwogen oder abgelehnt hätten.

Fragen zur Diskussion

1. Wie können Patienten dazu motiviert werden, sich zeitnah und vertrauensvoll in den Versorgungsprozess einzubringen, um z. B. wie in diesem Fall die Einnahme eines falschen Medikaments zu vermeiden?

2. Wie hätte der Apotheker den Medikationsfehler in diesem Fall vermeiden können?

Übungen

1. **Rollenspiel durchführen**
   Führen Sie ein Rollenspiel durch, in dem der Apotheker mit dem Arzt erfolgreich klärt, was auf dem Rezept geschrieben steht.

2. **Skript schreiben**
   Verfassen Sie ein Skript, in dem der Arzt oder der Apotheker mit dem Patienten auf eine Art und Weise kommuniziert, die den Medikationsfehler vermeidet.

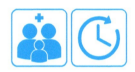

Fall 20: Keine Nahrung bei Schienbeinfraktur

Arzt-Familienangehörigen-Kommunikation

Behandlungsverzögerung, Zwischenfall mit Harmlosem Schaden

Klinischer Kontext: akute Notaufnahme (Schienbeinfraktur)
Kommunikationsrahmen: Interaktion zwischen Personal der Notaufnahme und Mutter des Patienten
Ereignis: Kommunikationsfehler, der zu einer Behandlungsverzögerung führt
Ergebnis für die Patientensicherheit: Zwischenfall mit harmlosem Schaden

Fallbeschreibung von Prof. Dr. Annegret Hannawa und Sandra Hwang, MSPH

Ein sechsjähriger Junge wird morgens um 11.30 Uhr von seiner Mutter in die Notaufnahme gebracht. Nach einem Unfall auf dem Spielplatz hat er stechende Schmerzen im rechten Bein und kann nicht mehr richtig laufen. Der Patient steht augenscheinlich unter Schock, aber am Bein ist keine Schwellung zu sehen. ❶ **Nach zwei Stunden Wartezeit** wird ein Röntgenbild angefertigt. Während die Mutter den Befund abwartet, bemerkt sie, dass ihr Sohn immer blasser wird. Sie tritt in den Flur und bittet eine Pflegekraft um ein Glas Wasser oder Saft. Sie sagt, ihr Sohn habe nicht zu Mittag gegessen und kein Wasser getrunken und sein Blutzuckerspiegel sei offensichtlich gesunken. ❷ **Die Pflegekraft lehnt die Bitte der Mutter ab** und weist darauf hin, dass der Patient bei Verdacht auf Beinbruch Essen und Trinken meiden müsse, weil eventuell eine Operation anstünde.

❶ **Etwa eine Stunde später** liegt der Röntgenbefund vor. Er weist auf einen Bruch des rechten unteren Schienbeinknochens hin. Das Fachpersonal entscheidet sich gegen eine Operation und empfiehlt einen Gipsverband. ❸ **Der Patient hat noch immer kein Wasser getrunken** und die Mutter bemerkt, wie seine Augen driften. Sie betritt den Flur und bittet erneut um etwas zu Trinken. Aufgrund eines ❹ **Ansturms neuer Fälle in der Notaufnahme** ❺ **weist das Personal ihre Frage zurück** und ❻ **bittet sie, im Behandlungszimmer zu bleiben**, weil ❼ **bald jemand käme**, um ihrem Sohn den Gipsverband anzulegen.

Eine weitere Stunde vergeht und der Patient verliert das Bewusstsein. Die Mutter ruft um Hilfe und eine Pflegefachkraft eilt hinzu. Der Patient erlangt das Bewusstsein innerhalb weniger Minuten wieder. Er erhält einen Fruchtsaft. Der Gipsverband wird angelegt und der Patient wird mit schmerzlindernden Mitteln entlassen.

Prinzipien der zwischenmenschlichen Kommunikation

1. Kommunikation ist kontextgebunden

❶ **Kommunikationsfehler der Kontextualisierung** (unvollständige Dekodierung)
Das Personal der Notaufnahme nimmt bei der Dekodierung nicht hinreichend Rücksicht auf die Begleitumstände des Vorfalls: Der Patient wird zur Mittagszeit in die Notaufnahme gebracht und hat demzufolge bereits seit einiger Zeit nichts gegessen oder getrunken (*chronologischer* Kontext). Außerdem führt die lange Behandlungsverzögerung (*chronologischer* Kontext) dazu, dass der Blutzuckerspiegel des Patienten drastisch sinkt (*funktionaler* Kontext).

❷ **Kommunikationsfehler der Kontextualisierung** (unvollständige Dekodierung)
Die Pflegefachkraft der Notaufnahme erkennt nicht, dass der alarmierende Kommunikationsversuch der Mutter ernst zu nehmen ist. Die Mutter weiß um die gesamte Vorgeschichte des Patienten (*relationaler* Kontext) und sie erkennt durch diesen Bezug ungewöhnliche Anzeichen oder Symptome (*funktionaler* Kontext), die für jemanden ohne denselben relationalen Bezug zum Patienten nicht unbedingt erkennbar wären. Eine Dekodierung der mütterlichen Kommunikation in diesem Kontext hätte den Zwischenfall vermeiden können.

❹ **Kommunikationsfehler der Kontextualisierung** (unvollständige Dekodierung)
Das Personal der Notaufnahme räumt im Kontext einer überfrachteten Notaufnahme dem Warnhinweis der Mutter (*funktionaler* Kontext) nicht genügend Zeit ein (*chronologischer* Kontext).

❼ **Kommunikationsfehler der Kontextualisierung** (unvollständige Enkodierung)
Das Personal der Notaufnahme macht der Mutter ungenügende Angaben zur etwaigen Wartezeit (*chronologischer* Kontext), die es antizipiert, bis eine Fachkraft kommt, um ihrem Sohn den Gipsverband anzulegen (*funktionaler* Kontext).

2. Kommunikation vermittelt Fakten und definiert zwischenmenschliche Verhältnisse

❶❺ **Kommunikationsfehler der zwischenmenschlichen Anpassung** (unvollständige Dekodierung)
Das Personal in der Notaufnahme geht nicht genügend auf das physische Unwohlsein des Patienten ein – insbesondere angesichts einer möglichen anstehenden Operation, die die Wartezeit für den geschwächten Patienten noch verschlimmern würde.

❸ **Kommunikationsfehler der zwischenmenschlichen Anpassung** (unvollständige Enkodierung)
Das Personal in der Notaufnahme passt sich nicht genügend an das explizit geäußerte Bedürfnis der Mutter an, dem Patienten etwas zu trinken zu geben, nachdem das Team sich gegen eine Operation entschieden hat.

❻ Kommunikationsfehler der zwischenmenschlichen Anpassung (unvollständige Enkodierung)
Das Personal in der Notaufnahme geht nicht hinreichend auf die Versuche der Mutter ein, dass dem Bedürfnis ihres Kindes mehr Aufmerksamkeit geschenkt wird.

3. Inhaltliche Redundanz durch direkte Kanäle fördert die Richtigkeit der kommunizierten Inhalte und deren Verständnis

❺ Kommunikationsfehler der Richtigkeit (fehlangewendete Dekodierung)
Das Personal in der Notaufnahme fasst das besorgte Verhalten der Mutter als nörglerisch auf statt als ernst zu nehmenden Warnhinweis.

Diskussion

Dieser Fall veranschaulicht drei Prinzipien der zwischenmenschlichen Kommunikation und zeigt, wie diese mit einer sicheren und hochwertigen Gesundheitsversorgung zusammenhängen.

Erstens wird an diesem Fall deutlich, dass Kommunikation auf mehreren kontextuellen Ebenen eingebunden ist. Besonders augenfällig ist, inwiefern jede Behandlung *chronologisch* verankert ist, d. h. wie der *Zeitpunkt*, die *Dauer*, die *Rechtzeitigkeit* und die *zeitliche Planung* der Kommunikation den Erfolg einer einheitlichen Verständnisfindung direkt beeinflussen. Ob die Versorgung angemessen und effektiv verläuft, hängt essenziell von dieser chronologischen Kontextualisierung ab. Zudem können die zwischenmenschlichen Verhältnisse unter den Akteuren (*relationaler* Kontext) den Erfolg der Kommunikation entweder begünstigen oder erschweren. Beispielsweise können zwischenmenschliche Hierarchieunterschiede durch Beruf oder sozialen Status direkt die Sicherheit des Patienten beeinträchtigen, wenn sie nicht durch kompetente Kommunikation überbrückt werden.

Zweitens hebt der Fall hervor, dass jegliche zwischenmenschliche Kommunikation sowohl *faktische* als auch *relationale* Informationen vermittelt, die nicht einmal unbedingt verbal formuliert sein müssen. Relationale Botschaften werden stärker in nonverbaler als in verbaler Kommunikation wahrgenommen. Im vorliegenden Beispiel werden diese relationalen Botschaften unter anderem dadurch vermittelt, dass das Personal nicht hinreichend darauf eingeht, was die Mutter und ihr Sohn brauchen und erwarten. Hieran wird deutlich, dass die zwischenmenschliche Anpassung nicht nur subjektive Behandlungsergebnisse fördert (z. B. Patientenzufriedenheit). Wie in diesem Fall deutlich wird, kann sie auch ein unerwünschtes Ereignis hervorrufen. Spontan und flexibel auf die Bedürfnisse und Erwartungen seines Gegenübers einzugehen, ist also eine kommunikative Fähigkeit, die sich entscheidend auf die Patientensicherheit auswirkt und positive Behandlungsergebnisse begünstigt.

Drittens illustriert dieser Fall, wie eine angemessene inhaltliche Redundanz die *Richtigkeit* vermittelter Informationen und deren Verständnis fördert. Dieser Fall hebt sich jedoch von den anderen Fällen ab, weil hier aufgezeigt wird, welche *negativen* Folgen sich aus einer *übermäßigen* Redundanz ergeben können. Redundanz ist also als ein zweischneidiges Schwert zu betrachten: Wird sie als *zu viel* wahrgenommen, kann sie einem einheitlichen Verständnis im Wege stehen. *Übermäßige* Redundanz kann sich zudem darauf auswirken, für wie kompetent man selbst gehalten wird – auch hierarchische Unterschiede zwischen den Beteiligten spielen dabei eine große Rolle. Deshalb wird in diesem Fall die übermäßig redundante Kommunikation der Mutter (als medizinische Laiin) vom Personal in der Notaufnahme (als Experten) als störend empfunden. Das Personal vertraut eher seiner eigenen medizinischen Kompetenz als den laienhaften Urteilen der Mutter – obwohl es darum geht, den Zustand des Patienten einzuschätzen, was die Mutter aufgrund ihrer relationalen Kenntnis des Sohnes hätte unterstützen können.

Kommunikationsstrategien nach Hannawa SACCIA

Folgende Handlungsweisen hätten diesen Zwischenfall verhindern können:
–   Das Personal in der Notaufnahme hätte zur Kenntnis nehmen können, dass der Patient *zur Mittagszeit* in die Notaufnahme kommt. Es hätte ihn zeitiger behandeln können, damit er aufgrund der langen Wartezeit nicht ohnmächtig wird.
–   Die Pflegefachkraft der Notaufnahme hätte aus dem Gespräch mit der Mutter die Notwendigkeit erkennen können, die Schmerzen des Patienten zeitnah zu lindern und die Fraktur zu behandeln.
–   Das Personal in der Notaufnahme hätte dem Patienten gleich nach der Entscheidung gegen eine Operation schmerzstillende Mittel und etwas zu trinken geben können.
–   Das Personal in der Notaufnahme hätte in seiner Kommunikation mehr auf die Bedürfnisse und Erwartungen der Mutter eingehen können.
–   Das Personal in der Notaufnahme hätte der Mutter klarer sagen können, in welchem anvisierten Zeitraum eine Fachkraft kommen wird, um dem Patienten den Gipsverband anzulegen.

Kommunikationslehren für eine bessere Patientensicherheit und Versorgungsqualität

1○	2○	3○	4○	5○	6○	7○	8○	9○	10○
11○	12○	13○	14○	15○	16○	17○	18○	19○	20○
21○	22○	23○	24○	25○	26○	27○	28○	29○	30○

Wählen Sie aus den 30 Kommunikationslehrsätzen in Kapitel 6 diejenigen aus, die diesen Fall am treffendsten beschreiben und kreuzen Sie die entsprechenden Kästchen in dieser Checkliste an. Begründen Sie Ihre Wahl und erklären Sie, wie die einzelnen Lehrsätze mit diesem Fall zusammenhängen. Vergleichen Sie Ihre Antworten mit den Lösungsvorschlägen der Autoren auf Seite 297 des Buches. Gibt es Unterschiede? Diskutieren Sie alternative Lehrsätze, die zur Option standen und die Sie für Ihre Checkliste erwogen oder abgelehnt hätten.

Fragen zur Diskussion

1. Welche drei Kontextebenen beeinträchtigen in diesem Fall den Erfolg der zwischenmenschlichen Kommunikation unter den Beteiligten und gefährden dadurch die Patientensicherheit?

2. Was ist ein Kommunikationsfehler der zwischenmenschlichen Anpassung? Wie lässt er sich auf diesen Fall beziehen?

Übungen

1. **Skript schreiben**
   Verfassen Sie für die Interaktion zwischen der Pflegefachkraft und der Mutter von Punkt 1 bis Punkt 2 ein alternatives Skript, das eine erfolgreiche Kommunikation veranschaulicht.

2. **Skript schreiben**
   Verfassen Sie für die Interaktion zwischen dem Personal der Notaufnahme und der Mutter ein alternatives Skript, in dem die Kommunikation gelingt (d. h. ein einheitliches Verständnis erzielt wird). Beginnen Sie bei Punkt 3.

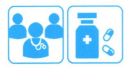

Fall 21: Zimmer ohne Regeln

Team-Kommunikation

Fehlmedikation, Unerwünschtes Ereignis

Klinischer Kontext: akute stationäre Aufnahme (Chemotherapie)
Kommunikationsrahmen: Interaktionen zwischen drei Pflegefachpersonen beim Schichtwechsel
Ereignis: Kommunikationsfehler, der zu einer Fehlmedikation führt.
Ergebnis für die Patientensicherheit: unerwünschtes Ereignis

Abdruck aus dem Englischen mit Genehmigung von AHRQ WebM&M. Erstabdruck des Falls in Vogels-meier A, Despins L. A room without orders [Spotlight]. AHRQ WebM&M [serial online]. Januar 2016, https://psnet.ahrq.gov/webmm/case/365.

Ein 56-jähriger Mann mit akuter lymphoblastischer Leukämie (ALL) und Diabetes mellitus wird zum vereinbarten chemotherapeutischen Zyklus ins Krankenhaus eingewiesen. Er hat keine akuten Beschwerden. Der Patient wartet in der Abteilung, in der momentan Hochbetrieb herrscht, auf sein Zimmer.

Zum Schichtwechsel ist sein Zimmer bereit, doch die Pflegefachkraft, die ihn anfangs begrüßt hatte, hat den Dienst inzwischen an eine andere Pflegefachperson übergeben. ❶ **Diese bringt den Patienten auf sein Zimmer.** Die gewöhnlichen Aufnahmepapiere erledigt die Pflegefachperson erst später am Abend. Sie ❷ **kontaktiert hierfür jedoch nicht den einweisenden Facharzt**, da sie davon ausgeht, dass dieser Kontakt bereits vor Stunden stattgefunden hatte. Somit wird keine Verordnung für die Aufnahme des Patienten geschrieben.

Der Patient verbringt die Nacht im Krankenhaus und nimmt selbstständig das Insulin ein, das er von zu Hause mitgebracht hat. Er erhält kein Abendessen und ❸ **denkt, dass diese ausgelassene Mahlzeit bereits zu seiner chemotherapeutischen Behandlung gehört**. Daher ❹ **stellt er es nicht in Frage**. Da er unter keinen Symptomen leidet und zu Hause nur wenige Medikamente einnimmt, ❺ **macht er während dieser Nacht mit keinerlei Forderungen auf sich aufmerksam**.

Am nächsten Morgen bemerkt eine andere Pflegefachkraft – es ist inzwischen die dritte –, dass der Patient schwer zu wecken ist. Sie macht sich daran, die vorhandenen Anweisungen zu prüfen und stellt fest, dass sie gänzlich fehlen. Sie ruft den Bereitschaftsdienst, der den Patienten sofort untersucht. Die symptomatische Hypoglykämie des Patienten wird erfolgreich behandelt. Sie wurde beim Patienten durch die Insulineinnahme bei ausgelassener Nahrungsaufnahme hervorgerufen. Der Fall zieht eine formelle Untersuchung nach sich. Neben der Tatsache, dass eine vermeidbare hypoglykämische Episode auftrat, musste der Zeitpunkt der chemotherapeutischen Behandlung verlegt werden.

Prinzipien der zwischenmenschlichen Kommunikation

1. Kommunikation beruht auf subjektiven Vorannahmen und Wahrnehmungen; Kommunikation beinhaltet mehr als nur Worte

Den Pflegefachkräften und dem Patienten unterlaufen fünf entscheidende Kommunikationsfehler, die die Patientensicherheit in diesem Fall beeinträchtigen. Ihre Fehlannahme, dass einer erfolgreichen Kommunikation lediglich ein verbaler Informationsaustausch zugrunde liegt, führt dazu, dass sie ihre Wahrnehmungsdifferenzen nie überwinden.

❶ **Kommunikationsfehler der Suffizienz** (unvollständige transaktionale Kommunikation)
Während die zweite Pflegefachkraft den Patienten aufs Zimmer bringt, nutzt sie nicht die Gelegenheit, im direkten Gespräch mit dem Patienten ein einheitliches Verständnis der versorgungsrelevanten Informationen zu etablieren.

❷ **Kommunikationsfehler der Suffizienz** (unterlassene Enkodierung)
Die zweite Pflegefachkraft sucht während der stationären Aufnahme nicht das Gespräch mit dem einweisenden Facharzt, um seine Verordnung für die Einweisung des Patienten zu ermitteln und zu dokumentieren.

❸ **Kommunikationsfehler der Richtigkeit** (fehlangewendete Dekodierung)
Der Patient deutet die Tatsache falsch, dass er kein Abendessen erhält – er schließt daraus, dies sei ein beabsichtigter Teil seiner Chemotherapie und vernachlässigt dabei seine Rolle als aktiver Partner für eine sichere und hochwertige Versorgung.

❹ **Kommunikationsfehler der Richtigkeit** (unterlassene transaktionale Kommunikation)
Der Patient nimmt keinen Kontakt mit der Pflegefachkraft auf, um zu prüfen, ob er wirklich kein Abendessen erhalten sollte.

❺ **Kommunikationsfehler der Richtigkeit** (unterlassene transaktionale Kommunikation)
Der Patient hält keine Rücksprache mit dem Personal, ob er nachts tatsächlich keine Medikamente erhalten sollte und spritzt sich selber sein Insulin, ohne erst nachzufragen.

Diskussion

Auch wenn Menschen dasselbe Bezugsobjekt im Sinn haben, haben sie dazu häufig unterschiedliche Ansichten und Wahrnehmungen. Um diese zwischenmenschlichen Diskrepanzen zu neutralisieren, ist es wichtig, einen Common Ground zu schaffen. Nur auf diesem Fundament kann dann eine sichere Kommunikation auf den Weg gebracht werden, die ein einheitliches Verständnis verfolgt.

Im vorliegenden Fall geschieht das Gegenteil: Die Pflegefachkraft unterlässt den entscheidenden Austausch mit dem aufnehmenden Arzt – unter der Fehlannahme, dass dieser notwendige Austausch bereits mit der vorherigen Pflegefachkraft stattgefunden hat. Folglich werden keine Verordnungen für die Patienteneinweisung formuliert. Des Weiteren unterlässt die Pflegefachkraft das entscheidende Gespräch mit dem Patienten, als sie ihm sein Zimmer zuweist. Sie geht stattdessen weiterhin fest davon aus, dass die notwendige Kommunikation bereits stattgefunden hat. Sie unternimmt keinen Versuch, diese Annahme zu validieren.

Durch dieses Fallbeispiel wird zudem deutlich, wie wichtig eine sichere Kommunikationskultur ist, in der Patienten als aktive Partner für ihre eigene Versorgung einbezogen werden. Der Patient in diesem Fall vertraut darauf, dass kein Essen ein fester Bestand seiner Chemotherapie ist. Er deutet diese Nichtkommunikation also falsch und lässt das entscheidende klärende Gespräch mit dem Fachpersonal aus – was letztlich zu seiner Hypoglykämie führt. Er kommuniziert nicht mit den Pflegern, weil er davon überzeugt ist, dass die Medikamente, die er zu Hause einnimmt, gut für ihn sind. Ein kulturelles Umfeld, das Patienten darin bestärkt, in einer solchen Situation das Wort zu ergreifen, um ihre Wahrnehmungen interaktiv zu validieren, ist ein wichtiger Grundstein für eine bessere Patientensicherheit und Versorgungsqualität.

Abschließend ist zu sagen, dass sowohl die Pflegefachkräfte als auch der Patient in diesem Fall am Informationsaustausch miteinander scheitern, weil sie von folgenden *Fehlannahmen* über die zwischenmenschliche Kommunikation ausgehen:

1. **Kommunikation entspricht den gesprochenen Worten:** Alle Beteiligten unterschätzen die bedeutungstragende Rolle eines *unterlassenen* Gesprächs, das sich in diesem Fall im fehlenden Abendessen manifestiert.

2. **Kommunikation geschieht *in* Menschen, nicht *zwischen* ihnen:** Die Beteiligten unterschätzen, wie grundlegend eine *zwischenmenschliche* Verständnisfindung für eine sichere und hochwertige Gesundheitsversorgung ist.

3. **Information wird von einer Person zur anderen weitergegeben:** In diesem Fall wird Kommunikation als Mittel für eine lineare Informationsübertragung verstanden – nicht jedoch als ein vielschichtiger, interaktiver Prozess der gemeinsamen Verständnisfindung.

4. **Andere werden schon verstehen, was man denkt:** Die Akteure unterliegen in ihrem Handeln dem Common-Ground-Trugschluss.

Mittels eines direkten Gesprächs, in dem sie sichere Kommunikation im Sinne der Hannawa SACCIA Kernkompetenzen manifestieren, hätten die Beteiligten ihre Wahrnehmungsdifferenzen überwinden und das unerwünschte Ereignis vermeiden können.

Kommunikationsstrategien nach Hannawa SACCIA

Folgende Handlungsweisen hätten diesen Zwischenfall verhindern können:
- Die Beteiligten hätten sicherheitshalber davon ausgehen können, dass Kommunikation noch nicht stattgefunden hat und somit noch durchzuführen ist.
- Die zweite Pflegefachkraft hätte mit der ersten Pflegefachperson die Details der vorangegangenen Schicht besprechen können, um sich darüber zu informieren, welche Maßnahmen bereits getroffen wurden und welche noch ausstehen.
- Die Pflegefachkraft hätte während der Aufnahmeprozedur direkt mit dem verantwortlichen Arzt sprechen können.
- Der Patient hätte die Pflegefachkraft auf sein nicht vorhandenes Abendessen und die nicht gegebenen Medikamente ansprechen können, um seinen Eindruck zu überprüfen, dass dies tatsächlich ein geplanter Bestand seiner Chemotherapie ist.
- Diesem Fall liegt zudem ein offensichtlicher latenter Kommunikationsfehler während der Diabetesschulung zugrunde, der dazu führt, dass der Diabetespatient sich selbst sein Insulin ohne Zufuhr von Kohlenhydraten verabreicht – ohne vorerst mit der zuständigen Pflegefachkraft darüber zu sprechen.

Kommunikationslehren für eine bessere Patientensicherheit und Versorgungsqualität

1○ 2○ 3○ 4○ 5○ 6○ 7○ 8○ 9○ 10○
11○ 12○ 13○ 14○ 15○ 16○ 17○ 18○ 19○ 20○
21○ 22○ 23○ 24○ 25○ 26○ 27○ 28○ 29○ 30○

Wählen Sie aus den 30 Kommunikationslehrsätzen in Kapitel 6 diejenigen aus, die diesen Fall am treffendsten beschreiben und kreuzen Sie die entsprechenden Kästchen in dieser Checkliste an. Begründen Sie Ihre Wahl und erklären Sie, wie die einzelnen

Lehrsätze mit diesem Fall zusammenhängen. Vergleichen Sie Ihre Antworten mit den Lösungsvorschlägen der Autoren auf Seite 297 des Buches. Gibt es Unterschiede? Diskutieren Sie alternative Lehrsätze, die zur Option standen und die Sie für Ihre Checkliste erwogen oder abgelehnt hätten.

Fragen zur Diskussion

1. An welchen beiden Punkten stützen sich die Akteure in diesem Fall auf Fehlannahmen, die sie mittels sicherer Kommunikation validieren könnten?

2. Das Pflegepersonal in einem Krankenhaus wechselt mehrmals täglich. Wie kann das Krankenhauspersonal bei einem Schichtwechsel, bei Übergaben und bei der Übertragung medizinischer Aufgaben dafür sorgen, dass die zwischenmenschliche Kommunikation erfolgreich verläuft (d. h. ein einheitliches Verständnis unter allen Beteiligten erzielt)?

Übungen

1. **Anleitung für Patienten schreiben**
   Schreiben Sie eine Anleitung für Patienten, die sie erfolgreich darüber informiert, was sie erwartet, wenn sie zur Chemotherapie ins Krankenhaus eingewiesen werden.

2. **Skript schreiben**
   Verfassen Sie ein neues Skript, in dem der Patient aktiv an der Vermeidung des unerwünschten Ereignisses mitwirkt. Beginnen Sie bei Punkt 1.

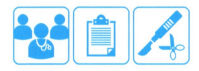

Fall 22: Stille Übergabe, offenkundiger Fehler

Team-Kommunikation

Unvollständige Übergabe, Riskante Behandlung, Unerwünschtes Ereignis

Klinischer Kontext: akute stationäre Aufnahme (Aorta-Stent)
Kommunikationsrahmen: Interaktionen zwischen Anästhesisten
Ereignis: Kommunikationsfehler, der zu einer unvollständigen Patientenübergabe und einer riskanten Katheter-Entfernung führt
Ergebnis für die Patientensicherheit: unerwünschtes Ereignis

Abdruck aus dem Englischen mit Genehmigung von AHRQ WebM&M. Erstabdruck des Falls in Cooper JB, Kamdar BB. Tacit handover, overt mishap. AHRQ WebM&M [serial online]. Juni 2010, https://psnet.ahrq. gov/webmm/case/219.

Ein 61-jähriger Mann wird zur Behandlung eines infizierten Aorta-Stents ins Krankenhaus eingewiesen. Der Stent war drei Jahre zuvor zur Behandlung eines abdominalen Aortenaneurysmas eingesetzt worden. Um den infizierten Stent operativ zu entfernen und das Transplantat der abdominalen Aorta zu reparieren, platziert der Anästhesist zunächst eine Spinalkanüle. Der kleine weiche Katheter wird in den unteren Rückenmarkskanal eingeführt, um den Liquor abzuführen. Kanülen dieser Art senken den Druck im Rückenmarkskanal und somit das Risiko für eine postoperative Lähmung.

Die Entfernung des infizierten Stents und die Reparatur des Aortenimplantats verläuft unproblematisch. Der Behandlungsplan sieht vor, dass die Spinalkanüle bis 48 Stunden nach dem Eingriff eingesetzt bleibt. Als diese Zeit vergangen ist, versucht der Anästhesist, die Kanüle zu entfernen. Durch kräftiges Ziehen erreicht er jedoch lediglich, dass der Katheter langgezogen wird. In der Sorge, dass er den Patienten verletzen könnte, bittet er einen Neurochirurgen um Rat. Dieser empfiehlt, dass weitere Versuche, die Kanüle zu entfernen, unter Vollnarkose und im Operationssaal erfolgen sollten. Dadurch würde sich hoffentlich die Rückenmuskulatur entspannen. Der Operationssaal wird für den nächsten Tag reserviert. In der Patientenakte halten der Anästhesist und der Neurochirurg deutlich den geplanten Behandlungsablauf fest.

Am nächsten Morgen besprechen die fünf diensthabenden Anästhesisten alle Fälle, die für diesen Tag vorgesehen sind. So auch die Entfernung des Katheters, sodass alle über den Ablauf informiert sind. Da einige Operationen länger dauern, wird der Fall unerwartet ans Ende des Tages verschoben. Zu diesem Zeitpunkt ❶ **ist die zuständige Anästhesistin vom Nachtdienst bereits eingetroffen**, jedoch noch über keine der Behandlungspläne informiert. ❷ **Sie sieht, dass im Plan von der Entfer-**

nung einer Spinalkanüle die Rede ist. Sie fühlt sich im Umgang mit derlei Verfahren sicher und geht daher auf den diensthabenden leitenden Anästhesisten zu, um zu bitten, dass sie sich um den Fall mit der Spinalkanüle kümmern darf. Der leitende Anästhesist weiß um ihre Erfahrung auf diesem Gebiet und ❸ **sagt schlicht „ja",** ❹ **ohne genauere Informationen zu vermitteln.** Die Anästhesistin ❺ **liest sich die Patientenakte nicht durch und holt sich auch keine weiteren Informationen ein.**

Der Anästhesistin ist die geplante Vollnarkose daher nicht bekannt und sie versucht noch im präoperativen Behandlungsraum, dem wachen Patienten die Kanüle aus dem Rücken zu ziehen. Dabei zerbricht die Kanüle und ein Teil bleibt im Rückenmarkskanal zurück. Infolgedessen hat der Neurochirurg keine andere Wahl, als den Katheter operativ zu entfernen. Der Patient erleidet glücklicherweise keinen größeren Schaden. Jedoch war das Risiko einer Rückenmarksverletzung gegeben und er musste sich einer zusätzlichen chirurgischen Prozedur unterziehen.

Prinzipien der zwischenmenschlichen Kommunikation

1. Kommunikation ist kontextgebunden

❸ **Kommunikationsfehler der Kontextualisierung** (unvollständige Enkodierung)
Der leitende Anästhesist räumt zu wenig Zeit ein (*chronologischer* Kontext), um der Anästhesistin vom Nachtdienst die Situation mit der Spinalkanüle vollständig zu vermitteln.

2. Kommunikation beruht auf subjektiven Vorannahmen und Wahrnehmungen

❷ **Kommunikationsfehler der Richtigkeit** (fehlangewendete Dekodierung)
Die diensthabende Anästhesistin deutet die Angabe Entfernung einer Spinalkanüle falsch. Anstelle der fallspezifischen, eher anspruchsvollen Kanülenentfernung sieht sie darin eine einfache Prozedur.

❸ **Kommunikationsfehler der Klarheit** (fehlangewendete Enkodierung)
Der leitende Anästhesist überlässt der diensthabenden Anästhesistin die Prozedur, ohne vorher klarzustellen, was der Vorgang konkret beinhaltet.

3. Kommunikation lässt sich nicht auf Teilprozesse reduzieren
Bei diesem Fall führen drei entscheidende Kommunikationsfehler dazu, dass kein einheitliches Verständnis der durchzuführenden Prozedur erzielt wird:

❶ **Kommunikationsfehler der Suffizienz** (unvollständige transaktionale Kommunikation)
Das ursprüngliche Anästhesistenteam sowie die später eintreffende Anästhesistin tauschen sich ungenügend miteinander aus und erschaffen somit keinen Common

Ground als Fundament für eine einheitliche Verständnisfindung. Sie besprechen weder die aktuellen klinischen Fakten noch den genauen Behandlungsplan für den Patienten miteinander und verweilen somit auf einem *inneren* statt *zwischenmenschlichen* Verständnis der durchzuführenden Prozedur.

❹ Kommunikationsfehler der Suffizienz (unvollständige Enkodierung)
Der leitende Anästhesist erläutert der diensthabenden Anästhesistin nicht detailliert genug, was die anstehende Prozedur beinhaltet. Er bestätigt, dass sie die Aufgabe übernehmen möge, teilt ihr aber darüber hinaus keine Einzelheiten mit.

❺ Kommunikationsfehler der Suffizienz (unterlassene Dekodierung)
Die diensthabende Anästhesistin liest sich weder die Patientenakte durch noch holt sie andere Informationen ein, bevor sie die Prozedur durchführt.

Diskussion

Dieser Fall verdeutlicht die Wichtigkeit einer *kontextbezogenen* zwischenmenschlichen Kommunikation – insbesondere, was die notwendige *Zeit* für eine vollständige Patientenübergabe angeht. Auch ein klares und eindeutiges Enkodieren und Dekodieren sind für erfolgreiche Patientenübergaben unverzichtbar. Eine solche sichere Kommunikation, im Sinne der Hannawa SACCIA Kompetenzen, fördert die Richtigkeit der vermittelten Informationen und die Etablierung eines Common Ground, auf dem die Beteiligten sich dann optimal dem Prozess der gemeinsamen Verständnisfindung widmen können. Des Weiteren rückt dieses Fallbeispiel die *Suffizienz* in den Vordergrund – und veranschaulicht, wie eine sichere zwischenmenschliche Kommunikation dem Überprüfen und Besprechen *aller* vorhandenen Informationen dient. In anderen Worten, der Fall zeigt, dass es bei der Kommunikation nicht bloß darum geht, Informationen an den nächsten Empfänger weiterzugeben. Vielmehr handelt es sich um einen anspruchsvollen interaktiven Sinnfindungsprozess, der auf ein einheitliches Verständnis abzielt, das letztlich alle Akteure *miteinander teilen*. Eine solche sinngebende zwischenmenschliche Handlung äußert sich in diesem Fall sehr anschaulich, als die erforderliche Behandlung als der Fall mit der Spinalkanüle bezeichnet wird: Für die Fachkräfte trägt diese Bezeichnung eine unterschiedliche Bedeutung. Mittels einer sicheren Kommunikation hätten sie diese Bezeichnung und die damit verbundene Behandlung miteinander abgleichen und einheitlich verstehen können.

Kommunikationsstrategien nach Hannawa SACCIA

Folgende Handlungsweisen hätten diesen Zwischenfall verhindern können:
- Das ursprüngliche Anästhesistenteam hätte die spätere diensthabende Anästhesistin und den leitenden Anästhesisten über die geplante Behandlungsmethode informieren und dabei die aktuellen Komplikationen erwähnen können.

- Die diensthabende Anästhesistin hätte mit dem vorherigen Team abgleichen können, was mit dem Ausdruck der Fall mit der Spinalkanüle genau gemeint ist.
- Der leitende Anästhesist und die diensthabende Anästhesistin hätten eine einheitliche Verständnisfindung priorisieren können – beispielsweise hätten sie sich die Patientenakte unter dem Aspekt der Fall mit der Spinalkanüle ansehen und ihr Verständnis der geplanten Behandlungsmethode dabei abgleichen können.
- Der leitende Anästhesist und die diensthabende Anästhesistin hätten dem Lesen der Patientenakte mehr Zeit widmen können, bevor sie den Fall delegieren.

Kommunikationslehren für eine bessere Patientensicherheit und Versorgungsqualität

1 ○	2 ○	3 ○	4 ○	5 ○	6 ○	7 ○	8 ○	9 ○	10 ○
11 ○	12 ○	13 ○	14 ○	15 ○	16 ○	17 ○	18 ○	19 ○	20 ○
21 ○	22 ○	23 ○	24 ○	25 ○	26 ○	27 ○	28 ○	29 ○	30 ○

Wählen Sie aus den 30 Kommunikationslehrsätzen in Kapitel 6 diejenigen aus, die diesen Fall am treffendsten beschreiben und kreuzen Sie die entsprechenden Kästchen in dieser Checkliste an. Begründen Sie Ihre Wahl und erklären Sie, wie die einzelnen Lehrsätze mit diesem Fall zusammenhängen. Vergleichen Sie Ihre Antworten mit den Lösungsvorschlägen der Autoren auf Seite 297 des Buches. Gibt es Unterschiede? Diskutieren Sie alternative Lehrsätze, die zur Option standen und die Sie für Ihre Checkliste erwogen oder abgelehnt hätten.

Fragen zur Diskussion

1. Inwieweit führt der anfängliche Kommunikationsfehler in diesem Fall zu einer unvollständigen Patientenübergabe und, letztlich, zu dem Behandlungsfehler?

2. Zu Beginn scheint es bei diesem Fall so, als wüssten alle Akteure über alles Bescheid, weil sich die fünf diensthabenden Anästhesisten treffen und über den Behandlungsplan sprechen. Aber dann kommt es zu Verzögerungen und zur Dienstübergabe beim Schichtwechsel. Wie hätte das Personal in diesem Kontext dennoch eine sichere Kommunikation im Sinne der Hannawa SACCIA Kompetenzen gewährleisten können?

Übungen

1. **Maßnahmen treffen**
   Beschreiben Sie drei Gelegenheiten in diesem Fall, zu denen verschiedene medizinische Fachkräfte prüfen könnten, ob ein einheitliches Verständnis der Situation etabliert wurde.

2. **Skript schreiben**
   Verfassen Sie ein alternatives Skript für eine erfolgreiche Kommunikation zwischen dem leitenden Anästhesisten und der diensthabenden Anästhesistin, die zu einem einheitlichen Verständnis führt. Beginnen Sie bei Punkt 2.

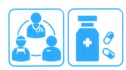

Fall 23: Übergabe mit leeren Händen

Interprofessionelle Kommunikation

Fehlmedikation, Zwischenfall mit Harmlosem Schaden

Klinischer Kontext: stationäre Aufnahme für chirurgischen Eingriff (Diabetes mellitus Typ 1)

Kommunikationsrahmen: Interaktionen zwischen Pflegefachkraft, Transporthelfer, OP-Pflegefachkraft und Anästhesist

Ereignis: Kommunikationsfehler, der zu einer Fehlmedikation durch den Arzt führt

Ergebnis für die Patientensicherheit: Zwischenfall mit harmlosem Schaden

Abdruck aus dem Englischen mit Genehmigung von AHRQ WebM&M. Erstabdruck des Falls in Goldman A, Catchpole K. Empty handoff. AHRQ WebM&M [serial online]. September 2012, https://psnet.ahrq.gov/webmm/case/279.

Ein 29-jähriger Mann mit Diabetes mellitus Typ 1 wird zur operativen Behandlung einer Beinwunde durch Inzision und Drainage eingewiesen. Die Vorgeschichte des Patienten umfasst einen chronischen Leberschaden, Bluthochdruck und einen Herzinfarkt infolge einer hypoglykämischen Episode. Noch vor der Operation, nachdem der Patient Insulin erhalten hat, fällt der Blutglukosewert rapide ab. Mehrere Male wird ihm Glukose verabreicht. Aufgrund ihres hohen Arbeitspensums begleitet die Pflegefachkraft den Patienten nicht bis in den OP-Saal. **❶ Sie informiert stattdessen den Transporthelfer darüber, dass der Patient stark insulinempfindlich ist.**
❷ Der Transporthelfer gibt diese Information nicht an die OP-Pflegefachkraft und den Anästhesisten weiter. In der elektronischen Gesundheitsakte (eGA) ist nichts über die Glukosewerte verzeichnet, weil der Glukose-Monitor nicht am Krankenbett angeschlossen war. **❸ Daher wurden die Angaben nicht automatisch in die eGA hochgeladen und weder der Arzt noch die Pflegefachkraft konnten sie prüfen.**
Der Patient wird 90 Minuten lang operiert und anschließend ins Genesungszimmer verlegt. Sein Blutglukosewert liegt bei 15 mg/dl und wird durch wiederholtes Messen bestätigt. Erfreulicherweise erholt sich der Patient schnell, nachdem er Glukose intravenös erhält.

Prinzipien der zwischenmenschlichen Kommunikation

1. Kommunikation lässt sich nicht auf Teilprozesse reduzieren

❶ **Kommunikationsfehler der Suffizienz** (unvollständige Enkodierung)
Die Pflegefachkraft setzt den Transporthelfer über die starke Insulinempfindlichkeit des Patienten in Kenntnis, weist ihn aber nicht an, dass er diese Information an die OP-Pflegefachkraft und den Anästhesisten weitergeben soll.

2. Inhaltliche Redundanz durch direkte Kanäle fördert die Richtigkeit der kommunizierten Inhalte und deren Verständnis

❶ **Kommunikationsfehler der Suffizienz** (unterlassene transaktionale Kommunikation)
Die Pflegefachkraft hält keine Rücksprache mit der OP-Pflegefachkraft oder dem Anästhesisten, um zu verifizieren, ob sie die Nachricht erhalten und deren Implikation verstanden haben.

❸ **Kommunikationsfehler der Suffizienz** (unterlassene transaktionale Kommunikation)
Der Anästhesist und die Pflegefachkraft gehen davon aus, dass die eGA vollständig und auf dem aktuellen Stand ist. Sie verlassen sich blind auf diese Annahme, ohne Rücksprache mit dem Personal oder den Stationsärzten zu halten, um dies zu verifizieren.

3. Kommunikation ist kontextgebunden

❷ **Kommunikationsfehler der Kontextualisierung** (unvollständige Dekodierung)
Als die Pflegefachkraft dem Transporthelfer die Information über die starke Insulinempfindlichkeit vermittelt, dekodiert der Transporthelfer diese Aussage nicht hinreichend im Rahmen der bevorstehenden Operation (*funktionaler* Kontext).

❷ **Kommunikationsfehler der Kontextualisierung** (unvollständige Enkodierung)
Der Transporthelfer erwähnt bei der Patientenübergabe an die OP-Pflegefachkraft und den Anästhesisten nicht die starke Insulinempfindlichkeit des Patienten – im Kontext der bevorstehenden Operation wäre diese Information jedoch wichtig gewesen (*funktionaler* Kontext).

Diskussion

Der Fall macht klar, wie schnell wichtige Informationen im Rahmen einer Patienten-übergabe verloren gehen können und wie leicht dadurch ein vermeidbarer Patientenschaden entstehen kann. Aus diesem konkreten Fallbeispiel lassen sich einige sicherheitsrelevante Lehren ziehen, die sich aus drei Prinzipien der zwischenmenschlichen Kommunikation herleiten lassen.

Die erste Lehre betrifft die Kommunikation der Pflegefachkraft. Diese geht davon aus, dass der Transporthelfer ihre Nachricht der OP-Pflegefachkraft bzw. dem Anästhesisten weitervermitteln wird, ohne dass sie den Transporthelfer explizit darauf hinweisen muss. Sie geht zudem davon aus, dass ihre Aussage bei den beiden Empfängern ankommen wird und dass sie die Nachricht wie beabsichtigt verstehen werden. Die Pflegefachkraft verlässt sich also darauf, dass das bloße Senden einer Nachricht ausreicht, um ein wechselseitiges Verständnis mit dem Transporthelfer und den Fachkräften im OP zu erzielen. Sie versteht Kommunikation somit als einen linearen Informationstransfer – nicht aber als einen anspruchsvollen, interaktiven Sinnfindungsprozess, der allen Beteiligten ein kompetentes zwischenmenschliches Handeln abverlangt.

Die zweite Lehre aus diesem Zwischenfall betrifft das Prinzip, dass Kommunikation *kontextbezogen* ist. Die zwischenmenschliche Kommunikation im Gesundheitswesen ist in ein komplexes System eingebettet. Dieses System besteht aus einem Geflecht zahlreicher Menschen aus unterschiedlichen Berufszweigen, deren Fachsprachen sich teilweise unterscheiden und die unter einem enormen Leistungszwang und Zeitdruck arbeiten. Die Menge an täglich zirkulierenden Informationen innerhalb dieses Systems ist massiv und es wäre unmöglich, alle Informationen gleichwertig zu gewichten. Es ist daher unumgänglich, dass medizinische Fachkräfte für jeden Fall einzeln entscheiden müssen, welche Informationen sie priorisieren und welche sie im Hinterkopf behalten. Der Transporthelfer in diesem Fall muss solch eine Entscheidung treffen, als er von der Pflegefachkraft über die starke Insulinempfindlichkeit des Patienten informiert wird. Er versteht diese Information nicht im Kontext der bevorstehenden Operation, priorisiert sie somit auch nicht als entscheidend und vermittelt sie bei der Patientenübergabe nicht an das OP-Team.

Die dritte Lehre aus diesem Fall bezieht sich auf das *Redundanzprinzip* der zwischenmenschlichen Kommunikation. Die Fachkräfte des OP-Teams verlassen sich auf die eGA des Patienten, ohne deren Vollständigkeit und aktuellen Stand zu hinterfragen. Aus Erfahrung hätten sie wissen können, dass nicht alle Daten in Echtzeit aktualisiert werden. Die weitverbreitete Fehlannahme, dass digitale Kommunikation einen sichereren Informationsaustausch gewährleistet, stellt eine bekannte Gefahr für die Patientensicherheit dar. Dennoch verlassen sich medizinische Fachkräfte immer wieder auf diesen Mythos. Wer sich unhinterfragt darauf verlässt, dass die Einführung von eGAs den chronischen Informationsmangel in der Gesundheitsversorgung beseitigt, der täuscht sich – denn vermeidbare Zwischenfälle wie dieser beruhen weniger auf *unzureichender Information* als vielmehr auf einer *unzureichenden einheitlichen Verständnisfindung*. EGAs beinhalten lediglich *Informationen*. Sie machen es den Beteiligten jedoch nicht leichter, ein *einheitliches Verständnis* dieser Informationen miteinander zu etablieren. Im Gegenteil, oftmals *verhindern* sie das einheitliche Verständnis eher, als dass sie dazu beitragen, denn sie *ersetzen* oft den interaktiven Verständnisfindungsprozess. Im vorliegenden Fall erschwert die eGA des Patienten diese einheitliche Verständnisfindung, indem sie zusätzliche Herausforderungen an die Arbeitsprozesse der Beteiligten stellt – denn die hinterlegten Informationen in der eGA sind weniger aktuell als in den Köpfen der Beteiligten.

Insgesamt machen eGAs es also eher *wahrscheinlicher*, dass Informationen verloren gehen, weil die Kommunikation mit ihnen an ein e-System *delegiert* wird, das den direkten zwischenmenschlichen Austausch häufig ersetzt. Und solange die Meinung vorherrscht, dass das Verständnis von Informationen *in* Menschen ruht und nicht *zwischen* ihnen etabliert wird, wird die zwischenmenschliche Kommunikation leider weiterhin eine ernsthafte Gefahr für die Patientensicherheit und die Versorgungsqualität darstellen.

Kommunikationsstrategien nach Hannawa SACCIA

Folgende Handlungsweisen hätten diesen Zwischenfall verhindern können:
- Die Pflegefachkraft hätte dem Transporthelfer mitteilen können, dass die starke Insulinempfindlichkeit eine wichtige Information für das OP-Team des Patienten darstellt und daher an das OP-Team vermittelt werden muss.
- Der Transporthelfer hätte die Aussage der Pflegefachkraft auf den Kontext beziehen können, d. h. die starke Insulinempfindlichkeit des Patienten vor dem Hintergrund der anstehenden Operation betrachten können, und er hätte die OP-Pflegefachkraft und den Anästhesisten im OP-Saal darüber informieren können.
- Die Pflegefachkraft hätte nicht davon ausgehen können, dass die OP-Pflegefachkraft und der Anästhesist die Information der starken Insulinempfindlichkeit erhalten und verstanden haben. Sie hätte sie direkt darauf ansprechen können, um zu verifizieren, dass sie für die anstehende OP die richtigen Schlüsse aus dieser Information ziehen.
- Der Anästhesist und die OP-Pflegefachkraft hätten sich nicht ausschließlich auf die eGA verlassen können, sondern zunächst mit den einweisenden Ärzten bzw. dem Personal klären können, ob die eGA auf dem aktuellsten Stand ist.

Kommunikationslehren für eine bessere Patientensicherheit und Versorgungsqualität

1 ○	2 ○	3 ○	4 ○	5 ○	6 ○	7 ○	8 ○	9 ○	10 ○
11 ○	12 ○	13 ○	14 ○	15 ○	16 ○	17 ○	18 ○	19 ○	20 ○
21 ○	22 ○	23 ○	24 ○	25 ○	26 ○	27 ○	28 ○	29 ○	30 ○

Wählen Sie aus den 30 Kommunikationslehrsätzen in Kapitel 6 diejenigen aus, die diesen Fall am treffendsten beschreiben und kreuzen Sie die entsprechenden Kästchen in dieser Checkliste an. Begründen Sie Ihre Wahl und erklären Sie, wie die einzelnen Lehrsätze mit diesem Fall zusammenhängen. Vergleichen Sie Ihre Antworten mit den Lösungsvorschlägen der Autoren auf Seite 297 des Buches. Gibt es Unterschiede? Diskutieren Sie alternative Lehrsätze, die zur Option standen und die Sie für Ihre Checkliste erwogen oder abgelehnt hätten.

Fragen zur Diskussion

1. In Krankenhäusern herrscht gewöhnlich ein hohes Arbeitspensum und enormer Zeitdruck. Was für eine Kommunikationsintervention könnte auf der Versorgerseite die akkurate Weitergabe wichtiger Informationen aus der Anamnese sicherstellen?

2. Wie können Fachkräfte die informationstechnischen Fortschritte in der Medizin so nutzen, dass die eGA eine *prozessunterstützende Arbeitserleichterung* darstellt und keinen mangelhaften Ersatz für persönliche Gespräche?

Übungen

1. **Skript schreiben**
    Verfassen Sie einen Dialog, in dem die Pflegefachkraft und der Transportassistent am Ende des Gesprächs etablieren, dass der Transportassistent dem OP-Team die starke Insulinempfindlichkeit des Patienten mitteilen muss. Beginnen Sie bei Punkt 1.

2. **Skript schreiben**

   Verfassen Sie einen anderen Dialog zwischen dem Transporthelfer und der OP-Pflegefachkraft, der eine erfolgreiche Kommunikation (d. h. ein einheitliches Verständnis) erzielt. Beginnen Sie bei Punkt 2. Setzen Sie voraus, dass der Transporthelfer von sich aus *keine* Informationen über die starke Insulinempfindlichkeit des Patienten preisgibt.

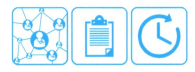

Fall 24: Dreifache Übergabe

Berufsübergreifende Kommunikation

Unvollständige Übergabe, Behandlungsverzögerung, Zwischenfall mit Harmlosem Schaden

Klinischer Kontext: stationäre Aufnahme (Implantation eines Herzschrittmachers)
Kommunikationsrahmen: Interaktionen zwischen Kardiologe, Herzchirurg, Pflegefachpersonen, Praktikant im Bereitschaftsdienst, Assistenzarzt im Nachtdienst und Radiologe
Ereignis: Kommunikationsfehler, der zu einer unvollständigen Übergabe und Behandlungsverzögerung führt
Ergebnis für die Patientensicherheit: Zwischenfall mit harmlosem Schaden

Abdruck aus dem Englischen mit Genehmigung von AHRQ WebM&M. Erstabdruck des Falls in Vidyarthi A. Triple handoff [Spotlight]. AHRQ WebM&M [serial online]. September 2006, https://psnet.ahrq.gov/webmm/case/134.

Ein 83-jähriger Mann mit der Vorgeschichte eines COPD (chronisch obstruktive Lungenerkrankung), Refluxösophagitis und anfallartigem Vorhofflimmern bei Sick-Sinus-Syndrom wird in einem Lehrkrankenhaus aufgenommen. Der Patient soll mit dem Antiarrhythmikum Dofetilid behandelt werden und einen permanenten Herzschrittmacher eingesetzt bekommen.

Dem Patienten wird um 14.30 Uhr der Herzschrittmacher über der Vena subclavia eingesetzt. Gemäß dem postoperativen Standard wird einmal geröntgt und auf dem Röntgenbild erscheint kein Pneumothorax. Der Patient wird auf die Intensivstation verlegt und über Nacht beobachtet.

Um 17 Uhr klagt der Patient über Atemnot und verlangt nach seinem COPD-Inhalator. Er weist außerdem auf Rückenschmerzen auf der linken Seite hin. Die Pflegekraft stellt fest, dass die Pulsoxymetrie einen Sauerstoffabfall von 95 % auf 88 % zeigt. Es wird zusätzlicher Sauerstoff zugeführt und die Pflegekraft bittet den diensthabenden Arzt, nach dem Patienten zu sehen.

Der Patient wird von einer externen Pflegekraft betreut, die nicht zum Krankenhauspersonal gehört. Nach ihrem Dienstschluss ist der diensthabende Assistenzarzt verantwortlich für den Patienten. Dieser ❶ **hatte noch nie Kontakt mit dem Patienten**. Er untersucht ihn und stellt fest, dass es ihm bereits bessergeht und die Sauerstoffsättigung durch die zusätzliche Zufuhr zufriedenstellend ist.

Die Pflegekraft schlägt vor, den Patienten aufgrund der kürzlich erfolgten Operation sofort zu röntgen. Der Assistenzarzt stimmt zu und innerhalb von 30 Minuten wird mit dem portablen Röntgengerät das Bild angefertigt. Etwa eine Stunde später fragt die Pflegekraft den verantwortlichen Assistenzarzt, ob er sich das Bild angeschaut hat. ❷ **Der Assistenzarzt antwortet, dass er die Begutachtung des Röntgenbilds der Stationsärztin überlassen wird**, die ihn um 20 Uhr zum Nachtdienst ablöst.

Inzwischen geht es dem Patienten, abgesehen von leichten Rückenschmerzen, wieder besser. Der Pfleger verabreicht ihm wie verschrieben Paracetamol und überwacht weiterhin den Puls und die Atmung.

Um 22 Uhr hat der Pfleger noch immer keine Nachricht über das Röntgenbild erhalten und geht zur Stationsärztin. Die Stationsärztin war bis dahin mit einem Notfall beschäftigt, aber ❸ **sie verspricht, sich das Röntgenbild anzusehen** und den Pfleger über eventuelle Auffälligkeiten zu informieren.

Um Mitternacht trägt sich der Pfleger vom Nachtdienst aus und ❹ **erwähnt bei der Übergabe die Symptome des Patienten,** und dass die Stationsärztin offenbar keine schlechten Nachrichten hat, weil sie ihn nicht angerufen habe.

Am nächsten Morgen begutachtet der Radiologe das Röntgenbild und kontaktiert den Pfleger, weil darauf ein großer Pneumothorax auf der linken Seite zu sehen ist. Die Herzchirurgie wird um Rat gebeten. Um 14.30 Uhr, fast 23 Stunden nach dem ersten Röntgenbild, wird eine Pleuradrainage gelegt. Glücklicherweise trägt der Patient keine bleibenden Schäden durch die Verzögerung davon.

Später erfährt das Team, dass die Stationsärztin statt des Röntgenbilds von 16 Uhr irrtümlich die Aufnahme von kurz nach der Operation begutachtet hatte. Deshalb war ihr der große Pneumothorax nicht aufgefallen.

Prinzipien der zwischenmenschlichen Kommunikation

1. Kommunikation ist kontextgebunden

❶ **Kommunikationsfehler der Kontextualisierung** (fehlangewendete Dekodierung)
Der Assistenzarzt begeht einen Dekodierungsfehler, indem er annimmt (statt verifiziert), dass sich der Zustand des Patienten verbessert habe. Er berücksichtigt dabei nicht, dass er den Patienten noch nie zuvor gesehen hatte (*relationaler* Kontext) und dass ihm somit die Grundlage für eine solche Schlussfolgerung fehlt. Der Pfleger unterbindet die Konsequenzen dieses Fehlers, indem er der Beurteilung des Assistenzarztes einen Rahmen verleiht: Er bezieht sich auf den Kontext der vorangegangenen Operation und empfiehlt dem Assistenzarzt, den Patienten zu röntgen (*funktionaler* Kontext).

❸ **Kommunikationsfehler der Kontextualisierung** (unterlassene transaktionale Kommunikation)
Die Pflegefachkräfte des Tages- und Nachtdiensts tauschen sich nicht mit der Stationsärztin aus, um sicherzugehen, dass sie sich das Röntgenbild angesehen hat – insbesondere angesichts der Tatsache, dass der Nachtdienst aufgrund eines Notfalls überlastet ist (*umgebungsspezifischer* Kontext), ein möglicher negativer Befund dringliche Folgen für die Gesundheit des Patienten hätte (*chronologischer* Kontext) und an diesem Tag zwei Röntgenbilder vom selben Patienten angefertigt wurden, was zu einer Verwechslung der Röntgenbilder führen könnte (*funktionaler* Kontext).

2. Kommunikation lässt sich nicht auf Teilprozesse reduzieren

❷ **Kommunikationsfehler der Suffizienz** (unvollständige transaktionale Kommunikation)
Der Assistenzarzt vollzieht keine hinreichende Übergabe an die Ärztin im Nachtdienst. Er überprüft nicht zureichend, ob die Ärztin die Krankengeschichte des Patienten vollständig verstanden hat – hinzu kommt die Tatsache, dass im Abstand weniger Stunden zwei Röntgenbilder gemacht wurden und der Befund für das spätere noch aussteht.

❸ **Kommunikationsfehler der Suffizienz** (unvollständige Enkodierung)
Die Pflegekraft teilt dem Nachtdienst bei der Übergabe lediglich mit, dass die anwesende Stationsärztin keine schlechten Neuigkeiten habe. Dadurch bleiben dem Nachtdienst andere wichtige Informationen vorenthalten, z. B. dass es zwei Röntgenbilder von dem Patienten gibt, was konkret die schlechten Neuigkeiten wären und dass eine Rücksprache mit der Stationsärztin noch aussteht.

3. Inhaltliche Redundanz durch direkte Kanäle fördert die Richtigkeit der kommunizierten Inhalte und deren Verständnis

❸❹ **Kommunikationsfehler der Richtigkeit** (unterlassene transaktionale Kommunikation)
Die Pflegekräfte suchen keine Rücksprache mit der Stationsärztin, um sicherzugehen, dass sie sich das richtige Röntgenbild angesehen hat.

Diskussion

Dieser Fall illustriert, wie anspruchsvoll eine sichere zwischenmenschliche Kommunikation ist – insbesondere in einem Kontext, in dem Zeitdruck und berufliche Hierarchien eine gemeinsame Verständnisfindung erschweren. Die zwischenmenschlichen

Prozesse in diesem Fallbeispiel zeigen, dass *Suffizienz* das Fundament für eine erfolgreiche Kommunikation darstellt. Sie dient als Grundvoraussetzung für das gemeinsame Erschaffen eines einheitlichen Verständnisses. Somit ist es entscheidend, dass alle Beteiligten für einen hinreichenden Informationsaustausch mit ihren Kollegen sorgen – trotz und gerade *wegen* der kontextuellen Zusammenhänge, in denen das Gespräch stattfindet.

Im vorliegenden Fall sind die Pflegefachkräfte damit konfrontiert, dass sie sich hinreichend miteinander und auch mit der Stationsärztin verständigen müssen, um mittels einer angemessenen inhaltlichen Redundanz für eine richtige Kommunikation zu sorgen. Kommunikative Redundanz mit einer hierarchisch überlegenen Stationsärztin könnte jedoch zu zwischenmenschlichen Konflikten führen, wenn sie von der Ärztin als unangemessen empfunden wird. Gleichzeitig ist die Redundanz das Mittel, um sicherzustellen, dass die Ärztin im Sinne der Patientensicherheit handelt und das richtige Röntgenbild zeitnah begutachtet.

Dieses Fallbeispiel zeigt zudem, dass jede kontextuelle Ebene den Erfolg der zwischenmenschlichen Kommunikation sowohl *behindern* als auch *begünstigen* kann. Machen sich die Beteiligten die Rahmenbedingungen ihrer Interaktion bewusst, dann können sie ihre verbalen und nonverbalen Verhaltensweisen daran ausrichten und somit eine einheitliche Verständnisfindung fördern. Mit einer Kontextualisierung ihrer zwischenmenschlichen Kommunikation können die Beteiligten also die einschränkenden Eigenschaften des Kontexts in ein *Hilfsmittel* für eine erfolgreiche, einheitliche Verständnisfindung transformieren.

Kommunikationsstrategien nach Hannawa SACCIA

Folgende Handlungsweisen hätten diesen Zwischenfall verhindern können:
- Der Assistenzarzt hätte bei der Einschätzung des Gesundheitszustandes des Patienten beachten können, dass er den Patienten noch nie zuvor gesehen hat und somit über keine Basis für die Beurteilung eines verbesserten Zustands verfügt.
- Die Pflegefachkräfte hätten mit der Ärztin im Nachtdienst Rücksprache halten können, um sicherzugehen, dass sie das richtige Röntgenbild begutachtet. Dabei hätten sie vermitteln können, dass der Patient tagsüber zweimal geröntgt wurde und um welche Konsequenzen es sich bei dem Patienten handeln könnte.
- Als die Stationsärztin ihren Nachtdienst antritt, hätten sowohl der Assistenzarzt als auch die Pflegekraft mit ihr sprechen und überprüfen können, ob sie ein einheitliches Verständnis der Versorgungssituation des Patienten miteinander teilen.

Kommunikationslehren für eine bessere Patientensicherheit und Versorgungsqualität

1○	2○	3○	4○	5○	6○	7○	8○	9○	10○
11○	12○	13○	14○	15○	16○	17○	18○	19○	20○
21○	22○	23○	24○	25○	26○	27○	28○	29○	30○

Wählen Sie aus den 30 Kommunikationslehrsätzen in Kapitel 6 diejenigen aus, die diesen Fall am treffendsten beschreiben und kreuzen Sie die entsprechenden Kästchen in dieser Checkliste an. Begründen Sie Ihre Wahl und erklären Sie, wie die einzelnen Lehrsätze mit diesem Fall zusammenhängen. Vergleichen Sie Ihre Antworten mit den Lösungsvorschlägen der Autoren auf Seite 297 des Buches. Gibt es Unterschiede? Diskutieren Sie alternative Lehrsätze, die zur Option standen und die Sie für Ihre Checkliste erwogen oder abgelehnt hätten.

Fragen zur Diskussion

1. Was führte in diesem Fall dazu, dass das falsche Röntgenbild begutachtet wurde? Was könnte unternommen werden, dass ein derartiger Fehler in Zukunft nicht noch einmal auftritt?

2. Was bedeutet umgebungsspezifischer Kontext? Warum ist er für die zwischenmenschliche Kommunikation in der Gesundheitsversorgung so bedeutsam?

Übungen

1. **Maßnahmen treffen**
   Lesen Sie noch einmal die Fallbeschreibung durch. Notieren Sie, an welchen Punkten die Akteure gewährleisten könnten, dass die vermittelten Inhalte angekommen sind und darüber hinaus ein einheitliches Verständnis erschaffen wurde. Beschreiben Sie für jeden Punkt eine Handlung, die dieses Ziel fördert.

2. **Skript schreiben**
   Verfassen Sie ein neues Skript. Wählen Sie eine Fachkraft aus, die in diesem Fall gegen den Strom schwimmt und dadurch eine einheitliche Verständnisfindung gewährleistet.

Fall 25: Probleme bei der Überweisung

Interinstitutionelle Kommunikation

Riskante Operation, Schwerwiegendes Ereignis

Klinischer Kontext: akute stationäre Aufnahme für einen orthopädisch-chirurgischen Eingriff (Schenkelhalsfraktur)
Kommunikationsrahmen: Interaktionen zwischen verschiedenen medizinischen Fachkräften in unterschiedlichen Einrichtungen
Ereignis: Kommunikationsfehler, der zu einer riskanten Operation führt
Ergebnis für die Patientensicherheit: schwerwiegendes Ereignis

Abdruck aus dem Englischen mit Genehmigung von AHRQ WebM&M. Erstabdruck des Falls in Hains IM. Transfer troubles [Spotlight]. AHRQ WebM&M [serial online]. Juni 2012, https://psnet.ahrq.gov/webmm/case/269.

Von einem Bezirkskrankenhaus aus kontaktiert ein Orthopäde den Notarzt eines großen Lehrkrankenhauses, weil er eine Patientin dorthin verlegen will. Das Lehrkrankenhaus verfährt mit externen Krankenhäusern standardmäßig so, dass alle verlegten Patienten erst in der Notaufnahme gesehen und dann eingestuft werden.

Der überweisende Orthopäde ❶ **schildert dem Notarzt kurz den Fall** der 92-jährigen Patientin, die unter Demenz leidet und deren linker Schenkelhals gebrochen ist. Er sagt, sie sei in den Operationssaal gebracht worden, wo ihr Blutdruck sank. Deshalb sähen die Anästhesisten von der Behandlung im Bezirkskrankenhaus ab.

Der Orthopäde ❷ **spricht außerdem mit dem Unfallchirurgen der anderen Klinik und schildert den Fall noch einmal in Kürze. ❸ Dabei kommen nur geringfügig andere medizinische Details zur Sprache.**

Die Patientin wird in das große Lehrkrankenhaus verlegt und ist bei der Ankunft in der Notaufnahme stabil. Abgesehen von demografischen Informationen über die Patientin ❹ **kommen vom überweisenden Krankenhaus weder Aufzeichnungen noch die Patientenakte an. ❺ Die Frau wird sofort an den orthopädischen Oberarzt übergeben** und ❻ **zur Operation für den folgenden Tag vorbereitet.**

Früh am nächsten Morgen wird die Patientin in den OP-Saal gebracht, wo ihre Schenkelhalsfraktur operiert werden soll. Als die Anästhesie eingeleitet wird, sinkt der Blutdruck der Patientin rapide und Vasopressoren werden eingesetzt. Das OP-Team fährt mit seiner Tätigkeit fort, diese wird jedoch durch signifikante Kreislaufinstabilität erschwert. Die Patientin überlebt die Operation, jedoch leidet sie danach ohne feststellbare Ursache unter persistierender postoperativer Hypotension

(Schock-Syndrom). Deshalb wird sie weiterhin künstlich beatmet. Schließlich wird die Behandlung beendet und sie stirbt wenige Tage nach der Operation.

❼ Am zweiten Tag nach der Operation trifft die Patientenakte vom überweisenden Krankenhaus ein und die Aufzeichnungen der Anästhesisten werden begutachtet. Sie sind handschriftlich abgefasst und **❽ nur schwer lesbar.** Jedoch wird darin die schwere Hypotension während der ursprünglichen Operation erwähnt und auch, dass die Patientin eigentlich einen Herzstillstand erlitten hatte. Dies war wie folgt notiert worden: kein messbarer Blutdruck … kein Puls fühlbar … Behandlung abgebrochen, Verlegung in Aufwachraum. In den Aufzeichnungen befinden sich keine weiteren Details über den Herzstillstand der Patientin.

Prinzipien der zwischenmenschlichen Kommunikation

1. Kommunikation lässt sich nicht auf Teilprozesse reduzieren

❶ Kommunikationsfehler der Suffizienz (unvollständige Enkodierung)
Der überweisende Orthopäde beschreibt die Vorgeschichte der Patientin nur kurz und erwähnt ihren Herzstillstand weder gegenüber dem Notarzt noch gegenüber dem diensthabenden Orthopäden.

❸❺ Kommunikationsfehler der Suffizienz (unvollständige transaktionale Kommunikation)
Die beiden aufnehmenden Ärzte etablieren im Gespräch mit dem überweisenden Arzt ein unzureichendes einheitliches Verständnis der klinischen Details.

❹ Kommunikationsfehler der Suffizienz (unvollständige Enkodierung)
Das überweisende Krankenhaus übermittelt dem aufnehmenden Krankenhaus einen unzureichenden Überblick über den Gesundheitszustand der Patientin (lediglich demografische Informationen).

❻ Kommunikationsfehler der Richtigkeit (nicht gebotene Enkodierung)
Dieser entscheidende Fehler folgt aus den vorherigen Kommunikationsfehlern: Es wird verordnet, dass die Patientin zur Operation vorbereitet wird, obwohl sie niemals dafür zugelassen werden sollte. Für die Patientin führt dieser entscheidende Kommunikationsfehler zum Tod.

2. Kommunikation ist kontextgebunden

❷❼ Kommunikationsfehler der Kontextualisierung (unvollständige Enkodierung)
Das überweisende Krankenhaus lässt sich bei der Übermittlung der nötigen Aufzeichnungen zu viel Zeit (*chronologischer* Kontext).

❼ Kommunikationsfehler der Kontextualisierung (unvollständige transaktionale Kommunikation)
Die Ärzte beider Einrichtungen warten *zu lange*, um miteinander in Kontakt zu treten, und vernachlässigen dadurch die Dringlichkeit der Versorgungssituation (*chronologischer* Kontext). In Vorbereitung auf den chirurgischen Eingriff müsste der Anästhesist umgehend die Patientenakte lesen, diese wird jedoch überhaupt nicht zurate gezogen und trifft erst *nach* der Operation ein.

3.   Kommunikation beruht auf subjektiven Vorannahmen und Wahrnehmungen

❽ Kommunikationsfehler der Klarheit (nicht gebotene Enkodierung)
Das überweisende Krankenhaus schickt dem aufnehmenden Krankenhaus nur schwer leserliche handschriftliche Notizen. Dies zeigt, dass das Personal im überweisenden Krankenhaus dem *Common-Ground*-Trugschluss unterliegt, weil es davon ausgeht, dass das aufnehmende Personal die handschriftlichen Notizen korrekt entziffern und ihnen die beabsichtigte Bedeutung zuschreiben wird.

Diskussion

An diesem Fall wird deutlich, wie die verschiedenen Prinzipien der zwischenmenschlichen Kommunikation aufeinander einwirken können. Eines der Prinzipien lautet beispielsweise: Inhaltliche Redundanz durch direkte Kanäle fördert die Richtigkeit der kommunizierten Inhalte und deren Verständnis. Der überweisende Orthopäde kontaktiert ganz im Sinne der *Redundanz* sowohl den Notarzt als auch den diensthabenden Unfallchirurgen, um sie über die Patientin zu informieren. Der *Umfang* der gelieferten Informationen ist jedoch *unzureichend*, und somit verfehlt der Orthopäde den Zweck des *Redundanzprinzips* – das Redundanzprinzip ist der korrekten Kommunikation nämlich nur dann zuträglich, wenn der kommunizierte Inhalt *vollständig* ist. Es hilft nichts, unzureichende Informationen zu wiederholen.

Die Kontextualisierungsfehler in diesem Fall liefern ein weiteres Beispiel für die Verknüpfung der Kommunikationsprinzipien. In beiden Einrichtungen versäumt das Personal das umgehende Gespräch miteinander – es passt seine Kommunikation also nicht an den gebotenen dringenden Handlungsbedarf an (d. h. an den *chronologischen* Kontext). Ein weiteres Prinzip der zwischenmenschlichen Kommunikation besagt, dass Kommunikation durch einen möglichst *direkten* Kanal die *Richtigkeit* der vermittelten Inhalte begünstigt. Ein Telefongespräch oder das persönliche Gespräch sind also handschriftlichen Notizen vorzuziehen, und Kommunikation durch einen möglichst *direkten* Kanal kann den Nutzen der *Kontextualisierung* (d. h. die *Rechtzeitigkeit* der Kommunikation) noch verstärken.

Dieser Zwischenfall demonstriert zu guter Letzt auch, dass die zwischenmenschliche Kommunikation nicht nur der Weitergabe von Informationen dient. Sie ist vielmehr ein komplexer interaktiver Sinngebungsprozess, dessen Erfolg von der aktiven Beteiligung aller Teilnehmer abhängt. An mehreren Punkten wird in diesem Fall deutlich, dass die Fachkräfte über *ungenügend Informationen* verfügen, weil sie dem Common-Ground-Trugschluss unterliegen. Jeder geht davon aus, dass der Empfänger seine Aussagen wie beabsichtigt dekodieren wird, wie es im Briefing des Orthopäden im Telegrammstil oder an den handschriftlichen Notizen des Anästhesisten deutlich wird. Die Akteure nehmen ihre Kommunikation also nicht als einen anspruchsvollen Verständnisfindungsprozess wahr, der *zwischen* ihnen entsteht, – und sie realisieren somit auch nicht, dass die Bedeutung einer Nachricht nicht in handschriftlichen Notizen ruht, sondern zwischen den Akteuren etabliert werden muss.

Kommunikationsstrategien nach Hannawa SACCIA

Folgende Handlungsweisen hätten diesen Zwischenfall verhindern können:
- Trotz des notfallbedingten Zeitdrucks hätte der überweisende Arzt mehr Zeit für das Gespräch mit den aufnehmenden Fachkräften aufwenden können, um die *Suffizienz* der vermittelten Informationen zu gewährleisten.
- Das Bezirkskrankenhaus hätte der Patientin ihre Akte mitgeben oder diese faxen können und den Austausch mit der aufnehmenden Klinik mittels direkter Kommunikation fördern können (z. B. in einem persönlichen oder telefonischen Folgegespräch).
- Das aufnehmende Personal hätte das Gespräch mit dem übergebenden Arzt erst beenden sollen, nachdem es alle nötigen Informationen erhalten und komplett verstanden hat.
- Die Operation hätte nicht verordnet werden sollen, bis der Gesundheitszustand der Patientin von allen Beteiligten komplett erfasst und verstanden wurde.
- Der Anästhesist des Lehrkrankenhauses hätte keine OP-Freigabe erteilen können, ohne über zureichende Informationen zu verfügen.
- Alle Beteiligten hätten davon ausgehen können, dass kein Common Ground zwischen ihnen besteht und dass sie kompetent miteinander kommunizieren müssen, um ein einheitliches Verständnis miteinander zu erschaffen.

Kommunikationslehren für eine bessere Patientensicherheit und Versorgungsqualität

1 ○	2 ○	3 ○	4 ○	5 ○	6 ○	7 ○	8 ○	9 ○	10 ○
11 ○	12 ○	13 ○	14 ○	15 ○	16 ○	17 ○	18 ○	19 ○	20 ○
21 ○	22 ○	23 ○	24 ○	25 ○	26 ○	27 ○	28 ○	29 ○	30 ○

Wählen Sie aus den 30 Kommunikationslehrsätzen in Kapitel 6 diejenigen aus, die diesen Fall am treffendsten beschreiben und kreuzen Sie die entsprechenden Kästchen in dieser Checkliste an. Begründen Sie Ihre Wahl und erklären Sie, wie die einzelnen Lehrsätze mit diesem Fall zusammenhängen. Vergleichen Sie Ihre Antworten mit den Lösungsvorschlägen der Autoren auf Seite 297 des Buches. Gibt es Unterschiede? Diskutieren Sie alternative Lehrsätze, die zur Option standen und die Sie für Ihre Checkliste erwogen oder abgelehnt hätten.

Fragen zur Diskussion

1. Anhand welcher Systeme könnten Krankenhäuser das *rechtzeitige* Eintreffen behandlungsrelevanter Akten sicherstellen?

2. Wieso hat das richtig eingesetzte *Redundanzprinzip* (Redundanz fördert die Richtigkeit der vermittelten Inhalte) in diesem Fall den entscheidenden Kommunikationsfehler nicht abgehalten?

Übungen

1. **Skript schreiben**
    Verfassen Sie ein Skript für einen gelungenen Austausch (d. h. eine erfolgreiche einheitliche Verständnisfindung) zwischen dem überweisenden Orthopäden und dem diensthabenden Unfallchirurgen in der aufnehmenden Klinik. Beginnen Sie bei Punkt 2.

2. **Arbeiten am Kanal**
    Beschreiben Sie, wie ein direkter Kommunikationskanal in diesem Fall eine korrekte Informationsvermittlung gewährleisten und das schwerwiegende Ereignis verhindern könnte.

Phase 5: Behandlung

Die *Behandlung* ist die Versorgungsphase, in der ein Behandlungsplan (s. Phase 3) praktisch umgesetzt wird. Die Durchführung einer Behandlung kann entweder mit dem Behandlungsplan übereinstimmen oder von ihm abweichen. Dem Erfolg der Behandlung können somit auf mehreren Ebenen Hindernisse im Wege stehen. Hierzu zählen unter anderem Fehlhandlungen aufseiten des Patienten und des Fachpersonals.

https://doi.org/10.1515/9783110537345-011

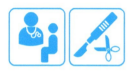

Fall 26: Das falsche Knie

Arzt-Patient-Kommunikation

Falschseitige Operation, Schwerwiegendes Ereignis

Klinischer Kontext: akute stationäre Aufnahme wegen orthopädischen Eingriffs (Knieersatz)
Kommunikationsrahmen: Interaktion zwischen zwei Ärzten und einer Patientin
Ereignis: Kommunikationsfehler, der zu einer falschseitigen Operation führt
Ergebnis für die Patientensicherheit: schwerwiegendes Ereignis

Fallbeschreibung von Prof. Dr. Annegret Hannawa und Sandra Hwang, MSPH

Eine 44-jährige Frau wird zur Operation ihres linken Knies einbestellt. An diesem Tag stehen der assistierende Anästhesist und der anästhesiologische Oberarzt unter hohem Arbeitsdruck. Zudem sind sie von einem vorangegangenen Fall abgelenkt. Sie betreten hastig den Raum und überfliegen die Röntgenaufnahmen, um sich ein Bild des Gelenkschadens zu machen. Die Ärzte ❶ **begrüßen die Patientin nicht**, ❷ **erklären den Eingriff nur kurz** und ❸ **unterhalten sich dabei mehr miteinander als mit der Patientin**. Der Oberarzt ❹ **bezeichnet die Patientin als „die Kniepatientin"**, während er ❺ **ihr rechtes Knie für die Operation präpariert.**

Die Patientin ist irritiert, doch der herabwürdigende Ton des Oberarztes gegenüber dem assistierenden Anästhesisten schüchtert sie so sehr ein, dass sie sich nicht traut zu fragen, warum ihr *rechtes* Knie für die Operation vorbereitet wird. Da sie über keine medizinischen Fachkenntnisse verfügt, schließt sie daraus, dass wohl generell beide Beine für eine Operation vorbereitet werden. Ihren Zweifel schreibt sie ihrer grundsätzlichen Angst vor Operationen zu und ❻ **beschließt deshalb, nichts zu sagen.**

Die Patientin wird unter Vollnarkose operiert, unterstützt durch einen Epiduralkatheter. Ihr rechtes Bein wird vorbereitet und abgedeckt, bevor ❼ **der Chirurg hereinkommt**, der gerade seinen Dienst angetreten hat.

Die Operation des rechten Kniegelenks verläuft ohne Komplikationen. Als die Patientin aus der Narkose erwacht, stellt sie mit Schrecken fest, dass die Kniegelenk-Endoprothese am falschen Knie eingesetzt wurde.

Prinzipien der zwischenmenschlichen Kommunikation

1. Kommunikation vermittelt Fakten und definiert zwischenmenschliche Verhältnisse

❶ **Kommunikationsfehler der zwischenmenschlichen Anpassung** (unvollständige Enkodierung)
Der Chirurg passt seine Begrüßung unzureichend an die Bedürfnisse und Erwartungen der Patientin an.

❹ **Kommunikationsfehler der zwischenmenschlichen Anpassung** (nicht gebotene Enkodierung)
Der Oberarzt bezeichnet die Patientin unangemessen als „die Kniepatientin", während er sich mit dem assistierenden Anästhesisten unterhält. Auf die Patientin wirkt diese Bezeichnung einschüchternd – sie fühlt sich nicht sicher, etwas zu sagen.

2. Inhaltliche Redundanz durch direkte Kanäle fördert die Richtigkeit der kommunizierten Inhalte und deren Verständnis

❷ **Kommunikationsfehler der Suffizienz** (unvollständige transaktionale Kommunikation)
Die Anästhesisten besprechen den bevorstehenden Eingriff weder miteinander noch mit der Patientin im Detail. Deshalb erlangen sie kein einheitliches Verständnis der durchzuführenden Prozedur.

❷❺ **Kommunikationsfehler der Richtigkeit** (unvollständige transaktionale Kommunikation)
Die Anästhesisten verwenden ihre Kommunikation miteinander und mit der Patientin ungenügend dafür, um ihr Verständnis des geplanten Eingriffs zu überprüfen.

❼ **Kommunikationsfehler der Suffizienz** (unterlassene transaktionale Kommunikation)
Der Chirurg bespricht den bevorstehenden Eingriff ungenügend mit seinen Kollegen und mit der Patientin, um ein einheitliches Verständnis der Prozedur sicherzustellen.

❼ **Kommunikationsfehler der Richtigkeit** (unterlassene transaktionale Kommunikation)
Der Chirurg hält keine Rücksprache mit der Patientin und mit seinen Kollegen im OP-Saal, um zu prüfen, inwiefern sein Verständnis des Eingriffs *richtig* ist und dem Behandlungsplan entspricht.

❻ **Kommunikationsfehler der Suffizienz** (unterlassene Enkodierung)
Die Patientin drückt ihren Zweifel nicht aus, als das falsche Bein zur Operation vorbereitet wird.

Diskussion

An diesem Fall wird deutlich, dass Patienten die Kompetenz ihrer Ärzte oft darauf basiert beurteilen, wie gut sie mit ihnen kommunizieren – wobei insbesondere das angemessene Verhalten des Arztes großes Gewicht trägt. Ob etwas als angemessen empfunden wird, unterliegt natürlich dem subjektiven Urteil eines jeden Patienten, und hierfür gibt es kein Patentrezept. Dennoch handelt es sich bei der Angemessenheit des ärztlichen Verhaltens um einen entscheidenden Aspekt, der die Zufriedenheit des Patienten fördert und zudem messbare Behandlungsergebnisse bewirken kann.

Im vorliegenden Fall traut sich die Patientin nicht, das Wort zu ergreifen, weil die Ärzte sich ihr gegenüber unangemessen verhalten haben. Die Patientin hätte die Fehloperation vermeiden können, wenn sie ihre Bedenken in diesem Moment geäußert hätte. Das eigentliche Problem lässt sich jedoch auf den Moment zurückführen, in dem die Kommunikation der beiden Anästhesisten auf die Patientin unangemessen gewirkt hat. Dabei ging es nicht so sehr darum, *was* sie sagten, sondern *wie* sie es sagten: Die nonverbale Kommunikation der Anästhesisten kreierte eine Atmosphäre, in der die Patientin sich nicht traute, das Wort zu ergreifen.

Außerdem tritt in diesem Fall exemplarisch die Rolle der Patientin in den Vordergrund. Die Patientin hätte aktiv zu einer sicheren und hochwertigen Gesundheitsversorgung beitragen können. Durch ihr aktives Mitwirken hätte die Patientin sicherstellen können, dass die Operation korrekt ausgeführt wird. Aber die Ärzte haben die Patientin nicht als wichtige Ressource für die Patientensicherheit erkannt und die Gelegenheit versäumt, ihre Kommunikation mit der Patientin als validierenden Prozess zu nutzen.

Letztlich illustriert dieser Fall, welch wichtige Funktion dem *Kontext* zukommt, der den Erfolg der zwischenmenschlichen Kommunikation sowohl *begünstigen* als auch *schmälern* kann – je nachdem, wie man ihn einsetzt. Die Patientin lässt ihre Kommunikation in diesem Fall vom *relationalen* Kontext der Versorgungssituation einschränken. Sie nimmt die hierarchische Konstellation zwischen sich und den Ärzten als ein Hindernis wahr und traut sich deshalb nicht sich zu äußern. Diese hierarchische Konstellation entnimmt sie primär der nonverbalen Kommunikation der Ärzte. Paradoxerweise hätte sie genau diesen Kontext als Mittel nutzen können, um die zwischenmenschlichen Statusbarrieren zu den beiden Ärzten zu überwinden. Die Patientin hätte diese wahrgenommene Barriere direkt als Bezugspunkt verwenden können, um ein Gespräch mit den Ärzten zu initiieren. Beispielsweise hätte sie sagen können: „Ich verfüge über keine medizinischen Kenntnisse und weiß, Sie sind hier die Experten – aber ich habe das Gefühl, ich sollte doch etwas sagen, weil ich nicht möchte, dass aus Versehen mein falsches Knie operiert wird."

Kommunikationsstrategien nach Hannawa SACCIA

Folgende Handlungsweisen hätten diesen Zwischenfall verhindern können:

- Die Ärzte hätten die Patientin angemessener begrüßen können, um ein vertrauensvolles Kommunikationsklima im Raum zu erschaffen, in dem die Patientin sich sicher fühlt, etwas anzusprechen und sich aktiv an einer sicheren Versorgung zu beteiligen.
- Die Ärzte hätten die Patientin respektvoll und aktiv in ihre Versorgung miteinbeziehen können, statt sie als passive Kniepatientin zu bezeichnen.
- Die Ärzte hätten die bevorstehende Operation miteinander und auch mit der Patientin genauer besprechen können, um ein einheitliches Verständnis der Prozedur zu etablieren.
- Die Ärzte hätten anhand der Patientenakte, aber auch im direkten Gespräch miteinander und mit der Patientin überprüfen können, ob der Eingriff auch wie geplant durchgeführt wird.
- Die Patientin hätte den *relationalen* Kontext (d. h. die empfundene hierarchische Konstellation) als Mittel verwenden können, um ihre Bedenken zu äußern, dass ihr falsches Bein für die Operation vorbereitet wird.

Kommunikationslehren für eine bessere Patientensicherheit und Versorgungsqualität

1 ○	2 ○	3 ○	4 ○	5 ○	6 ○	7 ○	8 ○	9 ○	10 ○
11 ○	12 ○	13 ○	14 ○	15 ○	16 ○	17 ○	18 ○	19 ○	20 ○
21 ○	22 ○	23 ○	24 ○	25 ○	26 ○	27 ○	28 ○	29 ○	30 ○

Wählen Sie aus den 30 Kommunikationslehrsätzen in Kapitel 6 diejenigen aus, die diesen Fall am treffendsten beschreiben und kreuzen Sie die entsprechenden Kästchen in dieser Checkliste an. Begründen Sie Ihre Wahl und erklären Sie, wie die einzelnen Lehrsätze mit diesem Fall zusammenhängen. Vergleichen Sie Ihre Antworten mit den Lösungsvorschlägen der Autoren auf Seite 297 des Buches. Gibt es Unterschiede? Diskutieren Sie alternative Lehrsätze, die zur Option standen und die Sie für Ihre Checkliste erwogen oder abgelehnt hätten.

Fragen zur Diskussion

1. Welche Strategien könnten in einem Fall wie diesem von der Versorgerseite eingesetzt werden, um Patienten aktiv an einer sicheren Behandlung zu beteiligen?

2. Was für Systeme könnten Krankenhäuser implementieren, um Kommunikationsfehler zu vermeiden, die zu falschseitigen Operationen führen?

Übungen

1. **Skript schreiben**
   Verfassen Sie ein Skript für ein anderes Zusammentreffen zwischen der Patientin und den beiden Anästhesisten. Schaffen Sie in dem Skript einen sicheren Ort, in dem die Patientin sich wohl und ermutigt fühlt, sich aktiv an ihrer Versorgung zu beteiligen und bei Zweifeln das Wort zu ergreifen. Beginnen Sie bei Punkt 1.

2. **Skript schreiben**
   Gehen Sie von der jetzigen Fallbeschreibung aus und stellen Sie dar, wie die Patientin ihre Sorge zum Ausdruck bringen könnte, indem sie ihre Aussage auf den Kontext bezieht.

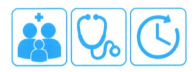

Fall 27: Falscher Umgang mit Delirium

Arzt-Familienangehörigen-Kommunikation

Verspätete Korrektur Einer Diagnose, Unerwünschtes Ereignis

Klinischer Kontext: akute Aufnahme in geriatrische Psychiatrie (Delirium, Agitiertheit)
Kommunikationsrahmen: Interaktionen zwischen Fachkräften der geriatrischen Psychiatrie und Angehörigen des Patienten
Ereignis: Kommunikationsfehler, der zu einer verspäteten, korrigierten Diagnose führt
Ergebnis für die Patientensicherheit: unerwünschtes Ereignis

Abdruck aus dem Englischen mit Genehmigung von AHRQ WebM&M. Erstabdruck des Falls in Merrilees J, Lee K. Mismanagement of delirium. AHRQ WebM&M [serial online]. Mai 2016, https://psnet.ahrq.gov/webmm/case/375.

Ein 85-jähriger Mann mit vaskulärer Demenz im frühen Stadium stürzt auf dem Gehweg und bricht sich ein Bein. Wegen des Gipses, der ihm im Bezirkskrankenhaus angelegt wird, kann der Patient nicht selbstständig laufen. Er erhält Krücken und ihm wird empfohlen, das verletzte Bein nicht zu belasten. Um seine Mobilität wiederherzustellen, wird er zur Rehabilitation in eine spezielle Pflegeeinrichtung aufgenommen, wo ihm beim Waschen und Ankleiden geholfen wird. Während der ersten beiden Tage bleibt seine Frau die meiste Zeit dort bei ihm.

Vor dem Unfall wohnte der Patient zu Hause und konnte die Aktivitäten des täglichen Lebens unabhängig bewältigen. Er verwendete eine Brille für Weitsicht und eine Lesebrille, nahm dreimal täglich Augentropfen und trug ein Hörgerät. Im Verlauf des vorangegangenen Jahres traten visuelle Halluzinationen auf, die nicht weiter bedenklich waren (z. B. ein Vogel im Baum, Eichhörnchen auf der Wiese, Ungeziefer auf dem Boden). Der Patient hatte nächtliche Schlafstörungen und stand mitunter nachts auf, duschte und zog sich an, bevor er seine Frau nach der Uhrzeit fragte. Tagsüber war er oftmals schläfrig und konnte sich nicht gut konzentrieren. Sein Gang war schlurfend und manchmal vorauseilend, und er fiel leicht hin.

Am dritten Tag im Rehabilitationszentrum, vor der Ankunft seiner Frau, beginnt der Patient zu delirieren und ist agitiert. Er droht mit seiner Krücke, als das Pflegepersonal sich nähert, und sagt, er würde sie umbringen, wenn sie noch näher kämen. Er stößt Möbel um. Das Sicherheitspersonal wird gerufen. Der Patient wird in die Notaufnahme gebracht. Er verbringt die erste Nacht im Flur der Notaufnahme, wo seine Frau und seine Tochter abwechselnd an seiner Seite sind.

Am zweiten Tag des stationären Aufenthalts wird er in ein Krankenzimmer verlegt und von einem Psychiater untersucht. In der darauffolgenden Nacht deliriert der Patient wieder und bewirft eine Pflegekraft mit einem Becher Wasser. Am dritten Tag ist der Patient bei klarem Bewusstsein und erklärt, er habe gedacht, er sei eingesperrt und versuchte deshalb zu entkommen. Er zeigt Reue.

Um die Behandlung zu erleichtern, ❶ **empfiehlt der Psychiater die Verlegung des Patienten in die geriatrisch-psychiatrische Abteilung.** ❷ **Die Frau des Patienten stimmt diesem Vorschlag zu,** ohne sich über die Folgen einer solchen Maßnahme zu erkundigen. Zum Zeitpunkt der Verlegung ist der Patient bereits seit drei Tagen immobil, hat Verstopfung, ist leicht dehydriert und hat Schmerzen.

Während der nächsten beiden Tage überdenken die Ehefrau und die Tochter die Behandlung ihres Angehörigen. ❸ **Sie bitten darum, dass er auf eine Station verlegt wird, auf der die Familie ihn rund um die Uhr betreuen kann.** Außerdem ❹ **bitten sie das Pflegepersonal darum, dass es auf den Bewegungsdrang des Patienten eingeht und dafür sorgt, dass einige Auslöser für das Delir behoben werden.** Der Assistenzarzt der Psychiatrie wird dazu gerufen und ❺ **erklärt der Familie, dass der Patient zwangseingewiesen wurde** und man deshalb von einer Verlegung oder Abweichung vom Behandlungsplan absehe. ❻ **Der Assistenzarzt erklärt außerdem, die primäre medizinische Sorge sei das _Verhalten_ des Patienten und nicht seine Beweglichkeit.** ❼ **Die Familie bittet um ein persönliches Gespräch mit dem weisungsbefugten Oberarzt,** der mit ihnen am Telefon spricht und ❽ **die Aussage des Assistenzarztes bestätigt.** ❼ **Die Familie ruft den Hausarzt des Patienten an,** der ❽ **den Behandlungsplan insgesamt gutheißt,** aber anfragt, ob die Tochter über Nacht bei dem Patienten bleiben darf. ❽ **Die Stationspflegekraft lehnt die Anfrage ab** und ❾ **die Ehefrau und Tochter werden um 21.30 Uhr aus der geschlossenen Abteilung hinausbegleitet.**

Der Patient zeigt nachts weiterhin Agitiertheit und ist während der Nächte 3 und 5 erneut aggressiv gegenüber dem Personal. Daraufhin wird er fixiert. Das Stationspersonal verlängert die Besuchszeiten für die Familie am Tag (8 bis 22 Uhr), ❽ **gibt aber der Bitte der Familie nicht nach,** die über Nacht bleiben will, um dem Patienten Ruhe und Sicherheit zu geben.

Medizinstudenten führen an den Tagen 5 und 6 einen Mini-Mental-Status-Test durch, aber eine umfassende Anamnese oder ein Testverfahren zur Demenz bleiben aus. Der Patient hat weiterhin Verstopfung, ist leicht dehydriert und hat vermehrt Schmerzen durch das gebrochene Bein und einen eingewachsenen Zehennagel. Am fünften Tag wird ihm Risperidon verabreicht, um seine Agitiertheit und Halluzinationen zu behandeln. Am sechsten Tag bekommt der Patient Sprachstörungen – er artikuliert verwaschen, stöhnt vor Unwohlsein und schreit phasenweise: „Alles dreht sich". Die Haut an seinen Fersen und an seinem Gesäß zeigt Risse.

Am achten Tag kontaktiert die Ehefrau des Patienten die Rechtsabteilung des Krankenhauses, um eine Beschwerde einzureichen. Inzwischen hat das Krankenhaus der Tochter erlaubt, über Nacht zu bleiben. Der Patient ist weiterhin nachtwandlerisch, doch die Tochter sorgt am Krankenbett dafür, dass sein Verhalten nicht in Aggression umschlägt.

Der Patient wird am neunten Tag zurück in das Rehabilitationszentrum verlegt. Die neue Diagnose lautet Lewy-Körper-Demenz. Einige Monate später wird das Risperidon von einem neuen Arzt im Reha-Zentrum abgesetzt.

Seit dem auslösenden Ereignis hat der Patient 18 kg an Gewicht verloren. Seine Sprache und seine Mobilität sind beeinträchtigt. Er hat Spätdyskinäsien und benötigt bei allen Aktivitäten des täglichen Lebens Hilfe.

Prinzipien der zwischenmenschlichen Kommunikation

1. Kommunikation vermittelt Fakten und definiert zwischenmenschliche Verhältnisse

❻ **Kommunikationsfehler der zwischenmenschlichen Anpassung** (unvollständige Enkodierung)
Der Assistenzarzt der Psychiatrie geht ungenügend auf die emotionalen Bedürfnisse der Familie ein, als er ihr sagt, dass der Patient zwangseingewiesen wurde und er daher von einer Verlegung absehe.

❽ **Kommunikationsfehler der zwischenmenschlichen Anpassung** (unvollständige Enkodierung)
Der Oberarzt, der Hausarzt und die Stationspflegekraft gehen bei ihrer Antwort auf die Bitte der Familie ungenügend auf die emotionalen Bedürfnisse der Familie ein – insbesondere angesichts der Art und Weise, wie die Familie diese vehement vorträgt und begründet.

2. Kommunikation ist kontextgebunden

❶ **Kommunikationsfehler der Kontextualisierung** (unvollständige Enkodierung)
Der Psychiater empfiehlt die Verlegung des Patienten auf die geriatrisch-psychiatrische Station, um die Behandlung zu erleichtern. Dabei vernachlässigt er jedoch die Tatsache, dass der Patient eingeschränkt beweglich ist und unter akuter Verstopfung, leichter Dehydrierung und Schmerzen leidet (*funktionaler* Kontext).

❹ **Kommunikationsfehler der Kontextualisierung** (unvollständige Dekodierung)
Das Personal der Psychiatrie dekodiert die Behandlungswünsche der Familienangehörigen (d. h. die Beweglichkeit wiederherzustellen und Auslöser des Delirs zu bekämpfen) ungenügend im Rahmen der Tatsache, dass deren Perspektive (*relationaler*

Kontext) für ein gutes Behandlungsergebnis gewinnbringend sein könnte (*funktionaler* Kontext).

❸ Kommunikationsfehler der Kontextualisierung (unvollständige Dekodierung)
Das Personal der Psychiatrie interpretiert die Bitte der Familie, dass der Patient verlegt werden möge, ungenügend im Rahmen der Tatsache, dass die Familie dem Patienten zwischenmenschlich sehr nahesteht (*relationaler* Kontext).

❻ Kommunikationsfehler der Kontextualisierung (unvollständige Enkodierung)
Der Assistenzarzt der Psychiatrie vermittelt seine Erklärung, dass das *Verhalten* und nicht die Beweglichkeit des Patienten von Belang sei ungenügend unter Berücksichtigung der Tatsache, dass die Frau und Tochter dem Patienten sehr nahestehen (*relationaler* Kontext) und dass ihre Kenntnis des Patienten dem Behandlungserfolg daher dienen könnte (*funktionaler* Kontext).

❼ Kommunikationsfehler der Kontextualisierung (unvollständige Dekodierung)
Der Oberarzt, der Hausarzt und die Stationspflegekraft interpretieren die Bitte der Familie unzureichend im Rahmen der Tatsache, dass die Familie dem Patienten sehr nahesteht (*relationaler* Kontext) und ihre Kenntnis des Patienten eine erfolgreiche Behandlung unterstützen könnte (*funktionaler* Kontext).

3.   Kommunikation beruht auf subjektiven Vorannahmen und Wahrnehmungen

❷ Kommunikationsfehler der Suffizienz (unvollständige transaktionale Kommunikation)
Der Psychiater und die Frau des Patienten verständigen sich nicht ausreichend miteinander, um ein einheitliches Verständnis der Folgen zu erlangen, die eine Verlegung auf eine geschlossene geriatrisch-psychiatrische Station mit sich bringt.

Diskussion

Dieser Fall zeigt, wie eine Verkettung von verschiedenen Kommunikationsfehlern die Versorgungsqualität beeinträchtigen und unerwünschte Ergebnisse zur Folge haben kann. Wenn man die Prinzipien der Kommunikationswissenschaft auf diesen Fall anwendet, ergeben sich zwei kausale Erklärungen, wie es zu den vermeidbaren Vorfällen kommen konnte.

Erstens illustriert dieser Fall, wie wichtig es ist, dass die Beteiligten ihre zwischenmenschliche Verständnisfindung in den gegebenen Kontext einrahmen. Im beschriebenen Zwischenfall scheitern alle Fachkräfte daran, den *funktionalen* Kontext der Versorgungsepisode zu erkennen, der vor allem das Gespräch mit der Ehefrau und der Tochter des Patienten prägt. Sie erkennen nicht, dass das enge Verhältnis der Angehörigen und ihre gute Kenntnis des Patienten als wichtige Informationsquelle dienen können, um eine sichere und hochwertige Gesundheitsversorgung zu gewährleisten. Die Familienmitglieder sind in der Lage, das aggressive Verhalten des Patienten zu deeskalieren, ihn zu beruhigen und zu beschwichtigen. Wenn der Arzt beispielsweise den Gesundheitszustand des Patienten beurteilt, könnten die Familienangehörigen als Validierungsquellen dienen und berichten, inwiefern das Verhalten des Patienten im Vergleich zu seinem vorherigen Verhalten außerhalb des Krankenhauses normal ist.

Zweitens verstehen die Fachkräfte in diesem Fall ihre Kommunikation lediglich als linearen Informationstransfer. Sie machen sich nicht bewusst, dass Kommunikation sowohl Fakten vermittelt als auch zwischenmenschliche Verhältnisse definiert. Das zeigt sich in mehreren Handlungen, z. B. als das Personal die Bitte der Familie abweist, ohne das Gespräch an die Bedürfnisse der Familie anzupassen, sie aus der geschlossenen Abteilung geleitet und ihre Bedenken abkanzelt. Diese Verhaltensweisen und Äußerungen haben grundlegenden relationalen Gehalt. Sie verärgern die Angehörigen in diesem Fall so sehr, dass sie die Rechtsabteilung des Krankenhauses kontaktieren, um Beschwerde einzureichen. Der Inhalt der Beschwerde ist nicht die medizinische Kompetenz der Fachkräfte, sondern vielmehr die gleichgültige Art und Weise, mit der die Angehörigen behandelt und abgeschottet wurden.

Kommunikationsstrategien nach Hannawa SACCIA

Folgende Handlungsweisen hätten diesen Zwischenfall verhindern können:
- Der Psychiater hätte seine Empfehlung, den Patienten zu verlegen, im Rahmen des allgemeinen Zustands des Patienten vermitteln können (d. h. unter Berücksichtigung der Tatsache, dass der Patient sich nicht eigenständig fortbewegen kann und unter akuter Verstopfung, Dehydrierung und Schmerzen leidet).
- Der Psychiater und die Frau des Patienten hätten ausgiebiger miteinander besprechen können, was für Folgen eine Verlegung des Patienten auf die (geschlossene) geriatrisch-psychiatrische Station hat.
- Der Psychiater hätte das Verhalten des Patienten mehr im Rahmen der Symptome des Patienten interpretieren können, bevor er Risperidon zur Behandlung der Agitiertheit und der Halluzinationen verschreibt.
- Die Fachkräfte hätten die sicherheitsfördernde Rolle der Familienangehörigen in dieser Versorgungsepisode erkennen können – eine aktive Einbindung der Familie, die den Patienten gut kennt und ihm nahesteht, wäre für eine erfolgreiche Behandlung gewinnbringend gewesen.
- Die Fachkräfte hätten ihre Aussagen und Verhaltensweisen mehr an die geäußerten Bedürfnisse der Familie anpassen können, insbesondere angesichts deren emotionaler Nähe und den damit verbundenen Erwartungen bezüglich einer hochwertigen Versorgung des Patienten. Die Fachkräfte hätten sich bewusst machen können, dass ihre Äußerungen nicht nur Fakten vermitteln, sondern auch

die zwischenmenschlichen Verhältnisse zum Patienten und dessen Familie definieren.

Kommunikationslehren für eine bessere Patientensicherheit und Versorgungsqualität

1 ◯	2 ◯	3 ◯	4 ◯	5 ◯	6 ◯	7 ◯	8 ◯	9 ◯	10 ◯
11 ◯	12 ◯	13 ◯	14 ◯	15 ◯	16 ◯	17 ◯	18 ◯	19 ◯	20 ◯
21 ◯	22 ◯	23 ◯	24 ◯	25 ◯	26 ◯	27 ◯	28 ◯	29 ◯	30 ◯

Wählen Sie aus den 30 Kommunikationslehrsätzen in Kapitel 6 diejenigen aus, die diesen Fall am treffendsten beschreiben und kreuzen Sie die entsprechenden Kästchen in dieser Checkliste an. Begründen Sie Ihre Wahl und erklären Sie, wie die einzelnen Lehrsätze mit diesem Fall zusammenhängen. Vergleichen Sie Ihre Antworten mit den Lösungsvorschlägen der Autoren auf Seite 297 des Buches. Gibt es Unterschiede? Diskutieren Sie alternative Lehrsätze, die zur Option standen und die Sie für Ihre Checkliste erwogen oder abgelehnt hätten.

Fragen zur Diskussion

1. Auf welche Art und Weise hat das Fachpersonal in diesem Fall einen *Kommunikationsfehler der Kontextualisierung* begangen?

2. Familienmitglieder und Begleitpersonen können oftmals positiv zum Behandlungsprozess beitragen. Werden sie aktiv in die Behandlung miteinbezogen, können sie die Behandlungsergebnisse entscheidend verbessern. Dennoch werden sie häufig außen vor gelassen. Wie können Fachkräfte sie als eine wertvolle Ressource für eine bessere und sicherere Gesundheitsversorgung aktivieren?

Übungen

1. **Skript schreiben**
    Verfassen Sie ein Skript für eine erfolgreiche Kommunikation (d. h. eine einheitliche Verständnisfindung) zwischen der Frau, der Tochter und dem Krankenhauspersonal. Beginnen Sie bei Punkt 3.

2. **Wege verbessern**

Lesen Sie die Fallbeschreibung noch einmal durch. Markieren Sie die Punkte, an denen die Fachkräfte dafür sorgen könnten, dass die Ehefrau und die Tochter als aktive Versorgungspartner in die Behandlung miteinbezogen werden. Beschreiben Sie für jeden Punkt eine konkrete Handlung, die hierfür zielführend wäre.

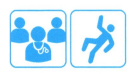

Fall 28: Die Latte heben

Team-Kommunikation
Vermeidbarer Sturz, Unerwünschtes Ereignis

Klinischer Kontext: akute ambulante Operation (Entfernung eines Lipoms)
Kommunikationsrahmen: Interaktion zwischen Anästhesist und Pflegefachkräften
Ereignis: Kommunikationsfehler, der zu einem vermeidbaren Sturz des Patienten führt
Ergebnis für die Patientensicherheit: unerwünschtes Ereignis

Abdruck aus dem Englischen mit Genehmigung von AHRQ WebM&M. Erstabdruck des Falls in Stotts J, Lyndon A. Raise the bar. AHRQ WebM&M [serial online]. Mai 2014, https://psnet.ahrq.gov/webmm/case/324.

Ein 57-jähriger Mann stellt sich wegen eines Lipoms in der rechten Leistengegend in einem ambulanten Operationszentrum vor. Ein Anästhesist, der neu in der Einrichtung ist, untersucht den Patienten. Nachdem er die Narkoseoptionen mit dem Patienten besprochen hat, ❶ **beginnt er mit der Regionalanästhesie.** Er legt rechts eine Ischiadicusblockade im Vorbereitungsraum. Der Patient wird daraufhin in den Operationssaal gebracht, wo er auf den Chirurgen wartet.

❷ **Ohne der Pflegekraft Bescheid zu geben**, versucht der Patient aufzustehen und zu den Toiletten zu gelangen. Da sein Bein nun taub ist, fällt er hin und schlägt mit dem Kopf auf dem Boden auf. Als die Pflegekraft den Sturz hört, eilt sie herbei, um den Patienten zu untersuchen. Dieser klagt über akute Schmerzen am Hals und wird in das Notfallzimmer verlegt. Der Anästhesist und die Pflegekraft diskutieren hitzig darüber, warum bestimmte Sicherheitsmaßnahmen nicht getroffen wurden, um den Patienten zu schützen. Letzten Endes trägt der Patient keine erwähnenswerten Verletzungen davon und sein Lipom wird in der darauffolgenden Woche entfernt.

Der krankenhauseigene Ausschuss zur Qualitätssicherung untersucht den Vorfall. Er stellt fest, dass das Bettgeländer des Patienten nach der Betäubung nicht hochgestellt worden war. ❶ **Den Pflegefachkräften war somit nicht bewusst, dass der Anästhesist die Regionalanästhesie bereits durchgeführt hatte.** Weil der Informationsaustausch ausgeblieben war, ❸ **gingen die Pflegefachkräfte davon aus**, dass die Regionalanästhesie erst im Operationssaal erfolgen würde (so wie es unter den dort tätigen Anästhesisten üblich ist).

Prinzipien der zwischenmenschlichen Kommunikation

1. Kommunikation ist kontextgebunden

❸ **Kommunikationsfehler der Kontextualisierung** (unvollständige transaktionale Kommunikation)
Der Anästhesist und die Pflegefachkräfte haben ungenügend im Rahmen der Tatsache miteinander kommuniziert, dass der Anästhesist ein neuer Mitarbeiter ist (*relationaler* Kontext) und deshalb Informationen über die Standardprozeduren an der neuen Einrichtung benötigt (*kultureller* Kontext; z. B. dass Regionalanästhesien üblicherweise im Operationssaal durchgeführt werden).

2. Kommunikation lässt sich nicht auf Teilprozesse reduzieren

❶ **Kommunikationsfehler der Suffizienz** (unterlassene Enkodierung)
Der Anästhesist informiert die Pflegefachkräfte nicht darüber, dass er die Regionalanästhesie bereits vorgenommen hat.

❶ **Kommunikationsfehler der Suffizienz** (unterlassene Enkodierung)
Der Anästhesist macht dem Patienten nicht verständlich, dass er eine Pflegefachkraft rufen muss, wenn er aufstehen will, da sein Bein taub sein wird.

❷ **Kommunikationsfehler der Suffizienz** (unterlassene Enkodierung)
Der Patient ruft die Pflegefachkraft nicht zu Hilfe, als er aufstehen möchte.

Diskussion

An diesem Fall wird deutlich, dass eine sichere zwischenmenschliche Kommunikation das Vehikel dafür ist, neue medizinische Fachkräfte mit der Organisationskultur und den Standardprozeduren ihres neuen Krankenhauses vertraut zu machen. Jede Institution und jedes Team folgt speziellen Standardprozeduren und Abläufen. Bevor neue Mitarbeiter innerhalb einer neuen Organisationskultur tätig werden, müssen ihnen diese Abläufe erfolgreich vermittelt werden, damit sie sich in die Kultur einleben und diese Prozeduren auch standardgemäß ausführen können. Solche Einweisungen sind auch in *relationaler* Hinsicht wichtig, denn die neuen Mitarbeiter lernen auf diese Weise ihre Kollegen kennen und legen somit einen Grundstein (Common Ground) für eine erfolgreiche zwischenmenschliche Verständnisfindung, als Voraussetzung für eine sichere und hochwertige Versorgung.

Dieses Fallbeispiel unterstreicht außerdem die Bedeutung der kommunikativen *Suffizienz*. Im Sinne der Patientensicherheit ist es immer noch besser, *wenig* mit Kollegen und Patienten zu kommunizieren als *gar nicht*. Hätte der Anästhesist beispielsweise die Pflegefachkraft über die Betäubung informiert, dann hätte der Sturz vermieden werden können. Selbst wenn der Anästhesist eine solche Nachricht als redundant empfunden hätte (z. B. weil er davon ausging, dass die Pflegefachkraft gewiss weiß, dass er die Betäubung bereits durchgeführt hat), hätte diese Redundanz die Patientensicherheit gefördert. Gleichermaßen hätte der Anästhesist sicherer gehandelt, wenn er den Patienten darüber aufgeklärt hätte, wie gefährlich es ist aufzustehen, ohne eine Pflegekraft zu Hilfe zu rufen. Selbst wenn er diese Kommunikation für redundant gehalten hätte (z. B. weil er davon ausging, dass der Patient doch gewiss weiß, dass er mit einem betäubten Bein nicht aufstehen kann), hätte eine solche Redundanz die Patientensicherheit gefördert. Nur eine *suffiziente* zwischenmenschliche Kommunikation hätte also in diesem Fall zu einem einheitlichen Verständnis zwischen den medizinischen Fachkräften und dem Patienten führen können.

Kommunikationsstrategien nach Hannawa SACCIA

Folgende Handlungsweisen hätten diesen Zwischenfall verhindern können:
- Der Anästhesist und die Pflegefachkräfte hätten ein einheitliches Verständnis darüber erschaffen können, wie klinische Prozeduren standardgemäß im Operationssaal ausgeführt werden. Das betrifft insbesondere die Verabreichung des Betäubungsmittels, welches üblicherweise im Operationssaal gespritzt wird. Das Krankenhaus könnte dem Orientierungsmaterial für neue Fachkräfte begleitend eine Liste beifügen, auf der solche Prozeduren klar und umfassend vermittelt werden.
- Der Anästhesist hätte die Pflegefachkräfte umgehend darüber informieren können, dass er dem Patienten das Anästhetikum verabreicht hat.
- Der Anästhesist hätte dem Patienten vermitteln können, dass er nicht selbstständig aufstehen kann und daher erst die Pflegefachkraft rufen muss, wenn er vor der Operation nochmals die Toilette aufsuchen möchte.
- Der Patient hätte die Pflegefachkraft um Hilfe bitten können, als er versuchte aufzustehen, um zur Toilette zu gelangen.

Kommunikationslehren für eine bessere Patientensicherheit und Versorgungsqualität

1 ◯	2 ◯	3 ◯	4 ◯	5 ◯	6 ◯	7 ◯	8 ◯	9 ◯	10 ◯
11 ◯	12 ◯	13 ◯	14 ◯	15 ◯	16 ◯	17 ◯	18 ◯	19 ◯	20 ◯
21 ◯	22 ◯	23 ◯	24 ◯	25 ◯	26 ◯	27 ◯	28 ◯	29 ◯	30 ◯

Wählen Sie aus den 30 Kommunikationslehrsätzen in Kapitel 6 diejenigen aus, die diesen Fall am treffendsten beschreiben und kreuzen Sie die entsprechenden Kästchen in dieser Checkliste an. Begründen Sie Ihre Wahl und erklären Sie, wie die einzelnen Lehrsätze mit diesem Fall zusammenhängen. Vergleichen Sie Ihre Antworten mit den Lösungsvorschlägen der Autoren auf Seite 297 des Buches. Gibt es Unterschiede? Diskutieren Sie alternative Lehrsätze, die zur Option standen und die Sie für Ihre Checkliste erwogen oder abgelehnt hätten.

Fragen zur Diskussion

1. Wie könnten der Anästhesist und die Pflegefachkraft bei Punkt 3 zielführender miteinander kommunizieren, anstatt sich gegenseitig die Schuld für den Sturz zuzuschreiben?

2. Wie könnten die Untersuchungsergebnisse des Qualitätsmanagements dazu dienen, dieselben Kommunikationsfehler in Zukunft zu vermeiden? Nennen Sie zwei Maßnahmen.

Übungen

1. **Leitlinien formulieren**
Schuldkulturen (engl. *blame cultures*) zu beseitigen ist ein Kernthema in der Patientensicherheit. Nachdem ein Fehler begangen wurde, scheinen hitzige Diskussionen vorprogrammiert zu sein, wie auch in diesem Fall. Welche Leitlinien könnten Einrichtungen anwenden, um die Fachkräfte in ihren zwischenmenschlichen Kompetenzen zu stärken und zum nachträglichen Lernen zu motivieren?

2. **Sich in die Lage anderer versetzen**
Beziehen Sie das Prinzip Kommunikation beruht auf subjektiven Vorannahmen und Wahrnehmungen auf den vorliegenden Fall.

3. **Patienten anleiten**
Formulieren Sie konkrete Anweisungen, die dem Patienten in diesem Fall vermittelt hätten, was ihn im Rahmen der anstehenden Regionalanästhesie und Operation erwartet und wie er an einer sicheren Versorgung aktiv mitwirken kann.

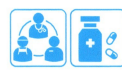

Fall 29: Akute Aufnahme eines verhaltensauffälligen Patienten

Interprofessionelle Kommunikation

Irrtümliche Absetzung eines Medikaments, Schwerwiegendes Ereignis

Klinischer Kontext: akute Notaufnahme (Schub) und anschließende stationäre Aufnahme (Morbus Crohn und akute Pankreatitis)

Kommunikationsrahmen: Interaktionen zwischen einem Gastroenterologen und Pflegefachkräften

Ereignis: Kommunikationsfehler, der zu einer irrtümlichen Absetzung eines Medikaments führt

Ergebnis für die Patientensicherheit: schwerwiegendes Ereignis

Abdruck aus dem Englischen mit Genehmigung von AHRQ WebM&M. Erstabdruck des Falls in Weiss AP, Rosenbaum JF. Acute care admission of the behavioral health patient. AHRQ WebM&M [serial online]. April 2013, https://psnet.ahrq.gov/webmm/case/298.

Ein 25-jähriger Mann stellt sich in der Notaufnahme vor. Er leidet seit drei Wochen unter Bauchschmerzen, Übelkeit mit Erbrechen und Schwächegefühl. Seine Anamnese ergibt Morbus Crohn mit künstlichem Darmausgang (Ileostoma), chronische Schmerzen, Schizophrenie, schwere Depressionen mit Suizidversuchen und Missbrauch von Betäubungsmitteln (Hydrocodon). Die Medikation besteht aus Mesalazin, Clonidin, Tramadol, Haloperidol, Olanzapin, Venlafaxin, Kaliumchlorid und Magnesiumoxid. Der Patient ist körperlich beeinträchtigt und wird in einem speziellen Versorgungsprogramm und durch betreutes Wohnen unterstützt.

Die Abklärung in der Notaufnahme bestätigt eine akute Pankreatitis. Der Patient wird stationär aufgenommen und ein Gastroenterologe wird zurate gezogen. Dieser merkt in seinem schriftlichen Bericht an, dass das Medikament *Olanzapin* eine Pankreatitis hervorrufen kann. Er notiert außerdem, dass der Patient um weniger *Haloperidol* gebeten habe, weil er es als überdosiert empfindet. ❶ **Der Gastroenterologe spricht sich in seinem Bericht jedoch dagegen aus** und schlägt vor, dass eine Änderung der *Haloperidol*-Dosierung und die Absetzung des *Olanzapin* dem Psychiater des Patienten überlassen werden sollten.

❷ **Entgegen der schriftlichen Empfehlung des Gastroenterologen** setzt das behandelnde Team das *Olanzapin* ab, ohne vorerst die Meinung des Psychiaters einzuholen. Der Gesundheitszustand des Patienten verbessert sich und er wird nach Hause entlassen. In den Entlassungsempfehlungen wird festgehalten, ❸ **dass der Patient innerhalb einer Woche bei seinem Hausarzt, seinem Gastroenterologen und sei-**

nem Psychiater zur Nachuntersuchung erscheinen solle. Seinen Psychiater solle er über die Absetzung des *Olanzapin* benachrichtigen.

Tragischerweise begeht der Patient zwei Wochen nach der Entlassung Selbstmord.

Prinzipien der zwischenmenschlichen Kommunikation

1. Kommunikation lässt sich nicht auf Teilprozesse reduzieren

❶ **Kommunikationsfehler der Suffizienz** (unvollständige transaktionale Kommunikation)
Der Gastroenterologe verständigt sich nicht ausreichend mit dem behandelnden Team, um ein gemeinsames Verständnis des Risikos zu etablieren, das sich für den Patienten ergeben würde, wenn die Psychopharmaka ohne Rücksprache mit seinem Psychiater abgesetzt werden.

❷ **Kommunikationsfehler der Suffizienz** (unvollständige Enkodierung)
Das behandelnde Team holt sich nicht genügend Informationen ein, um in Erfahrung zu bringen, ob eine Absetzung des Medikaments in der gegebenen Situation für den Patienten auch wirklich sicher ist.

2. Kommunikation ist kontextgebunden

❸ **Kommunikationsfehler der Kontextualisierung** (fehlangewendete Enkodierung)
Das behandelnde Team berücksichtigt beim Entlassungsgespräch mit dem Patienten unzureichend den *funktionalen* Kontext der Versorgungssituation. Es delegiert die Anweisungen für die kritische Nachuntersuchung an einen beeinträchtigten Patienten, der angesichts der vorangegangenen Selbstmordversuche und seiner neuen medikamentösen Einstellung nicht fähig sein wird, die Folgeanweisungen entsprechend durchzuführen. Der Patient ist also kontextbedingt der falsche Empfänger für die Entlassungsempfehlungen (*funktionaler* Kontext).

3. Inhaltliche Redundanz durch direkte Kanäle fördert die Richtigkeit der kommunizierten Inhalte und deren Verständnis

❸ **Kommunikationsfehler der Suffizienz** (unterlassene Enkodierung)
Das behandelnde Team spricht nicht mit den Versorgern des Patienten, um ihnen direkt und zeitnah die Inhalte der Entlassungsempfehlung zu vermitteln.

Diskussion

Dieser Fall zeigt, dass eine koordinierte und konsistente Gesundheitsversorgung eine erfolgreiche Kommunikation zwischen allen Beteiligten erfordert Eine koordinierte Versorgung ist somit *das Ergebnis* einer hinreichenden zwischenmenschlichen Verständnisfindung. Im vorliegenden Fall wird dieses Ziel nicht erreicht, weil die beteiligten Fachkräfte bereits auf der basalen Ebene der Informationsvermittlung scheitern: Sie tauschen sich unzureichend miteinander aus und legen somit keinen Grundstein für eine einheitliche Verständnisfindung. Anders ausgedrückt, liegt es also an der *quantitativ* unzureichenden Kommunikation zwischen dem Gastroenterologen, dem behandelnden Team und dem Psychiater, dass ihnen auf *qualitativer* Ebene kein einheitliches Verständnis gelingt.

Das Versorgerteam begeht einen entscheidenden Fehler, als es die Behandlung und das Entlassungsgespräch mit dem Patienten ungenügend auf den funktionalen Kontext des Versorgungsszenarios bezieht. Aus den vorangegangenen Suizidversuchen und der Abhängigkeit des Patienten von chemischen Substanzen hätte es schließen können, dass der Patient die Entlassungsempfehlungen nicht praktisch umsetzen kann. Selbst wenn der Patient zur Nachuntersuchung bei den anderen Ärzten erschienen wäre, dann wären dennoch viele Informationen durch den Stille-Post-Effekt verloren gegangen – denn werden Informationen durch eine Reihe von mehreren Empfängern übertragen, dann beeinträchtigt dies sowohl die Qualität als auch die Quantität der vermittelten Informationen.

Aus diesen beiden Gründen wäre das Versorgerteam besser beraten gewesen, den direkten Kontakt mit den externen Fachkräften zu suchen. Auf diese Weise hätte es im Sinne der Patientensicherheit gehandelt und über die Informationsvermittlung hinaus eine einheitliche Verständnisfindung der Entlassungsempfehlungen mit allen Beteiligten sichergestellt.

Kommunikationsstrategien nach Hannawa SACCIA

Folgende Handlungsweisen hätten diesen Zwischenfall verhindern können:
- Der Gastroenterologe hätte mit dem Versorgerteam direkt die Risiken besprechen können, die eine Absetzung des Medikaments mit sich bringt, wenn sie nicht mit dem Psychiater abgestimmt ist.
- Angesichts der eingenommenen Medikamente und der vorangegangenen Suizidversuche hätte das Versorgerteam den zuständigen Psychiater kontaktieren können, bevor es das Medikament absetzt.
- Das Versorgerteam hätte sich direkt mit dem Hausarzt, dem Gastroenterologen und dem Psychiater verständigen können, anstatt die Organisation der Nachuntersuchungen an den Patienten zu delegieren.

Kommunikationslehren für eine bessere Patientensicherheit und Versorgungsqualität

1 ○	2 ○	3 ○	4 ○	5 ○	6 ○	7 ○	8 ○	9 ○	10 ○
11 ○	12 ○	13 ○	14 ○	15 ○	16 ○	17 ○	18 ○	19 ○	20 ○
21 ○	22 ○	23 ○	24 ○	25 ○	26 ○	27 ○	28 ○	29 ○	30 ○

Wählen Sie aus den 30 Kommunikationslehrsätzen in Kapitel 6 diejenigen aus, die diesen Fall am treffendsten beschreiben und kreuzen Sie die entsprechenden Kästchen in dieser Checkliste an. Begründen Sie Ihre Wahl und erklären Sie, wie die einzelnen Lehrsätze mit diesem Fall zusammenhängen. Vergleichen Sie Ihre Antworten mit den Lösungsvorschlägen der Autoren auf Seite 297 des Buches. Gibt es Unterschiede? Diskutieren Sie alternative Lehrsätze, die zur Option standen und die Sie für Ihre Checkliste erwogen oder abgelehnt hätten.

Fragen zur Diskussion

1. Wie könnte die zwischenmenschliche Kommunikation in diesem Fall besser kontextualisiert werden, um den Zwischenfall zu vermeiden?

2. Wie können medizinische Fachkräfte die seelische Gesundheit von Patienten mit der Forderung in Einklang bringen, dass Patienten als aktive Partner mit in ihre Versorgung einbezogen werden und auf ihre Wünsche eingegangen wird?

Übungen

1. **Skript schreiben**
    Verfassen Sie ein Skript für erfolgreichere Interaktionen (d. h. eine einheitliche Verständnisfindung) zwischen den Beteiligten in diesem Fallbeispiel. Behalten Sie bei, dass der Patient meint, er erhalte zu viele Medikamente. Beginnen Sie vor Punkt 1.

2. **Wege der Besserung**
    Lesen Sie den Fall noch einmal durch. Identifizieren Sie dabei die Punkte, an denen eine bessere Kommunikation zwischen den Akteuren den Zwischenfall vermeiden könnte. Wie könnten diese Dialoge konkret aussehen?

3. **Troubleshooting**

Eine der Hannawa SACCIA Kommunikationsstrategien für diesen Fall besagt, dass der Gastroenterologe das direkte Gespräch mit dem Versorgerteam suchen sollte. Eine solche inhaltliche Redundanz, begleitend zu seinem schriftlichen Bericht, bedeutet einen zeitlichen Mehraufwand, der nicht in allen Fällen eingeräumt werden kann. Wie könnte dieses Problem behoben werden?

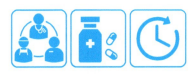

Fall 30: Soweit die Meldungen

Berufsübergreifende Kommunikation

Fehlmedikation, Behandlungsverzögerung, Unerwünschtes Ereignis

Klinischer Kontext: akute stationäre Aufnahme in eine spezialisierte Pflegeeinrichtung (Wundversorgung und MRSA)
Kommunikationsrahmen: Interaktionen zwischen Arzt, Laborteam und Pflegefachkräften
Ereignis: Kommunikationsfehler, der zu einer Fehlmedikation und Behandlungsverzögerung führt
Ergebnis für die Patientensicherheit: unerwünschtes Ereignis

Abdruck aus dem Englischen mit Genehmigung von AHRQ WebM&M. Erstabdruck des Falls in Astion M. The result stopped here. AHRQ WebM&M [serial online]. Juni 2004, https://psnet.ahrq.gov/webmm/case/65.

Eine 91-jährige Frau wird vom Krankenhaus in eine spezialisierte Pflegeeinrichtung verlegt, die an dasselbe Krankenhaus angegliedert ist. Grund dafür ist eine weiterführende Wundversorgung und die Behandlung mit intravenösen Antibiotika wegen einer Knochenentzündung der Ferse durch methicillinresistenten *Staphylococcus aureus* (MRSA). Die Patientin ist auf Vancomycin i.v. eingestellt und entwickelt häufigen starken Stuhlgang.

An einem Freitag verordnet der Arzt eine Stuhlprobe auf *Clostridium difficile* und ist danach über das Wochenende nicht im Haus. Das Testergebnis liegt in der kommenden Nacht vor und ist positiv. Das Labor ruft die Infektionskontrolle an, welche dann die Nachtpflege benachrichtigt, die für die Patientin zuständig ist. ❶ **Die Nachtpflegekraft meldet das Ergebnis weder dem Bereitschaftsarzt noch dem regulären Pflegeteam**. Die Tür zum Patientenzimmer und das Krankenblatt werden mit Warnsymbolen versehen und das Testergebnis im Versorgungsprotokoll vermerkt. Da die Patientin Vancomycin erhält, geht jede weitere Pflegekraft, die die Patientin pflegt, ❷ **davon aus, dass der Arzt bereits über die Infektion informiert ist**. Es handelt sich jedoch um Vancomycin i.v. zur Behandlung der MRSA-Knochenentzündung und nicht um orales Vancomycin, das bei der Behandlung von *C. difficile* im Magen-Darm-Trakt indiziert wäre.

Am darauffolgenden Montag kehrt der Arzt, der ursprünglich den *C.-difficile*-Test verordnet hatte, zurück, um die Patientin zu untersuchen und bemerkt die Warnsymbole an ihrer Tür. Er fragt, warum er nicht benachrichtigt wurde und warum die Infektion der Patientin nicht behandelt wird. Die zu dem Zeitpunkt diensthabende Pflegefachkraft sagt, dass die Patientin mit Vancomycin i.v. behandelt werde.

Die Nachtpflegekraft, der das Testergebnis von der Infektionskontrolle mitgeteilt wurde, sagt aus, ❸ **sie habe angenommen, dass der Arzt die Testergebnisse prüfen würde.** ❹ **Durch die mangelnde Rücksprache** blieb die *C.-difficile*-Infektion der Patientin drei Tage lang unbehandelt und sie hatte mehr als 10-mal täglich flüssigen Stuhlgang. In Anbetracht ihres Alters verschlechtert eine derartig übermäßige Darmentleerung zweifellos ihren Gesundheitszustand und verlängert ihren Krankenhausaufenthalt.

Prinzipien der zwischenmenschlichen Kommunikation

1. Kommunikation lässt sich nicht auf Teilprozesse reduzieren

❶ **Kommunikationsfehler der Suffizienz** (unterlassene Enkodierung)
Die Nachtpflegekraft versäumt es, den Bereitschaftsarzt und das reguläre Pflegeteam über den Infektionsalarm zu informieren.

❸ **Kommunikationsfehler der Suffizienz** (unterlassene transaktionale Kommunikation)
Die Nachtpflegekraft geht davon aus, dass der Arzt die Ergebnisse des angeordneten Tests überprüft hat – sie verifiziert diese Annahme jedoch nicht mit dem Arzt.

2. Kommunikation beruht auf subjektiven Vorannahmen und Wahrnehmungen

❷ **Kommunikationsfehler der Richtigkeit** (fehlangewendete Dekodierung)
Die Pflegefachpersonen, die sich mit der Pflege der Patientin abwechseln, schließen aus der Tatsache, dass die Patientin Vancomycin bekommt, dass der Arzt bereits über die Infektion informiert ist. Sie dekodieren dies jedoch falsch – der Patientin wurde Vancomycin i.v. verabreicht, und nicht Vancomycin oral, was zur Behandlung von *C. difficile* angezeigt gewesen wäre.

❷ **Kommunikationsfehler der Suffizienz** (unterlassene transaktionale Kommunikation)
Die Pflegefachpersonen gehen davon aus, dass der Arzt die Infektionswarnung erhalten hat, aber sie verifizieren diese Annahme weder mit ihm noch mit den anderen Pflegepersonen.

3. Kommunikation ist kontextgebunden

❹ **Kommunikationsfehler der Kontextualisierung** (unvollständige Dekodierung)
Der Arzt wartet zu lange, um die Laborergebnisse zu erfragen (*chronologischer* Kontext).

Diskussion

Der Fall führt drei wichtige Kommunikationsaspekte vor Augen, die das unerwünschte Ereignis hätten verhindern können.

Erstens illustriert der Fall eine weitverbreitete Fehlannahme bezüglich der zwischenmenschlichen Kommunikation. Oft wird angenommen, dass Kommunikation ein einfaches, fast automatisch funktionierendes Mittel zum Zweck ist, das der linearen Informationsübertragung dient. Wird dieser Prozess sich selbst überlassen (z. B. durch das Aufkleben von Warnsymbolen oder Notizen in der Patientenakte), dann beeinträchtigt das häufig die Patientensicherheit. Im vorliegenden Fall führt dies dazu, dass die Fachkräfte nicht genügend miteinander sprechen. Als Resultat gelingt es ihnen nicht, einen Common Ground und ein einheitliches Verständnis über die Infektion der Patientin zu etablieren. Aufgrund des hohen Infektionsrisikos gefährden sie damit nicht nur die Sicherheit der Patientin, sondern auch die Sicherheit aller anderen Krankenhausbesucher.

Zweitens fasst das medizinische Fachpersonal in diesem Fallbeispiel Kommunikation als etwas auf, das *in* Menschen stattfindet, und nicht *zwischen* ihnen. *Erfolgreiche Kommunikation* ist jedoch das Ergebnis komplexer *zwischen*menschlicher Prozesse, und sie entsteht aus einem aktiven, kompetenten Zusammenwirken *aller* Beteiligten, die sich gemeinsam dafür investieren, ein einheitliches Verständnis zu erschaffen.

Drittens hat der Arzt in diesem Fall es versäumt, den Laborbericht unter Berücksichtigung der medizinischen Dringlichkeit zu dekodieren, die dadurch gegeben ist, dass die Ergebnisse möglicherweise zeitnahes Handeln erfordern (*chronologischer* Kontext). Stattdessen delegiert der Arzt die Verantwortung für diese Aufgabe implizit (statt explizit) an seine Kollegen. Er verlässt sich darauf, dass andere entsprechend handeln werden, falls die Testergebnisse positiv ausfallen sollten.

Abschließend ist zu sagen, dass alle Fachkräfte in diesem Fallbeispiel die Wichtigkeit ihrer zwischenmenschlichen Kommunikation für die Patientensicherheit unterschätzen, sie ungenügend einsetzen, und sie missverstehen. Kommunikation ist ein notwendiger Prozess, der ein zwischenmenschliches Fundament schafft und somit eine einheitliche Verständnisfindung ermöglicht. Sie ist somit ein *Kernprozess* für eine sichere und hochwertige Gesundheitsversorgung.

Kommunikationsstrategien nach Hannawa SACCIA

Folgende Handlungsweisen hätten diesen Zwischenfall verhindern können:
- Die Nachtpflegekraft hätte sich bewusst sein können, dass Informationen tendenziell durch die Lücken fallen (s. Common-Ground-Trugschluss). Unter diesem Bewusstsein hätte sie die Infektion sowohl dem Bereitschaftsarzt als auch dem restlichen Pflegepersonal melden können.

- Der Arzt hätte sich des *chronologischen* Kontexts der Laborwerte bewusst sein können – wegen der Dringlichkeit hätte er die Testergebnisse erfragen können oder zumindest sicherstellen können, dass er sofort informiert wird, sobald sie verfügbar sind.
- Angesichts des positiven Testergebnisses hätte die Nachtpflegekraft mit dem Arzt klären können, ob er die von ihm bestellten Labordaten bereits erhalten und gesichtet hat.
- Zum Schichtwechsel hätten die Pflegekraftpersonen die Nachtpflegekraft fragen können, ob der Arzt die Warnung bereits erhalten hat.

Kommunikationslehren für eine bessere Patientensicherheit und Versorgungsqualität

1 ○	2 ○	3 ○	4 ○	5 ○	6 ○	7 ○	8 ○	9 ○	10 ○
11 ○	12 ○	13 ○	14 ○	15 ○	16 ○	17 ○	18 ○	19 ○	20 ○
21 ○	22 ○	23 ○	24 ○	25 ○	26 ○	27 ○	28 ○	29 ○	30 ○

Wählen Sie aus den 30 Kommunikationslehrsätzen in Kapitel 6 diejenigen aus, die diesen Fall am treffendsten beschreiben und kreuzen Sie die entsprechenden Kästchen in dieser Checkliste an. Begründen Sie Ihre Wahl und erklären Sie, wie die einzelnen Lehrsätze mit diesem Fall zusammenhängen. Vergleichen Sie Ihre Antworten mit den Lösungsvorschlägen der Autoren auf Seite 297 des Buches. Gibt es Unterschiede? Diskutieren Sie alternative Lehrsätze, die zur Option standen und die Sie für Ihre Checkliste erwogen oder abgelehnt hätten.

Fragen zur Diskussion

1. Wie lässt sich dieser Fall auf den folgenden Mythos beziehen (vgl. Kapitel 2): *Kommunikation ist delegierbar – man kann sie für andere hinterlegen und jederzeit auf sie zugreifen*?

2. Welche Veränderungen könnten auf Systemebene stattfinden, damit Fachkräfte in Fällen wie diesen erfolgreicher miteinander kommunizieren?

Übungen

1. **Flussdiagramm zeichnen**
   Zeichnen Sie ein Flussdiagramm, aus dem ersichtlich wird, von welchen Vorannahmen die Beteiligten jeweils ausgehen und wie diese Vorannahmen ihre Handlungen bestimmen. Was könnte unternommen werden, um eine erfolgreichere
   Kommunikation sicherzustellen?

2. **Skript schreiben**
   Wählen Sie zwei Akteure aus und verfassen Sie ein Skript für eine Interaktion zwischen ihnen, die eine Behandlungsverzögerung vermeidet.

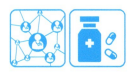

Fall 31: Überdosiertes Medikament

Berufsübergreifende Kommunikation

Arzneimittelüberdosis, Zwischenfall mit Harmlosem Schaden

Klinischer Kontext: akute stationäre Aufnahme in eine pädiatrische Intensivstation (Bewusstseinsstörungen)
Kommunikationsrahmen: Interaktionen zwischen einem Stationsarzt, Fachkräften einer pädiatrischen Intensivstation und einem Apotheker
Ereignis: Kommunikationsfehler, der zu einer überdosierten Medikation des Patienten führt
Ergebnis für die Patientensicherheit: Zwischenfall mit harmlosem Schaden

Abdruck aus dem Englischen mit Genehmigung von AHRQ WebM&M. Erstabdruck des Falls in Kaushal R. Medication overdose. AHRQ WebM&M [serial online]. April 2003, https://psnet.ahrq.gov/webmm/case/9.

Ein 15-jähriger Jugendlicher mit AIDS im Endstadium wird in eine pädiatrische Intensivstation aufgenommen, weil er Bewusstseinsstörungen zeigt. Seine Diagnose lautet *Status epilepticus*, und ihm wird eine Initialdosis *Phenytoin IV* verabreicht.

Auf der weiterführenden Station verschreibt ihm der Stationsarzt eine Erhaltungsdosis von Phenytoin. Die Verschreibung wird als mg/kg/d formuliert. ❶ **Dabei wird nicht angegeben, dass „d" für Tag (day) steht und nicht für Dosis (dose).** Aufgrund dessen ❷ **erhält der Patient etwa das Dreifache der angezeigten Arzneimitteldosis.** ❸ **Im späteren Verlauf des Tages** unterrichtet ein Apotheker den Arzt telefonisch über seinen Fehler. Das Phenytoin-Level beträgt zu diesem Zeitpunkt 98 (therapeutisch angezeigte Dosis 10 bis 20).

Das Phenytoin wird weiter verabreicht und reduziert, bis das therapeutische Level erreicht ist. Der kognitive Zustand des Patienten verbessert sich schrittweise. Er hat keine weiteren Anfälle und sein kognitiver Zustand erreicht schließlich wieder den Ausgangswert. Er wird an eine Pflegeeinrichtung für chronische Patienten zurücküberwiesen.

Prinzipien der zwischenmenschlichen Kommunikation

1. Kommunikation vereint Gedanke, Symbol und Referent; Kommunikation beruht auf subjektiven Vorannahmen und Wahrnehmungen

❶ **Kommunikationsfehler der Klarheit** (fehlangewendete Enkodierung)
Der Stationsarzt schreibt ein zweideutiges „d" auf das Rezept. Er geht davon aus, dass seine Verwendung des „d" (d. h. seine Verknüpfung von Gedanke und Symbol) der des Apothekers entspricht (= *Common-Ground*-Trugschluss).

2. Inhaltliche Redundanz durch direkte Kanäle fördert die Richtigkeit der kommunizierten Inhalte und deren Verständnis

❷ **Kommunikationsfehler der Richtigkeit** (unterlassene transaktionale Kommunikation)
Weder der Apotheker noch der Stationsarzt oder das Pflegepersonal klären miteinander, ob die verschriebene Dosis auch korrekt ist. Dadurch erhält der Patient das Dreifache der angezeigten Medikation. Spätestens den Fachkräften, die das Medikament verabreichen, hätte auffallen können, dass *redundante Kommunikation* gefragt wäre, um sicherzustellen, dass die Dosierung korrekt ist. Eine solche inhaltliche Redundanz hätte eine sicherere Medikation gewährleistet.

❷ **Kommunikationsfehler der Richtigkeit** (nicht gebotene Enkodierung)
Der Apotheker gibt dem Patienten eine dreifach überhöhte Dosierung des Medikaments.

3. Kommunikation ist kontextgebunden

❷ **Kommunikationsfehler der Kontextualisierung** (unvollständige Dekodierung)
Beim Dekodieren des „d" achtet der Apotheker nicht darauf, dass das Rezept eine *Erhaltungsdosis* des Medikaments darstellen soll und dass seine Interpretation des „d" als Dosis in diesem Kontext viel zu hoch wäre (*funktionaler* Kontext).

❸ **Kommunikationsfehler der Kontextualisierung** (unvollständige Enkodierung)
Der Apotheker vernachlässigt den *chronologischen* Kontext des Versorgungsszenarios. Er gibt die Warnung trotz der zeitlichen Dringlichkeit nicht gleich weiter, sondern ruft den Arzt erst im Verlauf des Tages an.

Diskussion

Dieser Fall illustriert, wie ein einziger Buchstabe – das elementarste Kommunikationssymbol – die Versorgungsqualität beeinträchtigen und die Patientensicherheit gefährden kann. Der Arzt in Weiterbildung referenziert das Symbol „d" auf Tag. Der Apotheker verknüpft diese *Gedanke-Symbol-Referent* Kette jedoch anders und assoziiert dasselbe Symbol (d) mit einem anderen Referenten, nämlich mit Dosis statt mit Tag.

Wird eine solche Fehlinterpretation nicht durch eine zielführende zwischenmenschliche Kommunikation berichtigt, dann führt sie letztlich zu Missverständnissen. Im vorliegenden Fall scheitern die Fachkräfte daran, ihre Kommunikation miteinander als Prozess dafür zu verwenden, um die Medikationsdosis auf ihre Richtigkeit zu prüfen. Auslöser für diesen wichtigen Validierungsprozess hätte spätestens die Kontextualisierung der Erhaltungsdosis sein können, die viel niedriger hätte sein müssen. Für den Patienten entstand daraus ein Sicherheitsrisiko, das erfreulicherweise behoben wurde und lediglich einen harmlosen Schaden verursachte.

Aus der Verkettung der verschiedenen Kommunikationsfehler in diesem Fall lassen sich zwei wichtige Schlüsse ziehen: Erstens demonstrieren sie, dass Kommunikation nur so lange sicher ist, wie sie sich innerhalb des gegebenen Handlungskontexts bewegt. Zweitens ist Kommunikation nur dann sicher, wenn sie als interaktiver Verständnisfindungsprozess verwendet wird, nicht nur als Mittel für einen linearen Informationstransfer. Alle Beteiligten müssen also darauf achten, dass sie mithilfe eines gemeinsam konstruierten Common Ground ihre Kommunikation miteinander dafür einsetzen, ihre Bedeutungszuschreibungen möglichst deckungsgleich zu machen. Sie sollten niemals davon ausgehen, dass Informationen statisch gesendet werden und dass Personen sie genauso verstehen und verarbeiten, wie es vom Sender beabsichtigt war. Dieser Common-Ground-Trugschluss ist ein Mythos, der häufig die Patientensicherheit beeinträchtigt.

Kommunikationsstrategien nach Hannawa SACCIA

Folgende Handlungsweisen hätten diesen Zwischenfall verhindern können:
- Der Stationsarzt hätte das „d" kontextualisieren oder deutlich als Tagausschreiben können. Elektronische Verschreibungssysteme hätten als Hilfsmittel hierfür dienen können – sie könnten beispielsweise automatisch darauf hinweisen, dass einzelne Buchstaben oder Abkürzungen, wie hier das „d", spezifiziert werden müssen.
- Der Apotheker hätte das „d" im funktionalen Kontext der *Erhaltungsdosis* dekodieren können, die ja als reduzierte Fortsetzung der Medikation gedacht war. Er hätte mit dem Stationsarzt Rücksprache halten können, um die Richtigkeit seiner Deutung der Medikationsdosis zu verifizieren.
- Das Versorgerteam und der Apotheker hätten direkt miteinander sprechen können, um zu überprüfen, ob die bestellte Dosis korrekt ist – insbesondere vor dem Hintergrund, dass die Medikationsmenge *reduziert* fortgesetzt werden sollte.

Kommunikationslehren für eine bessere Patientensicherheit und Versorgungsqualität

1 ◯	2 ◯	3 ◯	4 ◯	5 ◯	6 ◯	7 ◯	8 ◯	9 ◯	10 ◯
11 ◯	12 ◯	13 ◯	14 ◯	15 ◯	16 ◯	17 ◯	18 ◯	19 ◯	20 ◯
21 ◯	22 ◯	23 ◯	24 ◯	25 ◯	26 ◯	27 ◯	28 ◯	29 ◯	30 ◯

Wählen Sie aus den 30 Kommunikationslehrsätzen in Kapitel 6 diejenigen aus, die diesen Fall am treffendsten beschreiben und kreuzen Sie die entsprechenden Kästchen in dieser Checkliste an. Begründen Sie Ihre Wahl und erklären Sie, wie die einzelnen Lehrsätze mit diesem Fall zusammenhängen. Vergleichen Sie Ihre Antworten mit den Lösungsvorschlägen der Autoren auf Seite 297 des Buches. Gibt es Unterschiede? Diskutieren Sie alternative Lehrsätze, die zur Option standen und die Sie für Ihre Checkliste erwogen oder abgelehnt hätten.

Fragen zur Diskussion

1. Was für ein *Kommunikationsfehler der Kontextualisierung* hat in diesem Fall zu der Medikationsüberdosis geführt? Erläutern Sie dies.

2. Wie an diesem Fall deutlich wird, kann selbst eine kleinste Unklarheit, die auf etwas so Trivialem wie einem einzelnen Buchstaben beruht, die Patientensicherheit gefährden und vermeidbaren Schaden verursachen.
   (a) Wie könnte die Kommunikation zwischen Ärzten und Apothekern verbessert werden, um eine bessere Medikationssicherheit zu gewährleisten, und inwiefern kann der *Kontext* des beabsichtigten Behandlungsziels hierbei miteinbezogen werden?
   (b) Welche Leitlinie könnten klinische Einrichtungen einführen, um mehrdeutige Angaben bezüglich Medikamentennamen und deren Dosierungen zu vermeiden?

Übungen

1. **Am Kanal arbeiten**
   Beschreiben Sie, wie eine Kommunikation durch einen *direkteren* Kanal in diesem Fall die *Richtigkeit* der vermittelten Informationen fördern könnte.

2. **Maßnahme planen**
   Mehrere Faktoren haben in diesem Fall zu der Medikationsüberdosis geführt. Beschreiben Sie eine Maßnahme, die eine solche Überdosierung in Zukunft verhindern könnte.

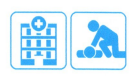

Fall 32: Der Irrtum mit der Intubation

Interinstitutionelle Kommunikation

Irrtümliche Intubation, Unerwünschtes Ereignis

Klinischer Kontext: akute Notaufnahme mit anschließender Einweisung (Hypoxie)
Kommunikationsrahmen: Interaktionen zwischen einem Arzt an einer spezialisierten Pflegeeinrichtung, Fachkräften einer Notaufnahme und Fachkräften der Inneren Medizin
Ereignis: Kommunikationsfehler, der zu einer irrtümlichen Intubation führt
Ergebnis für die Patientensicherheit: unerwünschtes Ereignis

Abdruck aus dem Englischen mit Genehmigung von AHRQ WebM&M. Erstabdruck des Falls in Silveira M. The case of mistaken intubation [Spotlight]. AHRQ WebM&M [serial online]. Juni 2016, https://psnet. ahrq.gov/webmm/case/377.

Ein 65-jähriger Mann mit Niereninsuffizienz im Endstadium, intravenösem Drogenkonsum und mehreren vorangegangenen Infektionen wohnt in einer spezialisierten Pflegeeinrichtung. Vor Kurzem war er aufgrund einer langwierigen schweren Sepsis durch Knochenentzündung aus dem Krankenhaus entlassen worden.

Bei einer morgendlichen Routineuntersuchung in der Pflegeeinrichtung wirkt er verwirrt. Er schnappt nach Luft und klagt über Atemnot. Die Rettungssanitäter werden umgehend gerufen und stellen Hypoxie, Hypotension und Tachykardie fest. Der Patient wird ins Krankenhaus gebracht. ❶ **Seine Unterlagen aus der Pflegeeinrichtung werden ihm mitgegeben.** Der Arzt aus der Pflegeeinrichtung, der ihn gut kennt, ❷ **telefoniert mit der Notaufnahme, um die medizinischen Details zu erklären.**

Als der Patient in der Notaufnahme eintrifft, hält die Hypoxie trotz maximaler Sauerstoffzufuhr an. Das Personal in der Notaufnahme bemüht sich, die Patientenwünsche bezüglich Intubation und lebenserhaltender Maßnahmen in Erfahrung zu bringen, aber es sind keine Familienangehörigen anwesend und ❸ **in den Unterlagen der Pflegeeinrichtung findet sich darüber keine Aufzeichnung.**

Der Patient wird intubiert und maschinell beatmet. Ein Trachealtubus wird eingesetzt. Seine schwere Lungenentzündung wird mit Antibiotika und intravenöser Flüssigkeitsgabe behandelt. Die Fachkräfte in der Notaufnahme ❹ **kontaktieren die Innere Medizin für die stationäre Aufnahme des Patienten.**

Das aufnehmende Stationspersonal ist zufällig dasselbe wie bei der letzten Entlassung des Patienten. Als der Stationsarzt von dem Fall hört, fragt er nach, warum der Patient intubiert worden sei, denn er hätte bei seinem letzten Krankenhausaufenthalt doch klar geäußert, dass er unter keinen Umständen intubiert oder wiederbelebt werden wolle. Der Arzt weist darauf hin, dass ❺ **der Patient ein POLST-Formular ausgefüllt hatte** (engl. *Physician Orders for Life-Sustaining Therapy*, d. h. Anweisungen für Ärzte über lebenserhaltende Maßnahmen). Das Team ❻ **habe die Wünsche deutlich im Entlassungsformular dokumentiert**. Es hätte darüber außerdem ❼ **direkt mit den Fachkräften der Pflegeeinrichtung gesprochen**.

Das aufnehmende Team untersucht den Patienten in der Notaufnahme. Als die Familie des Patienten eintrifft, erklärt ihr das Team, der Patient sei intubiert worden, weil keine Klarheit über seine Patientenverfügung geherrscht habe, als er sich mit akuten Atembeschwerden in der Notaufnahme vorstellte. Nach dem Gespräch mit der Familie sind sich alle einig, dass der Patient keine weitergehenden massiven Eingriffe wünschen würde. Der Trachealtubus wird entfernt und das Beatmungsgerät abgeschaltet. Am selben Tag verstirbt der Patient friedlich im Kreise seiner Familie.

Prinzipien der zwischenmenschlichen Kommunikation

1. Kommunikation beruht auf subjektiven Vorannahmen und Wahrnehmungen

❶ **Kommunikationsfehler der Kontextualisierung** (unvollständige Enkodierung)
Die Fachkräfte der spezialisierten Pflegeeinrichtung richten ihre Kommunikation mit dem aufnehmenden Krankenhaus ungenügend auf den kritischen Gesundheitszustand des Patienten aus (*funktionaler* Kontext) – sie fügen den Unterlagen nicht die Patientenverfügung bei, was angesichts des kritischen Zustands des Patienten geboten gewesen wäre.

2. Kommunikation ist kontextgebunden

❷ **Kommunikationsfehler der Kontextualisierung** (unvollständige transaktionale Kommunikation)
Der Arzt aus der Pflegeeinrichtung ruft in der Notaufnahme an, etabliert jedoch kein einheitliches Verständnis mit dem dortigen Personal über den kritischen Gesundheitszustand des Patienten und über die Tatsache, dass der Patient weder Intubation noch lebenserhaltende Maßnahmen wünscht (*funktionaler* Kontext).

❹ **Kommunikationsfehler der Kontextualisierung** (unvollständige Enkodierung)
Die Fachkräfte der Notaufnahme besprechen die Einweisung des Patienten mit der Inneren Medizin unzureichend im Rahmen der Tatsache, dass sie sich nicht sicher sind, ob es eine Patientenverfügung bezüglich Intubation und lebenserhaltender Maßnahmen gibt (*funktionaler* Kontext).

3. **Kommunikation lässt sich nicht auf Teilprozesse reduzieren; inhaltliche Redundanz durch direkte Kanäle fördert die Richtigkeit der kommunizierten Inhalte und deren Verständnis**

❶ **Kommunikationsfehler der Suffizienz** (unvollständige Enkodierung)
Das Personal der Pflegeeinrichtung überweist den Patienten und gibt ihm seine Unterlagen mit. Aber die Unterlagen enthalten unzureichende Informationen über den Patientenwillen zu Intubation und lebenserhaltenden Maßnahmen.

❸❺❻ **Kommunikationsfehler der Suffizienz** (unvollständige Dekodierung)
Die Notaufnahme zieht nicht genügend Informationsquellen heran, z. B. das POLST-Formular und die Dokumentation über die Entlassung, um den Patientenwillen bezüglich Intubationc und lebenserhaltender Maßnahmen ausfindig zu machen.

❸❼ **Kommunikationsfehler der Suffizienz** (unvollständige transaktionale Kommunikation)
Die Notaufnahme etabliert im Gespräch mit der Pflegeeinrichtung und den Familienangehörigen kein einheitliches Verständnis des Patientenwillens zur Intubation und zu lebenserhaltenden Maßnahmen.

❹ **Kommunikationsfehler der Richtigkeit** (nicht gebotene Enkodierung)
Die Notaufnahme verordnet fälschlicherweise, dass der Patient für eine weitere Behandlung auf die Innere Medizin verlegt werden soll.

Diskussion

Dieser Fall veranschaulicht, inwiefern Information und Kommunikation zwei unterschiedliche Konzepte sind. Die Patientenverfügung (d. h. die *Information*) zur Intubation und lebenserhaltenden Maßnahmen liegt zwar vor, sowohl in Form von Aufzeichnungen des Krankenhauses (POLST-Formular, Entlassungspapiere) als auch kognitiv bei verschiedenen Personen (Personal der Pflegeeinrichtung, Fachkräfte der Inneren Medizin, Familienangehörige). Diese *Information* verbleibt jedoch *in* den Personen und *in* ihren geschriebenen Worten. Die Beteiligten etablieren keine zwischenmenschliche *Kommunikation* dieser Information – sie schlagen keine Brücke *zwischen* sich, um ein einheitliches Verständnis dieser Informationen miteinander zu etablieren. Die Aufzeichnungen sind zwar vorhanden und würden somit eine erfolgreiche Kommunikation *ermöglichen*, die Informationen werden jedoch an keiner Stelle dekodiert und somit bleibt es in diesem Fall bei einer *versuchten Kommunikation* – eine tatsächliche Kommunikation der Informationen (d. h. eine erfolgreiche einheitliche Verständnisfindung bezüglich der Informationen) kommt nicht zustande.

Dass die Versorger in diesem Fall zu keinem einheitlichen Verständnis der verfügbaren Information gelangen, kann anhand von drei Prinzipien der zwischenmenschlichen Kommunikation erklärt werden:

242 — Phase 5: Behandlung

Erstens nimmt das Personal der Pflegeeinrichtung an, dass die Notaufnahme aufgrund des vorangegangenen Krankenhausaufenthalts des Patienten bereits über die nötige Kenntnis des Patientenwillens verfügt. Dies ist ein Beispiel für den Common-Ground-Trugschluss. Es ergibt sich aus dem Prinzip Kommunikation beruht auf subjektiven Vorannahmen und Wahrnehmungen, welches häufig zu quantitativ unzulänglicher Kommunikation führt – denn es wird häufig davon ausgegangen (anstatt interaktiv etabliert), dass andere das eigene Verständnis der Begebenheiten teilen.

Zweitens berücksichtigen die Fachkräfte in ihrer Kommunikation miteinander den lebensbedrohlichen Gesundheitszustand des Patienten nicht ausreichend (*funktionaler* Kontext). Dadurch vernachlässigen sie in ihrem Gespräch den Patientenwillen zur Intubation und zu lebenserhaltenden Maßnahmen. Die Kommunikation ist also auch in qualitativer Hinsicht unzulänglich (Prinzip: Kommunikation ist kontextbezogen).

Drittens illustriert dieser Fall das Prinzip: Inhaltliche Redundanz durch direkte Kanäle fördert die Richtigkeit der kommunizierten Inhalte und deren Verständnis. Wenn die Behandlung eines Patienten besprochen wird, ist das Redundanzprinzip unverzichtbar, denn es ist für die Erschaffung eines Common Ground und eines einheitlichen Verständnisses grundlegend. Mehr inhaltliche Redundanz bei der Kommunikation über den Patientenwillen wäre in diesem Fall zielführend gewesen. Zudem hätten unterschiedliche Kommunikationskanäle genutzt werden können, z. B. der direkte Dialog mit der Pflegeeinrichtung oder mit den Familienangehörigen, um die nicht gebotene Intubation und die Verlegung des Patienten auf die Innere Medizin zu vermeiden. Das unerwünschte Ereignis hätte also mittels einer sichereren Kommunikation noch im Entstehen abgewendet werden können.

Kommunikationsstrategien nach Hannawa SACCIA

Folgende Handlungsweisen hätten diesen Zwischenfall verhindern können:
- Angesichts des kritischen Gesundheitszustandes des Patienten hätte das Personal der Pflegeeinrichtung dem Patienten bei der Verlegung schriftliche Informationen zum Patientenwillen mitgeben können, die den Fachkräften notwendige Informationen bezüglich der Intubation und lebenserhaltender Maßnahmen vermitteln.
- Angesichts des kritischen Zustandes des Patienten hätte der Arzt aus der Pflegeeinrichtung bei seinem Anruf in der Notaufnahme für ein einheitliches Verständnis sorgen können, indem er vermittelt, dass der Patient keine Intubation oder lebenserhaltende Maßnahmen wünscht.
- Die Fachkräfte in der Notaufnahme hätten mehr Informationsquellen heranziehen können (z. B. das POLST-Formular und das vorherige Entlassungsformular), um sich ein umfassenderes Bild über den Patientenwillen zu machen.

- Die Fachkräfte der Notaufnahme hätten mittels eines direkten Gesprächs mit der Familie und mit der Pflegeeinrichtung mehr Informationen über den Patientenwillen in Erfahrung bringen können.
- Die Fachkräfte in der Notaufnahme hätten den Patienten ohne ein Verständnis des Patientenwillens nicht auf die Innere Medizin verlegen können.

Kommunikationslehren für eine bessere Patientensicherheit und Versorgungsqualität

1 ◯	2 ◯	3 ◯	4 ◯	5 ◯	6 ◯	7 ◯	8 ◯	9 ◯	10 ◯
11 ◯	12 ◯	13 ◯	14 ◯	15 ◯	16 ◯	17 ◯	18 ◯	19 ◯	20 ◯
21 ◯	22 ◯	23 ◯	24 ◯	25 ◯	26 ◯	27 ◯	28 ◯	29 ◯	30 ◯

Wählen Sie aus den 30 Kommunikationslehrsätzen in Kapitel 6 diejenigen aus, die diesen Fall am treffendsten beschreiben und kreuzen Sie die entsprechenden Kästchen in dieser Checkliste an. Begründen Sie Ihre Wahl und erklären Sie, wie die einzelnen Lehrsätze mit diesem Fall zusammenhängen. Vergleichen Sie Ihre Antworten mit den Lösungsvorschlägen der Autoren auf Seite 297 des Buches. Gibt es Unterschiede? Diskutieren Sie alternative Lehrsätze, die zur Option standen und die Sie für Ihre Checkliste erwogen oder abgelehnt hätten.

Fragen zur Diskussion

1. Worin besteht in diesem Fall der *funktionale Kontext*? Wie könnte die Kommunikation besser auf diesen funktionalen Kontext bezogen werden, um den Zwischenfall zu vermeiden?

2. Von welchen Prinzipien der zwischenmenschlichen Kommunikation könnten die Beteiligten in diesem Fall profitieren, um das Behandlungsergebnis zu ändern?

Übungen

1. **Leitlinien schreiben**
   Beschreiben Sie ein krankenhausinternes, stationsübergreifendes System oder eine Leitlinie, die den Fachkräften in diesem Fall Klarheit über die Patientenverfügung verschaffen könnte.

2. **Flussdiagramm zeichnen**

Zeichnen Sie für den beschriebenen Fall ein Flussdiagramm, aus dem hervorgeht, auf welchen subjektiven Vorannahmen die jeweiligen Handlungen der Akteure beruhen.

Phase 6: Nachsorge

Die *Nachsorge* umfasst die Untersuchung und das Beobachten des Gesundheitszustandes des Patienten *nach* der Durchführung einer Behandlung. Sie beinhaltet medizinische, administrative und zwischenmenschliche Prozesse. Beispielsweise können in dieser Phase stationäre Nachuntersuchungen stattfinden, es werden wiederholte Tests durchgeführt oder bestimmte Werte erhoben (z. B. Glukosewerte). In dieser Phase finden zudem häufig Patientenübergaben in unterschiedlichen Settings statt, z. B. die Verlegung von Patienten auf eine andere Station in derselben Einrichtung, in eine andere Klinik oder in die ambulante oder häusliche Pflege.

https://doi.org/10.1515/9783110537345-012

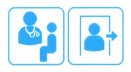

Fall 33: Außerhalb unserer Verantwortung

Arzt-Patient-Kommunikation

Unzweckmäßige Entlassung, Unerwünschtes Ereignis

Klinischer Kontext: akute Notaufnahme (Kurzatmigkeit, Müdigkeit)
Kommunikationsrahmen: Interaktionen zwischen Notarzt und Patient
Ereignis: Kommunikationsfehler, der zu einer unzweckmäßigen Entlassung und einer vermeidbaren Wiederaufnahme führt
Ergebnis für die Patientensicherheit: unerwünschtes Ereignis

Abdruck aus dem Englischen mit Genehmigung von AHRQ WebM&M. Erstabdruck des Falls in Fonarow G. Discharging our responsibility. AHRQ WebM&M [serial online]. September 2007, https://psnet.ahrq.gov/webmm/case/159.

Ein 75-jähriger Mann mit Hypertension, koronarer Herzkrankheit und kongestiver Herzinsuffizienz stellt sich wegen Kurzatmigkeit und Erschöpfung in der Notaufnahme vor. Seine Herzinsuffizienz hat sich im Laufe der Zeit verschlechtert und erforderte mehrere Krankenhausbesuche. In der Notaufnahme ist er als *Frequent Flyer* bekannt – tatsächlich war er erst drei Tage zuvor aus dem Krankenhaus entlassen worden.

Bei der Untersuchung zeigt der Patient eine geringe Sauerstoffsättigung, Verdickung der Halsschlagader und Pleurareiben bei der Auskultation. Die Symptome deuten auf eine Verschlimmerung der Herzinsuffizienz hin. Auf die Frage, was vorgefallen sei, antwortet der Patient dem aufnehmenden Arzt: „Eigentlich ging es mir nach der letzten Entlassung ganz gut, aber das Atmen fällt mir immer schwerer." Während der weiteren Anamnese stellt sich heraus, dass der Patient tütenweise Kartoffelchips verzehrt hatte, seinen Flüssigkeitsbedarf nicht regulierte und seine Diuretika nur unregelmäßig einnahm. Seit der letzten Entlassung hat er sechs Pfund zugenommen.

Der Arzt bemerkt, dass der Patient seine Krankheit nicht ausreichend verstanden hat und nicht weiß, wie er außerhalb des Krankenhauses für sich sorgen kann. Als er die Dokumente der früheren Aufnahmen durchsieht, entdeckt der Arzt, dass ❶ **dem Patienten niemals explizite Empfehlungen zum Verhalten im Umgang mit seiner Herzinsuffizienz gegeben wurden.** Stattdessen hatte der Patient lediglich ❷ **ein generisches Merkblatt für die Entlassung nach operativen Eingriffen erhalten.**

Im Krankenhaus wird der Patient mit Diuretika, einem ACE-Hemmer und Beta-Blocker behandelt, und sein gesundheitlicher Zustand bessert sich. Zur Entlassung berät man ihn bezüglich angemessener Verhaltensweisen, Ernährung und Medikation und des nächsten Termins für eine Nachuntersuchung und Gewichtskontrolle.

Anschließend geht es dem Patienten besser und er wird zwei Monate lang nicht mehr ins Krankenhaus eingeliefert.

Prinzipien der zwischenmenschlichen Kommunikation

1. Kommunikation lässt sich nicht auf Teilprozesse reduzieren

❶ **Kommunikationsfehler der Suffizienz** (unvollständige Enkodierung)
Bei der vorangegangenen Entlassung haben die Fachkräfte dem Patienten keine konkreten Empfehlungen bezüglich des Umgangs mit seiner Herzinsuffizienz vermittelt.

2. Kommunikation beruht auf subjektiven Vorannahmen und Wahrnehmungen

❷ **Kommunikationsfehler der zwischenmenschlichen Anpassung** (unvollständige Enkodierung)
Bei der vorangegangenen Entlassung haben die Fachkräfte dem Patienten lediglich ein generisches Merkblatt mitgegeben, das die Nachversorgung des chirurgischen Eingriffs erklärt. Sie passen die Empfehlungen jedoch weder inhaltlich noch zwischenmenschlich an die Bedürfnisse des Patienten an (z. B. an seine Gesundheitskompetenz, kognitive Verarbeitungsfähigkeiten, Lebens- und Essgewohnheiten).

Diskussion

Eine Anwendung der Prinzipien der zwischenmenschlichen Kommunikation auf dieses Fallbeispiel liefert drei wichtige Erkenntnisse, die aufzeigen, wie ein besseres Verständnis der zwischenmenschlichen Prozesse in der Gesundheitsversorgung die Patientensicherheit und Versorgungsqualität ausschlaggebend verbessern kann.

Erstens stellt sich erst durch die aktive Befragung des Patienten heraus, dass er sich nicht an die Entlassungsempfehlungen gehalten hat. Erst nach einem weiteren Besuch in der Notaufnahme realisieren die Fachkräfte, dass der Patient nicht verstanden hatte, geschweige denn in die Tat umgesetzt hatte, was ihm beim Entlassungsgespräch für zu Hause verordnet wurde. Dieses Problem veranschaulicht das Prinzip: Inhaltliche Redundanz durch direkte Kanäle fördert die Richtigkeit der kommunizierten Inhalte und deren Verständnis. Erst ein erneuter Klinikbesuch des Patienten führt dazu, dass der Arzt die unzureichende Kommunikation mit dem Patienten während der vorangegangenen Entlassung bemerkt. Und es erfordert mehrfaches Nachfragen (d. h. inhaltliche Redundanz), bis der Arzt schlussendlich begreift, wie sich der Patient zu Hause verhalten hat. Bei den vorangegangenen Entlassungen hätten mehrere Kommunikationskanäle verwendet (z. B. sowohl mündlich und schriftlich) und inhaltliche Redundanz eingesetzt werden können (z. B. Folgegespräche), um gemeinsam mit dem Patienten ein einheitliches Verständnis der Entlassungsempfehlungen zu etablieren und eine richtige Anwendung dieser Empfehlungen beim Patienten zu Hause sicherzustellen.

Die zweite Erkenntnis betrifft das Prinzip: Kommunikation ist kontextgebunden. Obwohl der Patient als „Frequent Flyer" in der Notaufnahme bekannt ist, fällt dem Notarzt erst *nach* der Durchsicht älterer Dokumente in der Patientenakte auf, dass die Entlassungsempfehlungen darin fehlen. Durch diesen Punkt wird deutlich, dass jeder Informationsaustausch in seinen Kontext eingebettet werden muss. Durch mehrere vorangegangene Besuche kennt das Personal der Notaufnahme den Patienten bereits. Der Arzt hätte den erneuten Besuch des Patienten dementsprechend kontextualisieren können, indem er beispielsweise die Verhaltensweisen des Patienten im Rahmen dieser relationalen Vorkenntnis dekodiert und seine Kommunikation mit dem Patienten und den Kollegen in diesen Kontext einbettet. Medizinische Fachkräfte sollten sich also stets bewusst sein, dass jede Rahmenbedingung den Erfolg der zwischenmenschlichen Kommunikation sowohl *begünstigen* als auch *beeinträchtigen* kann. Je nachdem, inwieweit der Kontext also miteinbezogen wird (z. B. in diesem Fall die Frequent Flyer bedingte Vorkenntnis des Patienten), kann er entweder zu einer erfolgreichen Verständnisfindung beitragen (z. B. wenn die Vorkenntnis des Patienten kompetent als Informationsressource miteinbezogen wird) oder Wahrnehmungsverzerrungen manifestieren (z. B. wenn die Vorkenntnis des Patienten zu Schubladendenken führt). Je nachdem, wie kompetent die Beteiligten den Kontext in ihre Kommunikation einbringen, kann die Kontextualisierung also die gemeinsame Verständnisfindung *fördern* oder *erschweren*. Eine *kompetente* Kontextualisierung der zwischenmenschlichen Kommunikation *begünstigt* den zwischenmenschlichen Verständnisfindungsprozess.

Die dritte Erkenntnis bezieht sich darauf, dass Kommunikation immer ein Prozess der *zwischenmenschlichen Anpassung* ist, der den Beteiligten ermöglicht, ihre zwischenmenschlichen Diskrepanzen auszugleichen und gemeinsam einen Common Ground zu schaffen. Diese Erkenntnis veranschaulicht zwei Prinzipien der Kommunikation: Kommunikation lässt sich nicht auf Teilprozesse reduzieren und Kommunikation beruht auf subjektiven Vorannahmen und Wahrnehmungen. Im vorliegenden Fall nehmen die Fachkräfte an, dass ein Merkzettel ausreicht, um den Patienten zu informieren. Diese Vorgehensweise zeugt von einem linearen (anstatt prozessorientierten) Verständnis der zwischenmenschlichen Kommunikation. Ein solch linearer Informationsvermittlungsprozess berücksichtigt nicht die persönlichen Eigenschaften und Bedürfnisse des Patienten, wie z. B. in diesem Fall seine mangelhafte Gesundheitskompetenz und seine Essgewohnheiten. Die Fachkräfte in diesem Fall hätten ihre Äußerungen sowohl inhaltlich als auch relational mehr auf die Bedürfnisse und Gewohnheiten des Patienten ausrichten können, um eine einheitliche Verständnisfindung zu begünstigen. Aus dieser Einsicht folgt, dass sich die Qualität einer Entlassungsempfehlung nicht allein daraus bemisst, wie *explizit* sie formuliert ist, sondern auch daraus, wie *angemessen* sie formuliert ist. *Angemessenheit* bedeutet hier, dass die Entlassungsempfehlungen sich sowohl in Inhalt als auch in Form an den Bedürfnissen des Patienten orientieren und somit eine einheitliche Verständnisfindung fördern.

Kommunikationsstrategien nach Hannawa SACCIA

Folgende Handlungsweisen hätten diesen Zwischenfall verhindern können:
- Das Fachpersonal hätte die Entlassungsempfehlungen direkt mit dem Patienten besprechen können, anstatt ihm lediglich einen generischen Merkzettel auszuhändigen. Diese Art von Kommunikation hätte von einer angemessenen inhaltlichen Redundanz durch direkte Kanäle (mündlich und schriftlich) profitiert.
- Das Fachpersonal hätte seine Kommunikation als einen komplexen, interaktiven Prozess verstehen können, der das Ziel verfolgt, einen zwischenmenschlichen Common Ground und ein einheitliches Verständnis mit dem Patienten zu erschaffen.
- Das Fachpersonal hätte die Form und Inhalte des Entlassungsgesprächs auf die kognitiven, emotionalen und sozialen Bedürfnisse des Patienten ausrichten können, damit dieser die Empfehlungen auch wie beabsichtigt versteht und zu Hause korrekt anwendet.
- Der Arzt in der Notaufnahme hätte seine Kommunikation mit dem Patienten von Anfang an in den *relationalen* Kontext des Versorgungsszenarios einbetten können, indem er berücksichtigt, dass der Patient in der Notaufnahme als Frequent Flyer bekannt ist und dort wichtige Informationsquellen für ein richtiges Verständnis der Versorgungssituation ruhen.

Kommunikationslehren für eine bessere Patientensicherheit und Versorgungsqualität

1○	2○	3○	4○	5○	6○	7○	8○	9○	10○
11○	12○	13○	14○	15○	16○	17○	18○	19○	20○
21○	22○	23○	24○	25○	26○	27○	28○	29○	30○

Wählen Sie aus den 30 Kommunikationslehrsätzen in Kapitel 6 diejenigen aus, die diesen Fall am treffendsten beschreiben und kreuzen Sie die entsprechenden Kästchen in dieser Checkliste an. Begründen Sie Ihre Wahl und erklären Sie, wie die einzelnen

Lehrsätze mit diesem Fall zusammenhängen. Vergleichen Sie Ihre Antworten mit den Lösungsvorschlägen der Autoren auf Seite 297 des Buches. Gibt es Unterschiede? Diskutieren Sie alternative Lehrsätze, die zur Option standen und die Sie für Ihre Checkliste erwogen oder abgelehnt hätten.

Fragen zur Diskussion

1. Inwiefern stellt der „Frequent-Flyer-Status" des Patienten in diesem Fall einen *relationalen Kontext* dar?

2. Der Merkzettel, der dem Patienten überreicht wurde, beinhaltet generische Entlassungsempfehlungen und trägt in diesem Fall zu einem negativen Behandlungsergebnis bei. Inwiefern beleuchtet dieser Effekt die *zwischenmenschliche Anpassung* als eine kommunikative Kernfertigkeit für sichere Entlassungsgespräche?

Übungen

1. **Skript schreiben**
   Verfassen Sie ein Skript für eine erfolgreiche Kommunikation (d. h. eine einheitliche Verständnisfindung) zwischen dem Krankenhauspersonal und dem Patienten bei der vorangegangenen Entlassung.

2. **Leitlinien einführen**
   In der heutigen Gesundheitsversorgung sind Zeitdruck und Versorgungsqualität zwei gängige Begriffe, die schwer zu vereinen sind. Überlegen Sie, was für ein krankenhausinternes System oder was für eine Leitlinie es Fachkräften ermöglichen könnte, den inhärenten Zeitdruck und den Bedarf nach effektiven Entlassungsgesprächen in Einklang zu bringen, um die Inzidenz vermeidbarer Wiederaufnahmen zu senken.

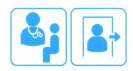

Fall 34: Blind entlassen

Arzt-Patient-Kommunikation

Unzweckmäßige Entlassung, Zwischenfall mit Beinahe-Schaden

Klinischer Kontext: akute stationäre Aufnahme (Thrombose)
Kommunikationsrahmen: Interaktionen zwischen Fachkräften und Patient
Ereignis: Kommunikationsfehler, der zu einer unzweckmäßigen Entlassung und vermeidbaren Wiedereinweisung des Patienten führt
Ergebnis für die Patientensicherheit: Zwischenfall mit Beinahe-Schaden

Abdruck aus dem Englischen mit Genehmigung von AHRQ WebM&M. Erstabdruck des Falls in Iezzoni LI.
Discharged blindly. AHRQ WebM&M [serial online]. Dezember 2005, https://psnet.ahrq.gov/webmm/
case/111.

Ein älterer blinder Mann entwickelt während eines Krankenhausaufenthalts eine tiefe Beinvenenthrombose. Bei der Entlassung bekommt er Enoxaparin-Natrium, das er zusammen mit anderen Medikamenten zu Hause einnehmen soll. Bevor er das Krankenhaus verlässt, erhält er ❶ **schriftliche Informationen zu seinen Medikamenten und eine Beratung von einer Pflegefachkraft und einem Apotheker. ❷ Diese bemerken jedoch nicht, dass der Patient blind ist.**

❸ **Mehrere Tage nach der Entlassung** telefoniert der Patient mit der Triage-Pflegefachkraft und gibt an, dass er einen Beutel mit Arzneimitteln und Spritzen erhalten habe. Da er aber ❹ **das Informationsblatt nicht lesen könne**, könne er sie nicht anwenden.

Als die Triage-Pflegefachkraft die Patientenakte liest, stellt sie fest, dass der Patient blind ist. Auf Nachfrage erfährt sie, dass der Patient zudem alleine lebt. Der Patient wird daraufhin erneut ins Krankenhaus aufgenommen und seine Antigerinnungstherapie wird dort fortgesetzt.

Prinzipien der zwischenmenschlichen Kommunikation

1. Kommunikation beinhaltet mehr als nur Worte

❷ **Kommunikationsfehler der Suffizienz** (unvollständige Dekodierung)
Weder die Pflegefachkraft noch der Apotheker bemerken während des Entlassungsgesprächs, dass der Patient blind ist.

2. Kommunikation lässt sich nicht auf Teilprozesse reduzieren

❷ **Kommunikationsfehler der Suffizienz** (unvollständige Dekodierung)
Weder die Pflegefachkraft noch der Apotheker beziehen aus der Patientenakte die Information, dass der Patient blind und alleinstehend ist.

❶ **Kommunikationsfehler der zwischenmenschlichen Anpassung** (unvollständige transaktionale Kommunikation)
Als die Pflegefachkraft und der Apotheker die Medikationsanweisungen mit dem Patienten besprechen, passen sie weder den Inhalt noch die Art und Weise ihrer Kommunikation an die nonverbal vermittelten Bedürfnisse des Patienten an (seine Blindheit).

❹ **Kommunikationsfehler der Suffizienz** (unterlassene transaktionale Kommunikation)
Der Patient nimmt seine Rolle als aktiver Partner für eine sichere und hochwertige Versorgung nicht wahr – während des Gesprächs mit dem Apotheker und der Pflegefachkraft bringt er nicht explizit zum Ausdruck, dass er die Anweisungen nicht lesen kann, weil er blind ist.

3. Kommunikation ist kontextgebunden

❸ **Kommunikationsfehler der Kontextualisierung** (unvollständige Enkodierung)
Der Patient wartet mehrere Tage, bis er die Triage-Pflegefachkraft für eine Erklärung der Anweisungen anruft (*chronologischer* Kontext).

4. Kommunikation vermittelt Fakten und definiert zwischenmenschliche Verhältnisse

❶ **Kommunikationsfehler der zwischenmenschlichen Anpassung** (fehlangewendete Enkodierung)
Die Pflegefachkraft und der Apotheker passen ihre Kommunikation mit dem Patienten nicht an die Tatsache an, dass dieser blind und alleinstehend ist.

Diskussion

Aus diesem Fallbeispiel lassen sich drei Lehren aus der Kommunikationswissenschaft ziehen, deren Anwendung eine sicherere und hochwertigere Versorgung gewährleistet hätte.

Erstens veranschaulicht der Fall die Bedeutung der nonverbalen Kommunikation. Nonverbales Verhalten birgt verlässlichere Informationen als verbale Kommunikation. Nichtsdestotrotz konzentrieren sich Ärzte häufig auf Computerbildschirme oder das gesprochene Wort und vernachlässigen somit diese entscheidende Informationsquelle. In dieser Hinsicht bemühen sich weder der Apotheker noch die Pflegefachkraft in diesem Fall um eine ausreichende Dekodierung. Beiden entgeht unabhängig voneinander der entscheidende nonverbale Hinweis, dass der Patient blind ist – trotz zweier persönlicher Gespräche mit ihm.

Zweitens zeigt dieser Fall, dass erfolgreiche zwischenmenschliche Kommunikation ein komplexer interaktiver Prozess ist, der aus mehreren Teilprozessen besteht. Er erfordert zwischenmenschliche Kompetenzen, die weit über die reine *Suffizienz* informativer Inhalte hinausgeht. Kommunikation beinhaltet eine interaktive Verständnisfindung, die *zwischen* den beteiligten Personen stattfindet. Mithilfe dieses vielschichtigen Vorgangs streben die Personen gemeinsam danach, einen Common Ground zu entwickeln, auf dessen Basis sie ein einheitliches Verständnis erzeugen können. Kommunikation muss also nicht nur *quantitativ* zulänglich sein, sondern auch *qualitativ*. Dieses Fallbeispiel rückt zwei konkrete Fertigkeiten in den Vordergrund, die den Erfolg dieses komplexen Prozesses beeinflussen. Im vorliegenden Fall bedeutet das insbesondere: Sowohl die verbalen Aussagen als auch die nonverbalen Verhaltensweisen müssen *zwischenmenschlich angepasst* sein und *klar* zum Ausdruck gebracht werden. Das betrifft die Enkodierung genauso wie die Dekodierung und die transaktionale Kommunikation der Informationen.

Drittens verdeutlicht dieser Fall, dass jede Kommunikationsepisode in einen situationsbedingten Kontext eingebettet ist, den es zu berücksichtigen gilt. Dazu gehören der *funktionale*, der *relationale*, der *chronologische*, der *umgebungsspezifische* und der *kulturelle* Kontext (vgl. Kapitel 2). Kommunikation muss also auf die Rahmenbedingungen abgestimmt sein, damit sie als angemessen empfunden wird und ihren Zweck erfüllt. Im vorliegenden Fall vernachlässigen die Beteiligten den *chronologischen* und den *funktionalen* Kontext ihrer Kommunikation. Sie scheitern auf der einen Seite am *Zeitpunkt* und an der *Rechtzeitigkeit* ihrer Kommunikation, und auf der anderen Seite gelingt es ihnen nicht, zielorientiert miteinander zu handeln.

Kommunikationsstrategien nach Hannawa SACCIA

Folgende Handlungsweisen hätten diesen Zwischenfall verhindern können:
- Bevor sie mit dem Patienten über die Medikation sprechen, hätten die Pflegefachkraft und der Apotheker die Patientenakte lesen können. Somit hätten sie ihre Kommunikation mit dem Patienten besser auf den Kontext abstimmen können, dass der Patient blind und alleinstehend ist.
- Während des Gesprächs hätten die Pflegefachkraft und der Apotheker mehr auf das nonverbale Verhalten des Patienten achten und es korrekt dekodieren können.

- Während die Pflegefachkraft und der Apotheker ihn beraten, hätte der Patient aktiver zur Erzeugung eines einheitlichen Verständnisses beitragen können, indem er anspricht, dass er blind und alleinstehend ist.
- Der Patient hätte mit den Fachkräften umgehend klären können, ob er die Anwendung der Medikamente richtig verstanden hat, anstatt mehrere Tage zu warten.

Kommunikationslehren für eine bessere Patientensicherheit und Versorgungsqualität

1○	2○	3○	4○	5○	6○	7○	8○	9○	10○
11○	12○	13○	14○	15○	16○	17○	18○	19○	20○
21○	22○	23○	24○	25○	26○	27○	28○	29○	30○

Wählen Sie aus den 30 Kommunikationslehrsätzen in Kapitel 6 diejenigen aus, die diesen Fall am treffendsten beschreiben und kreuzen Sie die entsprechenden Kästchen in dieser Checkliste an. Begründen Sie Ihre Wahl und erklären Sie, wie die einzelnen Lehrsätze mit diesem Fall zusammenhängen. Vergleichen Sie Ihre Antworten mit den Lösungsvorschlägen der Autoren auf Seite 297 des Buches. Gibt es Unterschiede? Diskutieren Sie alternative Lehrsätze, die zur Option standen und die Sie für Ihre Checkliste erwogen oder abgelehnt hätten.

Fragen zur Diskussion

1. Wie hätte eine *kontextbezogene* Kommunikation mit dem Patienten das kritische Ereignis unterbinden können?

2. Was könnten drei Beispiele nonverbaler Äußerungen des Patienten sein, die die Pflegefachkraft und der Apotheker beim Entlassungsgespräch übersehen haben?

Übungen

1. **Skript schreiben**
   Verfassen Sie ein Skript für eine Interaktion zwischen der Pflegefachkraft und dem Patienten, die von Anfang an einen offenen, vertrauensvollen Raum dafür schafft, dass der Patient selber äußert, dass er blind und alleinstehend ist.

2. **Hinweisen nachgehen**

Wählen Sie eine gesundheitliche Beeinträchtigung, die körperlich nicht direkt erkennbar ist (z. B. eine posttraumatische Belastungsstörung, PTBS), die mit Defiziten bei der kognitiven Reihenfolgebildung, Informationsverarbeitung, beim Rechnen und Kurzzeitgedächtnis einhergeht. Schreiben Sie eine Liste nonverbaler Hinweise auf, die Fachkräfte verwenden könnten, um diese Beeinträchtigung an Patienten zu erkennen und Entlassungsempfehlungen auf eine Art und Weise zu vermitteln, die an diese persönliche Situation des Patienten angepasst ist.

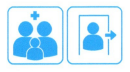

Fall 35: Entlassungsempfehlungen im Aufwachraum: Wer erinnert sich?

Arzt-Familienangehörigen-Kommunikation

Unangebrachte Entlassung, Unerwünschtes Ereignis

Klinischer Kontext: akute ambulante Operation (Kreuzbandriss)
Kommunikationsrahmen: Interaktionen zwischen Chirurg, Patientin und Familienangehörigen
Ereignis: Kommunikationsfehler, der zu einer unangebrachten Entlassung und riskantem postoperativen Verhalten führt
Ergebnis für die Patientensicherheit: unerwünschtes Ereignis

Abdruck aus dem Englischen mit Genehmigung von AHRQ WebM&M. Erstabdruck des Falls in Engel K. Discharge instructions in the PACU: who remembers? AHRQ WebM&M [serial online]. Juli/August 2013, https://psnet.ahrq.gov/webmm/case/303.

Bei einer 42-jährigen Frau wird nach einem Skiunfall ein Kreuzbandriss im linken Knie diagnostiziert. ❶ **Vor der Arthroskopie** erhält sie Empfehlungen, wie sie nach der Operation mit dem Kreuzbandriss umgehen soll. Dazu gehört, dass sie das Knie sofort nur zu 50 % belasten soll.

Das Knie der Patientin wird unter Narkose untersucht und mittels Gelenkspiegelung betrachtet. Der Chirurg stellt fest, dass das Kreuzband nur zum Teil gerissen und das Gelenk hinreichend stabil ist. Anstelle einer Reparatur des Kreuzbandes führt er daher eine Mikrofrakturierung durch, um die Schädigung des Gelenkknorpels zu beheben und den Meniskus zu reparieren.

Nach der Operation berichtet der Chirurg der Patientin im Aufwachraum über das Resultat und informiert sie, dass die postoperativen Anweisungen geändert wurden. Wegen der Mikrofrakturierung solle sie sechs Wochen lang nicht das Bein belasten. Dies ist ein entscheidender Unterschied zu dem, worauf sie sich zuvor verständigt hatten. Die Patientin❷ **ist jedoch noch sehr benommen von der Narkose** und bittet den Arzt daher, diese Information an ihren Mann zu vermitteln.

Der Chirurg ruft die Telefonnummer in der Patientenkartei an und ❸ **erreicht die Schwiegermutter der Patientin. ❹ Die Schwiegermutter versteht den Chirurgen so**, dass eine weitere Operation erforderlich sei (und nicht, dass sie anders als geplant durchgeführt wurde) und dass die Patientin sich an seine ursprünglichen postoperativen Anweisungen halten solle. Die Schwiegermutter versteht nicht, dass die Anweisungen geändert wurden.

❺ Die Änderungen sind nirgendwo schriftlich vermerkt. ❻ Als ihr Ehemann die Patientin abholt, sind die schriftlichen Entlassungsempfehlungen des Chirurgen **❼ generisch,** und die einzige **❽ persönliche Notiz darin besagt: „Gehen Sie vor wie besprochen".** **❾ Die Patientin ist verwirrt** und hält sich an die ursprünglichen, mittlerweile revidierten postoperativen Anweisungen. **❿ Die Verwirrung wird auch nicht während zwei folgenden Nachuntersuchungen aufgeklärt.** Zum Teil liegt das daran, dass der Chirurg sich nie spezifisch dazu äußert, dass sich während der Operation etwas Neues ergeben hat und der Behandlungsplan daraufhin abgeändert wurde, wodurch nun andere Rehabilitationsmaßnahmen indiziert sind.

Die Patientin zwingt sich nach der Operation mehrere Wochen lang zu einer 50%igen Belastung. Als sie starke Schmerzen spürt, ruft sie den Chirurgen an. Dieser wirft ihr vor, sie habe sich nicht an die postoperativen Anweisungen gehalten.

Verständlicherweise ist die Patientin verärgert und besorgt, dass ihre Chancen auf eine vollständige Heilung nun beeinträchtigt sind.

Prinzipien der zwischenmenschlichen Kommunikation

1. Kommunikation ist kontextgebunden

❶ Kommunikationsfehler der Kontextualisierung (unvollständige Enkodierung)
Der Chirurg gibt der Patientin bereits *vor* der Operation postoperative Anweisungen. Er berücksichtigt dabei nicht den Einfluss des *Zeitpunkts* dieses Gesprächs (*chronologischer* Kontext) auf die einheitliche Verständnisfindung, da eine eventuelle Abweichung von der geplanten Prozedur die postoperativen Anweisungen ändern könnte (*funktionaler* Kontext).

❷ Kommunikationsfehler der Kontextualisierung (fehlangewendete Enkodierung)
Der Chirurg spricht mit der Patientin, als sie noch von der Narkose benommen ist und vernachlässigt dabei den *funktionalen* und *chronologischen* Kontext der Interaktion. Die Patientin und der Chirurg haben bei diesem Gespräch unterschiedliche Zielsetzungen im Sinn (*funktionaler* Kontext): Die Aufmerksamkeit der Patientin ist auf ihr körperliches Unwohlsein gerichtet, während der Chirurg die Entlassungsanweisungen vermitteln will. Zudem vernachlässigt der Chirurg den gegebenen *chronologischen* Kontext des Gesprächs, denn die Patientin ist zum Zeitpunkt des Gesprächs aufgrund ihrer Benommenheit nicht fähig, die Entlassungsanweisungen zu verstehen.

❸ Kommunikationsfehler der Kontextualisierung (fehlangewendete Enkodierung)
Der Chirurg kontaktiert die Schwiegermutter der Patientin statt ihren Ehemann und vermittelt somit die Entlassungsanweisungen an die falsche Kontaktperson (*funktionaler* Kontext).

2. Kommunikation lässt sich nicht auf Teilprozesse reduzieren

③ Kommunikationsfehler der Suffizienz (unvollständige Enkodierung)
Der Chirurg bittet die Schwiegermutter nicht, die Entlassungsempfehlungen an den Ehemann der Patientin weiterzugeben.

⑥ Kommunikationsfehler der Suffizienz (unvollständige Enkodierung)
Der Chirurg vermittelt die Entlassungsempfehlungen nicht zusätzlich an den Ehemann, obwohl dieser bislang überhaupt nicht benachrichtigt wurde.

3. Inhaltliche Redundanz durch direkte Kanäle fördert die Richtigkeit der kommunizierten Inhalte und deren Verständnis

④ Kommunikationsfehler der Richtigkeit (fehlangewendete Dekodierung)
Die Schwiegermutter dekodiert die Entlassungsempfehlungen des Chirurgen falsch.

④ Kommunikationsfehler der Richtigkeit (unvollständige transaktionale Kommunikation)
Die Schwiegermutter und der Chirurg überprüfen während ihres Telefonats nicht, ob die vom Chirurgen beabsichtigten Inhalte von der Schwiegermutter auch korrekt verstanden wurden.

⑩ Kommunikationsfehler der Richtigkeit (unvollständige transaktionale Kommunikation)
Selbst während zweier postoperativer Nachuntersuchungen bemerken weder der Chirurg noch die Patientin, dass sie die Situation jeweils unterschiedlich verstanden haben. Sie benutzen ihre Kommunikation miteinander ungenügend, um diese Wahrnehmungsdifferenz zu korrigieren.

⑤ Kommunikationsfehler der Suffizienz (unvollständige Enkodierung)
Der Chirurg fügt seinen mündlichen Anweisungen zur Entlassung keine schriftlichen Aufzeichnungen bei. Diese mangelnde inhaltliche Redundanz trägt dazu bei, dass die Patientin die Anweisungen nicht korrekt versteht.

4. Kommunikation beruht auf subjektiven Vorannahmen und Wahrnehmungen

⑧ Kommunikationsfehler der Klarheit (fehlangewendete Enkodierung)
Der Chirurg schreibt eine unpräzise Notiz auf das generische Entlassungsdokument (Gehen Sie vor wie besprochen) und handelt damit im Common-Ground-Trugschluss.

⑨ Kommunikationsfehler der Richtigkeit (fehlangewendete Dekodierung)
Die Patientin dekodiert die Notiz des Chirurgen falsch – sie denkt, dass sie sich auf die *ursprünglichen* postoperativen Anweisungen bezieht.

⑨ Kommunikationsfehler der Klarheit (unterlassene transaktionale Kommunikation)

Die Patientin spricht den Chirurgen nicht auf seine handschriftliche Notiz an, um ihre Unsicherheit bezüglich der beabsichtigten Bedeutung seiner Notiz zu klären.

⑦ Kommunikationsfehler der zwischenmenschlichen Anpassung (unvollständige Enkodierung)

Der Chirurg überreicht dem Ehemann der Patientin lediglich generische Entlassungsinformationen und geht davon aus, dass er diese verstehen wird. Er passt das Gespräch somit ungenügend auf den Informationsbedarf des Ehemannes an.

Diskussion

Drei Prinzipien der zwischenmenschlichen Kommunikation veranschaulichen, wie das unerwünschte Ereignis in diesem Fall zustande kam.

Das erste Prinzip besagt, dass der zwischenmenschliche Kommunikationsprozess immer *kontextgebunden* ist. Im vorliegenden Fall hätten der Zeitpunkt (*chronologischer* Kontext) und die diskrepanten Zielausrichtungen der Gesprächspartner (*funktionaler* Kontext) berücksichtigt werden können. Eine Erkenntnis dieser Rahmenbedingungen hätte den Beteiligten helfen können, ihre Kommunikation miteinander an diese Begebenheiten anzupassen und sich somit erfolgreicher miteinander zu verständigen.

Das zweite Prinzip setzt einer erfolgreichen Kommunikation einen *hinreichenden* Informationsaustausch voraus. In diesem Fallbeispiel verlässt sich der Chirurg darauf, dass die Schwiegermutter die Entlassungsanweisungen korrekt an den Ehemann der Patientin weiterleitet. Der Chirurg spricht also ungenügend mit dem Ehemann und bewirkt somit den Stille-Post-Effekt der latenten Kommunikation: Wenn Informationen unter mehreren Kommunikationspartnern weitergereicht werden, dann reduziert dies die Quantität und die Qualität (und somit die Richtigkeit) der vermittelten Informationen. Selbst wenn die Schwiegermutter die Entlassungsempfehlungen an den Ehemann weitergegeben hätte, dann wäre diese Information in Menge und Wert beeinträchtigt. Eine *redundante*, möglichst *direkte* Kommunikation hingegen würde zu einem akkuraten einheitlichen Verständnis beitragen.

Drittens zeigt der Fall, dass eine *klare* Kommunikation zentral für eine einheitliche Verständnisfindung ist. Aufgrund des Common-Ground-Trugschlusses des Chirurgen, dass die Schwiegermutter, der Ehemann und die Patientin die beabsichtigte Bedeutung seiner Nachricht korrekt dekodieren würden, kommt es zu *unklarer* und *zwischenmenschlich unangepasster* Kommunikation. Der Common-Ground-Trugschluss beruht unter anderem auf der Fehlannahme, dass Kommunikation lediglich einer linearen Informationsübertragung dient. Wie komplex dieser Vorgang jedoch wirklich ist, wird an der Tatsache deutlich, dass ein einheitliches Verständnis *zwischen* Menschen und nicht *in* ihnen entsteht. Und was ausschließlich *in* den Personen verankert bleibt, *hemmt* die Schaffung eines einheitlichen Verständnisses, denn es verleitet Personen zu Wahrnehmungsverzerrungen anstatt zu einem Common Ground.

Kommunikationsstrategien nach Hannawa SACCIA

Folgende Handlungsweisen hätten diesen Zwischenfall verhindern können:
– Der Chirurg hätte der Patientin die postoperativen Anweisungen nicht *vor* der Operation mitteilen können. Zumindest hätte er darauf hinweisen können, dass die Instruktionen vorläufig sind und dass eine Rücksprache nach der Operation noch aussteht, weil sich während der Operation möglicherweise Änderungen ergeben könnten.
– Der Chirurg hätte mit dem Entlassungsgespräch so lange warten können, bis die Patientin sich vollständig von der Narkose erholt hat und in der Lage ist, seine Anweisungen zu verstehen.
– Der Chirurg hätte sich darum bemühen können, den Ehemann der Patientin zu erreichen, statt mit der Schwiegermutter zu sprechen.
– Der Chirurg hätte dem Ehemann der Patientin die Anweisungen direkt übermitteln können, um sicherzustellen (verbal und nonverbal), dass dieser die Bedeutung der Entlassungsempfehlungen umfänglich und korrekt verstanden hat.
– Der Chirurg hätte zu einem späteren Zeitpunkt mit der Patientin Rücksprache halten können, um sicherzustellen, dass sie die Entlassungsanweisungen von ihrer Schwiegermutter und ihrem Ehemann erhalten und korrekt verstanden hat.
– Der Chirurg hätte die mündlichen Entlassungsanweisungen mit einem präzisen schriftlichen Dokument unterstützen können, das er der Patientin mit nach Hause gibt.
– Der Chirurg hätte seine Kommunikation mehr an die Informationsbedürfnisse des Ehemanns anpassen können unter der Grundannahme, dass noch kein einheitliches Verständnis besteht.

Kommunikationslehren für eine bessere Patientensicherheit und Versorgungsqualität

1 ○ 2 ○ 3 ○ 4 ○ 5 ○ 6 ○ 7 ○ 8 ○ 9 ○ 10 ○

11 ○ 12 ○ 13 ○ 14 ○ 15 ○ 16 ○ 17 ○ 18 ○ 19 ○ 20 ○

21 ○ 22 ○ 23 ○ 24 ○ 25 ○ 26 ○ 27 ○ 28 ○ 29 ○ 30 ○

Wählen Sie aus den 30 Kommunikationslehrsätzen in Kapitel 6 diejenigen aus, die diesen Fall am treffendsten beschreiben und kreuzen Sie die entsprechenden Kästchen in dieser Checkliste an. Begründen Sie Ihre Wahl und erklären Sie, wie die einzelnen Lehrsätze mit diesem Fall zusammenhängen. Vergleichen Sie Ihre Antworten mit den Lösungsvorschlägen der Autoren auf Seite 297 des Buches. Gibt es Unterschiede? Diskutieren Sie alternative Lehrsätze, die zur Option standen und die Sie für Ihre Checkliste erwogen oder abgelehnt hätten.

Fragen zur Diskussion

1. Was für Kommunikationsfehler sind dem Chirurgen in diesem Fallbeispiel unterlaufen?

2. Welche anderen Faktoren haben zu diesen Fehlern und letztendlich zu dem unerwünschten Ereignis beigetragen?

3. An welchen Stellen hätte der ursprüngliche Kommunikationsfehler korrigiert werden können? Wie?

Übungen

1. **Maßnahmen treffen**
   Lesen Sie noch einmal die Fallbeschreibung durch. Markieren Sie die Stellen, an denen die Beteiligten sicherstellen könnten, dass die Informationen erhalten wurden und ein einheitliches Verständnis erzielt wurde. Nennen Sie für jede Stelle eine konkrete Handlung, die dieses Ziel unterstützen könnte.

2. **Patientenanleitung schreiben**
   Verfassen Sie eine schriftliche Entlassungsempfehlung, die der Chirurg dem Ehemann an Punkt 6 überreicht.

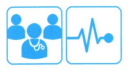

Fall 36: Fehlkommunikation – Wer ist zuständig?

Team-Kommunikation

Unzureichende Postoperative Überwachung, Schwerwiegendes Ereignis

Klinischer Kontext: akute stationäre Aufnahme für Herzoperation (hypoplastisches Linksherzsyndrom)

Kommunikationsrahmen: Interaktionen innerhalb des postoperativen Teams (Stationsarzt, Pflegefachkraft, Oberarzt der Intensivstation, Chirurg und Kardiologe)

Ereignis: Kommunikationsfehler, der zu einer mangelhaften postoperativen Überwachung führt

Ergebnis für die Patientensicherheit: schwerwiegendes Ereignis

Abdruck aus dem Englischen mit Genehmigung von AHRQ WebM&M. Erstabdruck des Falls in Fackler J, Schwartz JM. Communication failure – who's in charge? AHRQ WebM&M [serial online]. Oktober 2011, https://psnet.ahrq.gov/webmm/case/253.

Ein 20 Monate alter Junge wird nach einer Fontan-Operation wegen hypoplastischen Linksherzsyndroms auf die Intensivstation gebracht. Anfangs macht das Kind gute Fortschritte. Am ersten Tag nach der Operation wird die inotrope Unterstützung ausgesetzt und das Kind toleriert enterale Nährstofflösungen.

In der Nacht bekommt das Kind Atemnot, einhergehend mit Azidose und Fieber. Der Stationsarzt ❶ **benachrichtigt den verantwortlichen Oberarzt auf der Intensivstation**, der im Bereitschaftsdienst ist und von zu Hause in die Klinik fährt, um die Atmung des Kindes zu überwachen. Der Chirurg ruft um Mitternacht von zu Hause aus an, spricht mit dem Stationsarzt und ❷ **erfährt, dass sich die Atmung bei dem Kind verschlechtert hat und dass der verantwortliche Oberarzt auf der Intensivstation am Krankenbett ist**, um den Patienten zu versorgen.

Der Chirurg veranlasst ein Echokardiogramm, ❸ **spricht darüber aber nicht mit dem Oberarzt auf der Intensivstation**. Ein Kardiologe erstellt das Echokardiogramm und teilt die Ergebnisse dem Chirurgen mit, der für die Patientenakte des Kindes zuständig ist.

Nachdem er die Atmung stabilisiert und überwacht hat, ❹ **begibt sich der verantwortliche Oberarzt der Intensivstation wieder auf den Nachhauseweg.**

Der Stationsarzt kommuniziert die gesamte Nacht lang über Telefon und Pager mit dem verantwortlichen Oberarzt der Intensivstation, weil sich der Gesundheitszustand des Kindes nicht wie erwartet verbessert. Er geht davon aus, dass sich der Oberarzt bereits mit dem Chirurgen ausgetauscht hat und ❺ **kontaktiert deshalb we-**

der den Chirurgen noch den Kardiologen. Das Kind erleidet um 7 Uhr morgens einen Herzstillstand, weil das Herzzeitvolumen zu gering ist. Trotz vehementer Wiederbelebungsmaßnahmen erleidet das Kind einen schweren Hirnschaden und verstirbt schließlich.

Bei der Besprechung des Zwischenfalls identifizieren die Fachkräfte mehrere Probleme, die bei der Behandlung des Patienten auftraten. Der Oberarzt der Intensivstation und der Kardiologe waren zu Beginn lediglich über die Atembeschwerden informiert worden und überblickten nicht den Gesamtzustand des Kindes. Der Oberarzt der Intensivstation konzentrierte sich deshalb auf die Stabilisierung der Atmung und beachtete nicht das geringe Herzzeitvolumen. Unter den Ärzten und dem Pflegepersonal herrschte Unklarheit darüber, wer für die Behandlung des Kindes zuständig ist und wie man eine Versorgung koordiniert, wenn mehrere Spezialisten gleichzeitig für einen Patienten sorgen.

❻ **Die Pflegefachkraft hatte den Stationsarzt häufig telefonieren gesehen und nicht realisiert**, dass niemand die anderen zuständigen Ärzte informiert hatte. ❼ **Der Assistenzarzt und die Pflegefachpersonen waren davon ausgegangen**, dass der Chirurg und der Kardiologe über die Verschlechterung des Gesundheitszustands des Kindes kontinuierlich informiert waren, da der verantwortliche Oberarzt der Intensivstation ja am Krankenbett des Patienten war.

Prinzipien der zwischenmenschlichen Kommunikation

1. Kommunikation ist kontextgebunden

❶ **Kommunikationsfehler der Kontextualisierung** (unvollständige Enkodierung) Der Stationsarzt rahmt seine Kommunikation mit dem Oberarzt der Intensivstation nicht in den Kontext ein, dass das Kind kurz zuvor eine Herzoperation hatte (*funktionaler* Kontext).

❹ **Kommunikationsfehler der Kontextualisierung** (übermäßige Dekodierung) Der Oberarzt der Intensivmedizin begrenzt seine Kommunikation mit den anderen Fachkräften auf die Atemnot des Patienten (*funktionaler* Kontext).

❷ **Kommunikationsfehler der Kontextualisierung** (unvollständige transaktionale Kommunikation) Der Stationsarzt und der Chirurg diskutieren nicht hinreichend den Zusammenhang zwischen der Atemnot und der vorangegangenen Herzoperation (*chronologischer* Kontext). Ebenso wenig gehen sie darauf ein, dass der Oberarzt am Krankenbett sich lediglich auf die Atemnot und nicht auf die potenziellen postoperativen kardiologischen Symptome konzentriert (*funktionaler* Kontext).

2. Kommunikation beinhaltet mehr als nur Worte

⑥ Kommunikationsfehler der Richtigkeit (fehlangewendete Dekodierung)
Dass der Stationsarzt häufig telefoniert, wertet die Pflegekraft fälschlicherweise als
Zeichen dafür, dass der Chirurg und der Kardiologe über den verschlechterten Zustand
des Patienten informiert werden.

3. Inhaltliche Redundanz durch direkte Kanäle fördert die Richtigkeit der kommunizierten Inhalte und deren Verständnis

⑤ Kommunikationsfehler der Suffizienz (unterlassene Enkodierung)
Der Stationsarzt kontaktiert weder den Chirurgen noch den Kardiologen, weil er davon
ausgeht, dass der verantwortliche Oberarzt bereits mit den beiden im Kontakt steht.

❸ Kommunikationsfehler der Suffizienz (unterlassene transaktionale Kommunikation)
Der Chirurg und der verantwortliche Oberarzt sprechen niemals direkt miteinander.

❷ Kommunikationsfehler der Suffizienz (unvollständige transaktionale Kommunikation)
Der Stationsarzt und der Chirurg verständigen sich nicht hinreichend darauf, wer mit
wem Kontakt aufnehmen wird, während der akute postoperative Zustand des Patienten überwacht wird.

4. Kommunikation beruht auf subjektiven Vorannahmen und Wahrnehmungen

⑦ Kommunikationsfehler der Richtigkeit (fehlangewendete Dekodierung)
Der Chirurg und der Kardiologe verstehen den Stationsarzt falsch, als er davon spricht,
dass der Oberarzt am Krankenbett sei – sie deuten diese Aussage als Hinweis darauf,
dass der Oberarzt *die ganze Nacht* beim Patienten bleibt, was nicht der Fall ist.

Diskussion

Dieser Fall illustriert, wie jede Versorgungssituation in einen gegebenen Kontext eingebettet ist. Dieser Kontext kann die Patientensicherheit und Versorgungsqualität
entweder *begünstigen* oder *beeinträchtigen*. In diesem Fallbeispiel ist der Kontext bei
der Verständnisfindung zwischen den Fachkräften in mehrfacher Hinsicht *hinderlich*.
Bereits im ersten Gespräch zwischen dem Stationsarzt und dem verantwortlichen
Oberarzt der Intensivstation ist die Kommunikation inhaltlich auf den Kontext einer
Verschlechterung der Atmungsfunktion begrenzt. Die Fachkräfte vernachlässigen dabei den chronologischen Kontext der vorangegangenen Herzoperation des Patienten.

Von diesem Punkt an diskutieren sie den Gesundheitszustand des Kindes nur innerhalb dieses begrenzten Kontexts. Folglich bleibt die kardiologische Diagnose aus, was schließlich zum Tod des Patienten beiträgt.

Des Weiteren zeigt dieser Fall, dass Kommunikation mehr als nur Worte umfasst. Als die Pflegefachkraft bemerkt, dass der Stationsarzt häufig am Telefon spricht, schließt sie daraus, dass er den Chirurgen und den Kardiologen telefonisch benachrichtigt hat. Hieraus wird deutlich, dass die Enkodierungs- und Dekodierungsprozesse nicht nur Worte beinhalten. Nonverbale Verhaltensweisen – wie hier das Sprechen am Telefon – werden ebenso wie Worte als Kommunikation wahrgenommen und sogar häufig als *verlässlichere* Information bewertet als Kommunikation, die verbal vermittelt wird.

Die Ereignisse in diesem Fallbeispiel rücken ein weiteres Kommunikationsprinzip in den Vordergrund: Inhaltliche Redundanz durch direkte Kanäle fördert die Richtigkeit der kommunizierten Inhalte und deren Verständnis. Dieser Zwischenfall zeigt, dass man niemals davon ausgehen sollte, dass Kommunikation tatsächlich stattgefunden hat und erfolgreich war (d. h. zu einem einheitlichen Verständnis geführt hat). Im Allgemeinen sind mehrere Gespräche und Rücksprachen für eine einheitliche Verständnisfindung notwendig, denn selbst wenn Informationen ausgetauscht werden, bedeutet das noch lange nicht, dass sie korrekt verstanden werden und dass alle Beteiligten darunter das Gleiche verstehen. Eine direkte Kommunikation ist also immer der sicherere Weg, und eine angemessene inhaltliche Redundanz begünstigt eine einheitliche Verständnisfindung, weil sich die Perspektiven dadurch zunehmend überschneiden können.

Letztendlich verdeutlicht der Fall, dass eine koordinierte und konsistente Versorgung *ausschließlich* mittels kompetenter zwischenmenschlicher Kommunikation zu erreichen ist. Der Kommunikation der Fachkräfte im vorliegenden Fall mangelt es an Klarheit, Richtigkeit und Suffizienz, was einem positiven Behandlungsergebnis im Wege steht.

Kommunikationsstrategien nach Hannawa SACCIA

Folgende Handlungsweisen hätten diesen Zwischenfall verhindern können:
- Der Stationsarzt hätte sein Gespräch mit dem verantwortlichen Oberarzt auf der Intensivstation darauf ausrichten können, dass das Kind kürzlich eine Herzoperation hatte.
- Der Stationsarzt hätte mit dem Chirurgen ein Gespräch über die Atembeschwerden des Kindes führen und sich dabei auf die vor Kurzem erfolgte Herzoperation beziehen können.
- Der Stationsarzt hätte vermitteln können, dass der Oberarzt der Intensivstation am Krankenbett lediglich die Atembeschwerden des Patienten beobachtet.

- Die Pflegefachkraft hätte nicht davon ausgehen, sondern interaktiv sicherstellen können, dass der Stationsarzt den Chirurgen und den Kardiologen am Telefon wirklich informiert hat.
- Der Stationsarzt hätte einen direkten Kontakt mit dem Chirurgen aufrechterhalten können, und der Chirurg hätte direkt mit dem Oberarzt der Intensivstation sprechen können. Optimal wäre eine Konferenzschaltung gewesen, damit alle gemeinsam einen Common Ground erzeugen und sich über die Koordination der postoperativen Betreuung des Patienten abstimmen können.
- Der Stationsarzt hätte sich mit dem Chirurgen darauf einigen können, wer sich mit wem in Verbindung setzt, um die postoperative Nachsorge des Patienten zu koordinieren.
- Der Chirurg und der Kardiologe hätten die Aussage des Stationsarztes, dass sich der Oberarzt am Krankenbett des Patienten befindet, nicht gleich als Zeichen deuten können, dass der Oberarzt den Patienten die ganze Nacht lang betreut. Sie hätten dies in ihrem Gespräch klären können.

Kommunikationslehren für eine bessere Patientensicherheit und Versorgungsqualität

1 ◯	2 ◯	3 ◯	4 ◯	5 ◯	6 ◯	7 ◯	8 ◯	9 ◯	10 ◯
11 ◯	12 ◯	13 ◯	14 ◯	15 ◯	16 ◯	17 ◯	18 ◯	19 ◯	20 ◯
21 ◯	22 ◯	23 ◯	24 ◯	25 ◯	26 ◯	27 ◯	28 ◯	29 ◯	30 ◯

Wählen Sie aus den 30 Kommunikationslehrsätzen in Kapitel 6 diejenigen aus, die diesen Fall am treffendsten beschreiben und kreuzen Sie die entsprechenden Kästchen in dieser Checkliste an. Begründen Sie Ihre Wahl und erklären Sie, wie die einzelnen Lehrsätze mit diesem Fall zusammenhängen. Vergleichen Sie Ihre Antworten mit den Lösungsvorschlägen der Autoren auf Seite 297 des Buches. Gibt es Unterschiede? Diskutieren Sie alternative Lehrsätze, die zur Option standen und die Sie für Ihre Checkliste erwogen oder abgelehnt hätten.

Fragen zur Diskussion

1. Was ist ein transaktionaler Kommunikationsfehler der Suffizienz? Was ist an der zwischenmenschlichen Kommunikation in diesem Fall *insuffizient*?

2. Inwiefern wurde die nonverbale Kommunikation in diesem Fallbeispiel als ausdrucksstärker empfunden als die verbale Kommunikation?

Übungen

1. **Umkodieren**
   In diesem Fallbeispiel treten mehrere *Dekodierungsfehler* auf. Wählen Sie einen dieser Fehler und erläutern Sie, wie er unterbunden oder korrigiert werden könnte.

2. **Flussdiagramm zeichnen**
   Zeichnen Sie für den beschriebenen Fall ein Flussdiagramm, aus dem hervorgeht, auf welchen subjektiven Vorannahmen die jeweiligen Handlungen der Akteure beruhen.

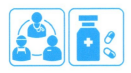

Fall 37: Behandlungsprobleme nach Entlassung

Interprofessionelle Kommunikation

Fehlmedikation, Unerwünschtes Ereignis

Klinischer Kontext: Notaufnahme (akuter Schub) mit anschließender stationärer Einweisung und wiederholter Notaufnahme (veränderter mentaler Zustand)
Kommunikationsrahmen: Interaktionen zwischen Krankenhausärzten und Personal der Notaufnahme
Ereignis: Kommunikationsfehler, der zu einer Fehlmedikation des Patienten führt
Ergebnis für die Patientensicherheit: unerwünschtes Ereignis

Abdruck aus dem Englischen mit Genehmigung von AHRQ WebM&M. Erstabdruck des Falls in Coffey C.
Treatment challenges after discharge [Spotlight]. AHRQ WebM&M [serial online]. November 2010, https:
//psnet.ahrq.gov/webmm/case/227.

Familienangehörige begleiten einen 66-jährigen Mann mit akut verändertem mentalen Zustand aufgrund eines Schubs in die Notaufnahme. Einige Jahre zuvor hatte sich der Patient wegen eines Hirntumors einer Kraniotomie unterzogen, was zu einer geistigen Behinderung führte.

Das Personal in der Notaufnahme erhebt routinemäßig Labordaten (darunter Harnprobe und Blutbild), die auf eine Harnröhreninfektion hinweisen. Nachdem eine Urinkultur entnommen wird, wird der Patient auf Vancomycin gesetzt und ❶ **stationär aufgenommen**.

Am dritten Tag geht es dem Patienten sichtlich besser und seine Familie gibt an, dass er wieder ganz er selbst sei. ❷ **Er wird neu auf Trimethoprim-Sulfamethoxazol eingestellt**, ein oral einzunehmendes Antibiotikum, und nach Hause entlassen. Der Behandlungsplan sieht vor, dass der Patient sich nach zwei Wochen zur Nachuntersuchung bei seinem Hausarzt vorstellt.

Nach elf Tagen bringt die Familie den Patienten erneut in die Notaufnahme, nachdem er verstärkt desorientiert und verwirrt wirkt. Die Zahl der weißen Blutkörperchen, die zuvor normal gewesen war, ist nun auffällig erhöht (31.000) und sein Blutdruck ist ungewöhnlich niedrig. Er wird mit einer schweren Sepsis diagnostiziert und stationär ins Krankenhaus aufgenommen.

❸ **Die aufnehmende Pflegefachkraft bemerkt**, dass die Ergebnisse aus dem Urinkulturtest von seinem letzten Besuch darauf hinweisen, dass die Infektion des Patienten gegen Trimethoprim-Sulfamethoxazol behandlungsresistent ist. ❹ **Die Testergebnisse lagen zwei Tage nach der Entlassung des Patienten vor**, ❺ **wurden**

jedoch von keiner der zuständigen Fachkräfte überprüft und ❻ **auch nicht an den Hausarzt vermittelt**. Deshalb nahm der Patient weiterhin Trimethoprim-Sulfamethoxazol ein.

Als er letztlich das korrekte Antibiotikum erhält, erholt sich der Patient vollständig.

Prinzipien der zwischenmenschlichen Kommunikation

1. Kommunikation ist kontextgebunden

❶ **Kommunikationsfehler der Kontextualisierung** (unvollständige Enkodierung)
Das Personal der Notaufnahme kommuniziert bei der stationären Einweisung des Patienten nicht im Rahmen der Tatsache, dass die Laborergebnisse seiner Urinkultur noch ausstehen (*funktionaler* Kontext).

❷❸ **Kommunikationsfehler der Kontextualisierung** (übermäßige Enkodierung)
Die Fachkräfte stellen den Patienten *zu früh* auf Trimethoprim-Sulfamethoxazol ein (*chronologischer* Kontext), ohne zuvor die Ergebnisse des Urinkulturtests abzuwarten, der in der Notaufnahme durchgeführt wurde. Sie hätten vorerst sichergehen können, dass das Antibiotikum bei der Behandlung der Infektion auch anschlägt.

2. Inhaltliche Redundanz durch direkte Kanäle fördert die Richtigkeit der kommunizierten Inhalte und deren Verständnis

❶ **Kommunikationsfehler der Suffizienz** (unvollständige transaktionale Kommunikation)
Das Personal in der Notaufnahme und das Krankenhauspersonal erzeugen kein einheitliches Verständnis darüber, dass bei dem Patienten noch die Ergebnisse des Urinkulturtests ausstehen und dass diese für den Erfolg der Behandlung der Harnröhreninfektion relevant sind.

❹ **Kommunikationsfehler der Suffizienz** (unterlassene Dekodierung)
Das Personal in der Notaufnahme dekodiert nicht die Testergebnisse der Urinkultur.

❺❻ **Kommunikationsfehler der Suffizienz** (unterlassene Enkodierung)
Das Personal der Notaufnahme vermittelt die Testergebnisse der Urinkultur weder an die Klinikärzte noch an den Hausarzt des Patienten.

Diskussion

Dieses Fallbeispiel veranschaulicht, wie schnell wichtige Informationen zwischen Fachkräften innerhalb derselben Klinik verloren gehen können und wie dies sowohl Fehlentscheidungen als auch direkte Gefahren für die Patientensicherheit mit sich bringt. In diesem Fall gehen entscheidende Informationen verloren, weil das Personal bei der stationären Aufnahme des Patienten unzureichend *kontextbezogen* miteinander kommuniziert. Das Personal der Notaufnahme vermittelt dem Krankenhauspersonal nicht die Rahmenbedingung, dass der Befund der Urinkultur des Patienten noch aussteht, der für eine erfolgreiche Medikation ausschlaggebend ist (*funktionaler* Kontext). Ebenso wenig informieren sie ihre Kollegen darüber, *bis wann* die Ergebnisse vorliegen werden (*chronologischer* Kontext). Im gleichen Zug versäumt das Krankenhauspersonal sich zu erkundigen, ob noch irgendwelche anderen relevanten Zusatzinformationen ausstehen. Ein erfolgreiches einheitliches Verständnis, das auf den Kontext der ausstehenden Laborwerte ausgerichtet ist, hätte verhindern können, dass der Patient eine Sepsis erleidet und elf Tage später erneut in die Notaufnahme gebracht werden muss. Eine bessere zwischenmenschliche Kommunikation innerhalb des Krankenhauses hätte also direkt den Zwischenfall verhindern können. Die Versorgungsqualität ist in diesem Fall jedoch als mangelhaft zu bezeichnen, weil die Behandlung nicht effizient, nicht zweckmäßig und nicht patientenzentriert erfolgte – und somit die Sicherheit des Patienten beeinträchtigte.

Kommunikationsstrategien nach Hannawa SACCIA

Folgende Handlungsweisen hätten diesen Zwischenfall verhindern können:
- Das Personal der Notaufnahme hätte bei der stationären Einweisung des Patienten auf den ausstehenden Urinkulturtest Bezug nehmen können. Es hätte mit dem Klinikpersonal ein einheitliches Verständnis der Tatsache erschaffen können, dass das Testergebnis aus der Notaufnahme für die medikamentöse Behandlung der Harnröhreninfektion des Patienten noch wichtig ist.
- Das Personal der Notaufnahme hätte die Ergebnisse der Urinkultur analysieren und unmittelbar den Klinikärzten und dem Hausarzt des Patienten vermitteln können.

Kommunikationslehren für eine bessere Patientensicherheit und Versorgungsqualität

1 ◯	2 ◯	3 ◯	4 ◯	5 ◯	6 ◯	7 ◯	8 ◯	9 ◯	10 ◯
11 ◯	12 ◯	13 ◯	14 ◯	15 ◯	16 ◯	17 ◯	18 ◯	19 ◯	20 ◯
21 ◯	22 ◯	23 ◯	24 ◯	25 ◯	26 ◯	27 ◯	28 ◯	29 ◯	30 ◯

Wählen Sie aus den 30 Kommunikationslehrsätzen in Kapitel 6 diejenigen aus, die diesen Fall am treffendsten beschreiben und kreuzen Sie die entsprechenden Kästchen in dieser Checkliste an. Begründen Sie Ihre Wahl und erklären Sie, wie die einzelnen Lehrsätze mit diesem Fall zusammenhängen. Vergleichen Sie Ihre Antworten mit den Lösungsvorschlägen der Autoren auf Seite 297 des Buches. Gibt es Unterschiede? Diskutieren Sie alternative Lehrsätze, die zur Option standen und die Sie für Ihre Checkliste erwogen oder abgelehnt hätten.

Fragen zur Diskussion

1. Wie hätte das unerwünschte Ereignis in diesem Fall durch eine *kontextbezogene* Kommunikation (*funktionaler* Kontext) vermieden werden können?

2. Wie können medizinische Fachkräfte über verschiedene Abteilungen hinweg für eine *chronologisch* kontextbezogene Kommunikation sorgen?

3. Kommt Ihnen ein Mittel in den Sinn, das die *Kontextualisierung* der zwischenmenschlichen Kommunikation in der Praxis unterstützen könnte?

Übungen

1. **Skript schreiben**
    Verfassen Sie ein alternatives Skript für ein erfolgreiches Gespräch (d. h. eine einheitliche Verständnisfindung) zwischen dem Personal der Notaufnahme und dem Krankenhauspersonal im Rahmen der stationären Aufnahme des Patienten.

2. **Leitlinien einführen**
    Beschreiben Sie ein krankenhausinternes System oder eine Leitlinie, die gewährleisten könnte, dass ausstehende Testergebnisse stets begutachtet und nach Bedarf stationsübergreifend an die zuständigen Fachkräfte vermittelt werden.

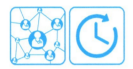

Fall 38: Das Juli-Syndrom

Berufsübergreifende Kommunikation

Postoperative Behandlungsverzögerung, Zwischenfall mit Beinahe-Schaden

Klinischer Kontext: akute ambulante Behandlung und anschließende stationäre Aufnahme wegen Thoraxoperation (Lungenkrebs)
Kommunikationsrahmen: Interaktionen zwischen einem chirurgischen Oberarzt, einem Oberarzt der Intensivmedizin, zwei Stationsärzten, einer chirurgischen Assistenzärztin, einer Pflegekraft und einer Krankenhausapothekerin
Ereignis: Kommunikationsfehler, der zu einer Behandlungsverzögerung bei der postoperativen Nachsorge führt.
Ergebnis für die Patientensicherheit: Zwischenfall mit Beinahe-Schaden

Abdruck aus dem Englischen mit Genehmigung von AHRQ WebM&M. Erstabdruck des Falls in Young JQ. July syndrome. AHRQ WebM&M [serial online]. Juni 2016, https://psnet.ahrq.gov/webmm/case/378.

Ein 64-jähriger Mann besucht im Juni eine Spezialklinik für Thoraxchirurgie, nachdem bei ihm Lungenkrebs im rechten unteren Lungenflügel diagnostiziert wurde. Der chirurgische Oberarzt untersucht den Patienten gemeinsam mit einem Stationsarzt, der ein Praxisjahr in der Chirurgie absolviert. Zu diesem Zeitpunkt hat der chirurgische Oberarzt den Stationsarzt in seiner Weiterbildung bei der Behandlung und Nachsorge von mehr als 100 Patienten betreut und vertraut ihm komplett.

Der Patient eignet sich gut als Operationskandidat. Deshalb ❶ **bespricht der Chirurg den Behandlungsplan kurz mit dem Stationsarzt** (Lobektomie des rechten unteren Lungenflügels) und beschließt, dass der Eingriff in wenigen Wochen durchgeführt werden soll.

Die Operation soll in der ersten Juliwoche stattfinden. Zu diesem Zeitpunkt hat der Stationsarzt, der den Patienten gesehen hatte, bereits seine Facharztprüfung absolviert und ❷ **die Einrichtung verlassen**.

Der Eingriff verläuft ohne Komplikationen und der Patient wird nach der Operation auf die Intensivstation verlegt. Die postoperativen Anweisungen werden zunächst von dem neuen Stationsarzt aus der Thoraxchirurgie schriftlich festgehalten. ❸ **Er schreibt kurze Anweisungen** für die postoperative Behandlung auf. ❹ **Er geht davon aus**, dass das Personal der Intensivstation aus seinen Notizen umfassendere Anweisungen formulieren würde, so wie es in seiner vorherigen Klinik immer der Fall gewesen war.

Der Patient wird auf der Intensivstation ❺ **von einer Assistenzärztin der Chirurgie empfangen**, die ❻ **auf ihrer ersten Station arbeitet und ihre vorherige Ausbildung in einem anderen Lehrkrankenhaus abgeschlossen hatte.** Der für den Patienten zuständigen Pflegefachkraft fällt auf, dass keine prophylaktischen Anweisungen gegen venöse Thromboembolie (VTE) vorliegen, obwohl der Patient diesbezüglich ein Risikofall ist. Sie macht die Assistenzärztin darauf aufmerksam. Diese ❼ **nimmt an, dass es eine Kontraindikation für VTE gibt und der Stationsarzt daher keine VTE-Prophylaxe veranlasst hat.** Sie erinnert sich dabei an einen Vorfall während ihres Medizinstudiums, als ein Assistenzarzt dafür zur Rechenschaft gezogen wurde, dass er die VTE-Prophylaxe fehlerhaft durchgeführt hatte.

Obwohl die postoperative Standardprozedur in der elektronischen Gesundheitsakte anzeigt, dass eine VTE-Prophylaxe stattfinden soll, ❽ **meint die Assistenzärztin, sie könne diese bedenkenlos überspringen** und den Rest der Anweisungen ohne Weiteres ausführen. ❾ **Daher wird dem Patienten keine VTE-Prophylaxe verabreicht.**

Zwei Tage später prüft die Krankenhausapothekerin die für den Patienten ausgeführten Prozeduren und stellt dabei fest, dass er keine VTE-Prophylaxe erhalten hatte. Sie macht die Assistenzärztin darauf aufmerksam, welche antwortet, sie sei davon ausgegangen, dass es dafür eine Gegenanzeige gegeben hat und sie deshalb keine Prophylaxe angeordnet hätte.

Die Apothekerin hält mit dem Oberarzt der Intensivstation Rücksprache. Dieser stimmt zu, dass die VTE-Prophylaxe postoperativ hätte angesetzt werden sollen und sorgt dafür, dass sie noch am selben Tag durchgeführt wird. Erfreulicherweise erleidet der Patient keine unerwünschten Folgen, doch die Apothekerin und der Oberarzt machen sich Gedanken darüber, was in Zukunft getan werden könnte, um das Risiko für einen derartigen vermeidbaren Zwischenfall zu senken.

Prinzipien der zwischenmenschlichen Kommunikation

1. Kommunikation ist kontextgebunden

❶ **Kommunikationsfehler der Kontextualisierung** (fehlangewendete Enkodierung)
Der Chirurg bespricht den Behandlungsplan mit der falschen Person (*funktionaler* Kontext), da der Stationsarzt zum Zeitpunkt der angesetzten Operation (nach dem 1. Juli) nicht mehr für die Einrichtung arbeiten wird (*chronologischer* Kontext).

❶ **Kommunikationsfehler der Kontextualisierung** (unvollständige transaktionale Kommunikation)
Der Stationsarzt etabliert ein unzureichendes einheitliches Verständnis mit dem Chirurgen bezüglich der Rahmenbedingung, dass er zum angesetzten Operationstermin nicht mehr für die Einrichtung tätig sein wird (*chronologischer* Kontext).

2. Kommunikation lässt sich nicht auf Teilprozesse reduzieren

❷ **Kommunikationsfehler der Suffizienz** (unterlassene transaktionale Kommunikation)
Der scheidende Stationsarzt verständigt den neuen Stationsarzt nicht über den Operationsplan für den Patienten, auf den er sich zuvor mit dem Chirurgen geeinigt hatte.

❸ **Kommunikationsfehler der Suffizienz** (unvollständige Enkodierung)
Der neue Stationsarzt formuliert die Anweisungen für die postoperative Behandlung des Patienten nur in verkürzter Form.

❺ **Kommunikationsfehler der Suffizienz** (unterlassene transaktionale Kommunikation)
Die Assistenzärztin und der Stationsarzt treten nicht miteinander in Kontakt, um ein einheitliches Verständnis der postoperativen Prozeduren zu etablieren.

3. Kommunikation beruht auf subjektiven Vorannahmen und Wahrnehmungen

❹ **Kommunikationsfehler der Kontextualisierung** (unvollständige Enkodierung)
Der neue Stationsarzt vernachlässigt bei seiner Kommunikation die Tatsache, dass er neu in der Einrichtung ist und deshalb seine Anweisungen an den dortigen Kommunikationskontext anpassen muss. Stattdessen setzt er seine eigenen erfahrungsbasierten Kommunikationsstandards voraus (*kultureller* Kontext).

❻ **Kommunikationsfehler der Kontextualisierung** (unvollständige Dekodierung)
Die Assistenzärztin interpretiert die Anweisungen des Stationsarztes unzureichend im Rahmen der Tatsache, dass sie zuvor in einer anderen Einrichtung gearbeitet hat und ihre Handlungen nun an die Standards der neuen Einrichtung anpassen muss (*kultureller* Kontext).

4. Inhaltliche Redundanz durch direkte Kanäle fördert die Richtigkeit der kommunizierten Inhalte und deren Verständnis

❼ **Kommunikationsfehler der Richtigkeit** (unterlassene transaktionale Kommunikation)
Die Assistenzärztin lässt sich nicht vom Stationsarzt bestätigen, ob für den Patienten tatsächlich keine VTE-Prophylaxe angezeigt ist.

❽ **Kommunikationsfehler der Klarheit** (fehlangewendete Dekodierung)
Indem sie das Dialogfenster in der elektronischen Gesundheitsakte einfach überspringt, ignoriert die Assistenzärztin ihre Unklarheit darüber, ob der Patient wirklich keine VTE-Prophylaxe benötigt.

❾ **Kommunikationsfehler der Suffizienz** (unterlassene Enkodierung)
Die Assistenzärztin verschreibt dem Patienten nicht die benötigte VTE-Prophylaxe.

Diskussion

Der vorliegende Fall veranschaulicht vier Prinzipien der zwischenmenschlichen Kommunikation, die für eine sichere und hochwertige Gesundheitsversorgung relevant gewesen wären.

Prinzip 1: Kommunikation ist kontextgebunden. Die Ursache für den Beinahe-Schaden in diesem Fall besteht erstens darin, dass die Beteiligten ihre Kommunikation nicht genügend an die Rahmenbedingungen anpassen. Sie berücksichtigen weder den chronologischen noch den funktionalen Kontext, in den ihre Interaktionen eingebettet sind. Während der Chirurg und der erste Stationsarzt beispielsweise den Operationsplan besprechen, vernachlässigen sie die Rahmenbedingung, dass der Stationsarzt die Einrichtung noch vor der Operation verlassen wird. Der neue Stationsarzt wird jedoch nie in den besprochenen Operationsplan eingewiesen.

Prinzip 2: Kommunikation lässt sich nicht auf Teilprozesse reduzieren. Die Fachkräfte in diesem Fallbeispiel begreifen ihre Kommunikation miteinander nicht als einen interaktiven, bedeutungserschaffenden Prozess, für dessen Erfolg sie sich aktiv einbringen müssen. Nur mit ihrer aktiven Beteiligung könnte ein Common Ground entstehen, auf dem ein einheitliches Verständnis aufbaut. Im vorliegenden Fall werden hingegen mehrere Unterhaltungen ausgelassen, wodurch der Common Ground nicht genügend etabliert werden kann, um ein einheitliches Verständnis zu gewährleisten. Die Beteiligten scheitern somit bereits an der *Mindestanforderung* für eine erfolgreiche Kommunikation. Beispielsweise tauschen sie sich nur in *verkürzter* statt in detaillierter Form über die postoperativen Anweisungen aus. Die Fachkräfte nehmen zudem unzureichend die Perspektive ihres Gesprächsgegenübers ein und unterliegen somit dem Common-Ground-Trugschluss, was den Patienten wiederum ernsthaft in Gefahr bringt.

Prinzip 3: Kommunikation beruht auf subjektiven Vorannahmen und Wahrnehmungen. Die Fachkräfte verwenden ihre Kommunikation miteinander unzureichend als Mittel dafür, um ihre zwischenmenschlichen Wahrnehmungsdifferenzen zu überbrücken, die aus ihren individuellen Vorerfahrungen an anderen Institutionen stammen. Der neue Stationsarzt berücksichtigt diesen kulturellen Kontext beispielsweise ungenügend in seiner verkürzten Kommunikation der postoperativen Anweisungen – er passt die Art seiner Kommunikation unzureichend an die Kommunikationsstandards der neuen Einrichtung an. Auch die Assistenzärztin verwendet den kulturellen Kontext nur unzureichend, als sie sich an einen vergleichbaren Vorfall während ihres Medizinstudiums erinnert und daraus auf die aktuelle Situation schließt. Anders ausgedrückt blickt keiner der Beteiligten über seinen eigenen Erfahrungshorizont hinaus – somit beeinflusst das Denken ihr Handeln statt einer erfolgreichen zwischenmenschlichen Interaktion. Die Beteiligten erzeugen keinen Common Ground und kein einheitliches Verständnis, das ihre Perspektiven miteinander vereinen könnte.

Prinzip 4: Inhaltliche Redundanz durch direkte Kanäle fördert die Richtigkeit der kommunizierten Inhalte und deren Verständnis. An diesem Fall wird deutlich, wie wichtig eine angemessene inhaltliche Redundanz für ein einheitliches Verständnis akkurater Informationen ist, was wiederum einer sichereren Gesundheitsversorgung dient. Die Fachkräfte in diesem Fallbeispiel suchen unzureichend das direkte Gespräch miteinander (z. B. über Telefon oder persönlich), um zu überprüfen, ob ihre Wahrnehmungen und kognitiven Schlussfolgerungen korrekt sind. Stattdessen werden Informationen weiterhin vage und mehrdeutig enkodiert und dekodiert. Die Ungenauigkeit ihrer Kommunikation wird im Verlaufe des Falls so groß, dass der Patient nur knapp einer schweren Schädigung entgeht.

Ein weiterer wichtiger Aspekt ist die Tatsache, dass die Assistenzärztin in diesem Fall nicht auf das Dialogfenster der eGA reagiert. Dies veranschaulicht, dass eGAs zwar ein hilfreiches Mittel sein können, um den *quantitativen* Informationsaustausch zu gewährleisten. Sie eignen sich jedoch nicht dafür, ein einheitliches Verständnis der Informationen sicherzustellen, was für eine sichere und hochwertige Gesundheitsversorgung ausschlaggebend ist. Computerprogramme *strukturieren* also Informationen – sie erleichtern aber nicht den Kommunikationsprozess, der zu einem einheitlichen Verständnis dieser Informationen führt. Sie können daher bestenfalls als Gedächtnisstütze eingesetzt werden, um darauf hinzuweisen, dass Kommunikation stattfinden sollte. Aber ob Kommunikation *hochwertig* ist und *erfolgreich* verläuft, liegt weiterhin in den Händen der Akteure.

Kommunikationsstrategien nach Hannawa SACCIA

Folgende Handlungsweisen hätten diesen Zwischenfall verhindern können:
– Der erste Stationsarzt hätte bei seinem Gespräch mit dem Chirurgen den Umstand ansprechen können, dass er zum Zeitpunkt der geplanten Operation nicht mehr für die Einrichtung tätig sein wird.
– Der Chirurg hätte den Operationsplan mit dem neuen Stationsarzt besprechen können – bestenfalls auf persönlichem Wege. Solange der neue Stationsarzt noch nicht bekannt ist, könnte auch ein entsprechender Vermerk in der Gesundheitsakte vermitteln, dass dieses Gespräch noch stattfinden muss.
– Der neue Stationsarzt und die Assistenzärztin hätten ihre Kommunikation an die kulturellen Standards und Prozeduren der neuen Einrichtung anpassen können.
– Der neue Stationsarzt hätte seine postoperativen schriftlichen Anweisungen ausführlicher formulieren können.
– Die Assistenzärztin und der neue Stationsarzt hätten Rücksprache miteinander halten können, um sicherzugehen, dass ihr Verständnis der postoperativen Anweisungen deckungsgleich ist.
– Die Assistenzärztin hätte das Warnfenster in der eGA nicht überspringen sollen, sondern diese Warnung als Anlass dafür nehmen sollen, im direkten Dialog mit dem Stationsarzt abzuklären, ob für den Patienten tatsächlich keine VTE-Prophylaxe indiziert ist.

Kommunikationslehren für eine bessere Patientensicherheit und Versorgungsqualität

1○	2○	3○	4○	5○	6○	7○	8○	9○	10○
11○	12○	13○	14○	15○	16○	17○	18○	19○	20○
21○	22○	23○	24○	25○	26○	27○	28○	29○	30○

Wählen Sie aus den 30 Kommunikationslehrsätzen in Kapitel 6 diejenigen aus, die diesen Fall am treffendsten beschreiben und kreuzen Sie die entsprechenden Kästchen in dieser Checkliste an. Begründen Sie Ihre Wahl und erklären Sie, wie die einzelnen Lehrsätze mit diesem Fall zusammenhängen. Vergleichen Sie Ihre Antworten mit den Lösungsvorschlägen der Autoren auf Seite 297 des Buches. Gibt es Unterschiede? Diskutieren Sie alternative Lehrsätze, die zur Option standen und die Sie für Ihre Checkliste erwogen oder abgelehnt hätten.

Fragen zur Diskussion

1. Inwiefern trägt der Common-Ground-Trugschluss in diesem Fall zu dem Beinahe-Schaden des Patienten bei?

2. Welche Kommunikationsprinzipien erklären die zwischenmenschlichen Prozesse, die in diesem Fall zu dem Beinahe-Schaden am Patienten führen?

Übungen

1. **Leitlinien formulieren**
   In regelmäßigen Abständen müssen Krankenhäuser den Wechsel von Fachkräften organisieren, die sich in unterschiedlichen Ausbildungsphasen befinden. Beschreiben Sie ein krankenhausinternes System oder eine Leitlinie, die sicherstellen könnte, dass neue Mitarbeiter bereits *vor* dem Ausführen einer Behandlung erfolgreich über den Behandlungsplan informiert sind.

2. **Skript schreiben**
   Verfassen Sie ein Skript für eine andere Interaktion zwischen dem neuen Stationsarzt und der Assistenzärztin, in der beide Akteure zureichend auf den Kontext Bezug nehmen und somit erfahrungsbasierte Wahrnehmungsdifferenzen aus dem Weg schaffen.

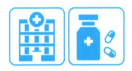

Fall 39: Abgesetzte Medikamente – sind sie wirklich abgesetzt?

Interinstitutionelle Kommunikation

Arzneimittelüberdosis, Unerwünschtes Ereignis

Klinischer Kontext: akute Notaufnahme mit anschließender Aufnahme in die Intensivstation (bilaterales subdurales Hämatom)
Kommunikationsrahmen: Interaktionen zwischen Notärzten und externem Apotheker
Ereignis: Kommunikationsfehler, der zu einer überdosierten Medikation des Patienten führt
Ergebnis für die Patientensicherheit: unerwünschtes Ereignis

Abdruck aus dem Englischen mit Genehmigung von AHRQ WebM&M. Erstabdruck des Falls in Mankey CG, Varkey P. Discontinued medications: are they really discontinued? AHRQ WebM&M [serial online]. Mai 2014, https://psnet.ahrq.gov/webmm/case/325.

Ein 69-jähriger Mann mit chronischem Vorhofflimmern und damit einhergegangenem Schlaganfall wird mit Warfarin und Aspirin behandelt. Er stellt sich mit starken Kopfschmerzen in der Notaufnahme vor. Ein Scan mittels STAT-Computertomographie (CT) zeigt bilaterale subdurale Hämatome. Seine INR (*international normalized ratio*) wird mit 4,9 als supratherapeutisch bewertet. Der Patient wird zur Beobachtung seines neurologischen Status auf die Intensivstation verlegt. Nachdem die schweren Kopfschmerzen behoben sind, wird ihm erneut Warfarin verabreicht, um das durch den vorherigen Schlaganfall erhöhte Risiko zu reduzieren (CHADS-Score liegt bei 3).

Ein Tag nach der Wiedereinnahme des Warfarin tritt erneut ein subdurales Hämatom auf. ❶ **Das Warfarin wird abgesetzt,** der Patient klinisch stabilisiert und nach Hause entlassen. Obwohl Warfarin nicht Bestandteil der Medikamentenliste des Patienten ist, ❷ **erhält der Patient nach den ersten Tagen zu Hause eine Lieferung vom Apothekenversand.** Zwar wundert er sich, dass das Paket Warfarin erhält, ❸ **er nimmt das Medikament jedoch wieder ein.**

Während der Nachuntersuchung fällt auf, dass die INR des Patienten erhöht ist. Weil die erhöhte INR als Folge der Wiedereinnahme des Warfarin erkannt wird, wird erneut eine CT des Kopfes durchgeführt. Erfreulicherweise zeigt die CT keine neue Hirnblutung.

In Reaktion auf diese Ereignisse ❹ **wird Warfarin mit „keinesfalls wieder einnehmen" auf der Allergieliste des Patienten vermerkt.** Als der zuständige Arzt jedoch einige Wochen später die Apotheke kontaktiert, ❺ **ist Warfarin immer noch auf** der **Medikamentenliste des Patienten als „aktiv" gekennzeichnet**, mit der Möglichkeit zum Nachbestellen. Der zuständige Arzt sorgt dafür, dass es sofort von der Liste entfernt wird.

Prinzipien der zwischenmenschlichen Kommunikation

1. Inhaltliche Redundanz durch direkte Kanäle fördert die Richtigkeit der kommunizierten Inhalte und deren Verständnis

❶ **Kommunikationsfehler der Suffizienz** (unterlassene Enkodierung)
Das Personal in der Notaufnahme versäumt es, die Apotheke über die Kontraindikation für das Medikament Warfarin zu informieren.

❷ **Kommunikationsfehler der Richtigkeit** (nicht gebotene Enkodierung)
Die Apotheke schickt dem Patienten Warfarin, obwohl es vom Arzt abgesetzt wurde.

❸ **Kommunikationsfehler der Richtigkeit** (fehlangewendete Dekodierung)
Der Patient deutet die Tatsache, dass ihm Warfarin per Post geschickt wurde, als Hinweis dafür, dass er das Medikament wieder einnehmen soll.

❸ **Kommunikationsfehler der Klarheit** (unterlassene transaktionale Kommunikation)
Der Patient kontaktiert weder das Krankenhauspersonal noch den Apotheker, um seine Unsicherheit bezüglich der Bedeutung der Warfarin-Sendung zu klären.

2. Kommunikation ist kontextgebunden

❹ **Kommunikationsfehler der Kontextualisierung** (unvollständige Enkodierung)
Die medizinischen Fachkräfte fügen Warfarin zu spät zur Allergieliste des Patienten hinzu (*chronologischer* Kontext).

❺ **Kommunikationsfehler der Kontextualisierung** (unvollständige transaktionale Kommunikation)
Das Krankenhauspersonal erzeugt mit dem Apotheker kein hinreichendes Verständnis über die Kontraindikation für Warfarin (*funktionaler* Kontext). Das Gespräch findet *zu spät* statt (*chronologischer* Kontext).

Diskussion

An diesem Fallbeispiel wird deutlich, dass alle Beteiligten aktiv zu einem Common Ground beitragen müssen, bevor sie ein einheitliches Verständnis erschaffen können. Um zu diesem Ziel zu gelangen, sind die Kommunikationsprozesse im vorliegenden

Fall weder quantitativ noch qualitativ hinreichend. Der Grund für diesen kommunikativen Mangel besteht hauptsächlich darin, dass die Fachkräfte generell davon ausgehen, andere würden auf verfügbare Informationen zugreifen, die sie in den Akten vermerkt oder bereits an andere Fachkräfte vermittelt haben. Sie treten ihre Verantwortung für den Kommunikationsprozess also ab, sobald sie ihre vermeintliche Pflicht als Sender einer Nachricht erfüllt haben. Statt Kommunikation bis zum erzielten Ende zu durchdenken und die Verantwortung für eine einheitliche Verständnisfindung aktiv zu übernehmen, steigen die Fachkräfte bereits ganz am Anfang aus dem Kommunikationsprozess aus.

Kommunikation so zu begreifen, als müsse man sich bloß gegenseitig den Ball zuspielen, ist problematisch – denn so kann man unmöglich die qualitative Ebene der Kommunikation bewerten. In welchem Ausmaß das Gegenüber die enkodierte Kommunikation empfängt und begreift, bzw. *ob* dies überhaupt geschieht, kann auf diese Weise nicht überprüft werden. Die Notaufnahme hätte beispielsweise nicht davon ausgehen sollen, dass der Apotheker den Vermerk über die Absetzung des Warfarin erhalten und verstanden hat. Das Personal hätte die neue medikamentöse Einstellung des Patienten direkt an die Apotheke vermitteln können, um sicherzugehen, dass deren Aufzeichnungen auch wirklich korrigiert werden. Im vorliegenden Fall fasst also keiner der Beteiligten Kommunikation als einen interaktiven Sinnfindungsprozess auf, für den jeder einen aktiven Einsatz bringen muss, um ein einheitliches Verständnis zu erzeugen.

Dieses Fallbeispiel hebt außerdem hervor, dass insbesondere den Patienten bei der sicheren und hochwertigen Versorgung eine wichtige Rolle zukommt. Patienten und Familienangehörige oder andere Begleitpersonen sollten sich immer aktiv an der Versorgung beteiligen. Im vorliegenden Fall hätte der Patient das unerwünschte Ereignis unterbinden können, indem er seine Verwunderung und Unsicherheit über die Medikamentenlieferung im direkten Gespräch mit dem Apotheker oder den medizinischen Fachkräften klärt. Der Patient hätte sich direkt mit dem Apotheker bzw. dem Krankenhauspersonal über die Sendung austauschen können, um die Richtigkeit seines Verständnisses der beabsichtigten Warfarin-Medikation sicherzustellen. Eine solche direkte Rücksprache (transaktionale Kommunikation) zwischen den Akteuren hätte das unerwünschte Ereignis noch im Entstehen unterbinden können.

Weiterhin macht dieser Zwischenfall deutlich, dass Kommunikation mehr als nur Worte umfasst. Schon die Tatsache, dass der Apotheker das Medikament verschickt, vermittelt eine nonverbale Botschaft an den Patienten, und der Patient vertraut dieser Botschaft letztlich mehr als den verbalen Entlassungsempfehlungen des Arztes. Daraus folgt, dass medizinische Fachkräfte stets darauf achten müssen, dass Botschaften nicht nur durch verbale Äußerungen entstehen. Auch nonverbalem Verhalten und sogar wahrgenommenem Nichtverhalten werden häufig kommunikative Bedeutungen entnommen, die inhaltlich relevant sind und zudem zwischenmenschliche Verhältnisse definieren.

Kommunikationsstrategien nach Hannawa SACCIA

Folgende Handlungsweisen hätten diesen Zwischenfall verhindern können:

- Das Personal der Notaufnahme hätte Warfarin unverzüglich auf die Allergieliste des Patienten setzen können.
- Das Personal der Notaufnahme hätte den Apotheker im direkten Kontakt darauf hinweisen können, dass bei dem Patienten eine Kontraindikation für Warfarin vorliegt.
- Der Apotheker hätte dem Patienten kein Warfarin liefern sollen, ohne sich vorher mit der Notaufnahme über mögliche Unverträglichkeiten zu verständigen.
- Der Patient hätte im direkten Dialog mit der Notaufnahme oder mit dem Apotheker klären können, warum ihm das Warfarin zugestellt wurde und wie er es zu Hause anwenden soll.

Kommunikationslehren für eine bessere Patientensicherheit und Versorgungsqualität

1 ◯	2 ◯	3 ◯	4 ◯	5 ◯	6 ◯	7 ◯	8 ◯	9 ◯	10 ◯
11 ◯	12 ◯	13 ◯	14 ◯	15 ◯	16 ◯	17 ◯	18 ◯	19 ◯	20 ◯
21 ◯	22 ◯	23 ◯	24 ◯	25 ◯	26 ◯	27 ◯	28 ◯	29 ◯	30 ◯

Wählen Sie aus den 30 Kommunikationslehrsätzen in Kapitel 6 diejenigen aus, die diesen Fall am treffendsten beschreiben und kreuzen Sie die entsprechenden Kästchen in dieser Checkliste an. Begründen Sie Ihre Wahl und erklären Sie, wie die einzelnen Lehrsätze mit diesem Fall zusammenhängen. Vergleichen Sie Ihre Antworten mit den Lösungsvorschlägen der Autoren auf Seite 297 des Buches. Gibt es Unterschiede? Diskutieren Sie alternative Lehrsätze, die zur Option standen und die Sie für Ihre Checkliste erwogen oder abgelehnt hätten.

Fragen zur Diskussion

1. Wenn Patienten und Familienangehörige aktiv in ihre Versorgung eingebunden werden, dann kann dies die Behandlungsergebnisse und die Patientensicherheit fördern. Hätte die Überdosis in diesem Fall vermieden werden können, wenn der Patient besser aktiviert worden wäre?

2. Wenn ja, wie hätten die Fachkräfte den Patienten in diesem Fall zu einer aktiven Teilnahme an seiner Behandlung motivieren können, um die Versorgung sicherer und hochwertiger zu gestalten?

Übungen

1. **Flussdiagramm zeichnen**
   Zeichnen Sie ein Flussdiagramm, worin Sie dem Verhalten der Beteiligten mindestens eine subjektive Vorannahme zuordnen. Notieren Sie, wie die jeweiligen Akteure die *Richtigkeit* ihrer Vorannahme mittels direkter zwischenmenschlicher Kommunikation überprüfen könnten.

2. **Zeitstrahl zeichnen**
   Veranschaulichen Sie anhand eines Zeitstrahls, was sich in diesem Fallbeispiel chronologisch ereignet. Notieren Sie für jede Handlung, wie sich die Akteure anders verhalten könnten, um ihre Kommunikation bis zum Ende zu durchdenken (d. h. bis hin zum Ziel eines einheitlichen Verständnisses).

Zusammenfassung

Gesundheitssysteme haben primär die Verbesserung bzw. den Erhalt der Gesundheit der Bevölkerung zum Ziel. Medizinische Fachkräfte streben danach, die Gesundheit einzelner Patienten zu verbessern bzw. zu erhalten. Die medizinische Ausbildung zielt darauf ab, individuelle Fachkräfte anzuleiten und sie auf eine hochwertige Versorgungspraxis vorzubereiten. Leider gelingt es häufig nicht, diese Ziele zu verwirklichen. Das Grundproblem liegt darin, dass den Kommunikationsprozessen zwischen Versorgern und Patienten bislang zu wenig Beachtung geschenkt wurde, obwohl diese Vorgänge für eine sichere und hochwertige Gesundheitsversorgung grundlegend sind.

Der Bericht „Crossing the Quality Chasm" des *Institute of Medicine* (IOM 2001) definiert eine hochwertige Gesundheitsversorgung als *sicher, effektiv, patientenzentriert, rechtzeitig, effizient* und *fair*. Patientensicherheit stellt also einen Grundpfeiler für die Versorgungsqualität dar. Als *sicher* gilt eine Behandlung dann, wenn sie vermeidbaren Patientenschaden ausschließt. Die Patientensicherheit muss ein fester Bestandteil der Organisationskultur sein, um effektiv Fehler zu vermeiden, die Auswirkungen unerwünschter Ereignisse zu mildern und Patientenschaden zu verringern. Patientensicherheit erfordert also eine gewissenhafte und kompetente Zusammenarbeit aller Beteiligten – dies beinhaltet sowohl die einzelnen Fachkräfte als auch das Gesundheitssystem, in dem sie arbeiten, sowie die Patienten und ihre Angehörigen.

Paradoxerweise tritt einer der größten Versorgungsmängel in Situationen auf, die den meisten vertraut sind – nämlich bei der zwischenmenschlichen Kommunikation. Bei nahezu allen medizinischen Vorgängen ist die Kommunikation das Mittel dafür, dass eine Versorgung überhaupt stattfinden kann. Dennoch handelt es sich dabei um einen Prozess, den weder die Versorgerseite noch die Patienten hinreichend analysieren bzw. verstehen. Daher ist es notwendig, Erkenntnisse aus der Kommunikationswissenschaft heranzuziehen. Sie liefert den theoretischen Überbau, damit Kommunikation in der medizinischen Praxis effektiv und angemessen abläuft. Nur auf diese Weise können die Qualität der Gesundheitsversorgung und die Patientensicherheit effektiv verbessert werden.

Der erste Teil dieses Buches führte in die Grundlagen der Kommunikationswissenschaft ein und zog daraus Lehren für eine sichere und hochwertige Gesundheitsversorgung. Die 39 Fälle im zweiten Teil des Buches wendeten diese Erkenntnisse auf klinische Praxisbeispiele an. Für einige Fälle wurde gezeigt, wie sich die Prinzipien in den Behandlungssituationen zum Teil gegenseitig beeinflussen. Darüber hinaus wurde erläutert, wann Kommunikationsprozesse Patienten schädigen können und wann sie Zwischenfälle unterbinden. An jede Falldiskussion schlossen sich Fragen zur weiteren Diskussion und praktische Übungen an, mit angeleiteter Anwendung der Kommunikationslehren aus dem ersten Teil des Buches. Letzteres soll Lehrkräften, Studie-

https://doi.org/10.1515/9783110537345-013

renden, Risikomanagern und Fachkräften als didaktisches Hilfsmittel dienen, um die Kommunikationsgrundsätze zu erlernen und auf die Praxis zu beziehen.

Der Übersicht halber wurden die 39 Fälle sechs Behandlungsphasen zugeordnet: Anamnese, Diagnose, Behandlungsplanung, Brückenzeit, Behandlung und Nachsorge. Zusätzlich wurden die Fälle auf die Konstellationen der Kommunikationspartner bezogen, d. h. auf Interaktionen zwischen Fachkräften und Patienten, Fachkräften und Angehörigen, innerhalb eines Teams, zwischen Individuen verschiedener Disziplinen, zwischen vielen Fachkräften aus mehreren Abteilungen und zwischen mehreren Einrichtungen. Es wurde auch auf die Art des Zwischenfalls verwiesen und auf die Dringlichkeit der Versorgungssituation. Die Fallbeispiele wurden danach ausgewählt, ob sie Situationen abbilden, die im medizinischen Alltag häufig eine sichere und hochwertige Patientenversorgung auf die Probe stellen: Medikation, Diagnose, Übergaben, Rechtzeitigkeit, postoperative Beobachtung, Wiederbelebungsmaßnahmen, Entlassungen, Operationen und Stürze.

Kommunikation ist eine grundlegende Tätigkeit des Menschen. Dennoch kennen sich medizinische Fachkräfte und Patienten zu wenig mit dem Kommunikationsprozess aus, um ihren Erfolg zu garantieren. Kommunikation ist schwieriger als es auf den ersten Blick scheint. Ein gemeinsames Verständnis zu erzeugen, scheitert häufiger als dass es gelingt. Selbst wenn Worte mit Bedacht gewählt werden, umfasst Kommunikation mehr als Worte und vermittelt viel mehr als nur Informationen. Sobald Kommunikation beginnt, kann man sie nicht mehr sich selbst überlassen und das Verständnis des Gegenübers voraussetzen.

Kommunikation ist nicht *in* Individuen verankert, vielmehr ist sie ein komplizierter und mitunter aufwendiger Prozess der *zwischen*menschlichen Verständnisfindung. *Mehr* zu kommunizieren heißt deshalb nicht unbedingt *besser* zu kommunizieren, und Kommunikation bricht nicht einfach so zusammen. Diesem in der Literatur häufig fehlverwendeten Begriff des Zusammenbruchs (engl. *communication breakdown*) liegt die Fehlannahme zugrunde, dass Kommunikation aus Teilprozessen besteht, die mehr oder wenig von allein ablaufen und, wenn sie scheitert, dies einzelnen Beteiligten zuzuschreiben ist. Die Probleme im Gesundheitswesen entstehen jedoch vor allem dann, wenn Kommunikation nicht *hinreichend* ist, nicht *korrekt* oder *klar* formuliert oder angemessen *auf den Kontext bezogen* wurde und nicht an das Gegenüber *angepasst* ist (s. Kapitel 2).

Menschen kommunizieren *sehr viel*, aber allzu häufig *nicht gut*. Unzureichende, inakkurate, unklare, unangepasste und kontextferne Kommunikation verursacht nicht nur kleine Ärgernisse im Alltag. In Hochrisikobranchen wie dem Gesundheitswesen kann sie Behandlungserfolge beeinträchtigen und die Patientensicherheit ernstlich gefährden. Leider werden Kommunikationsprobleme von vielen für unwichtig gehalten und Fehler häufig bei einzelnen Personen gesucht. Sich auf Individuen zu fokussieren, beschreibt jedoch das Problem nicht korrekt. In Wirklichkeit gehört Fehlkommunikation zum täglichen Leben dazu. Das liegt am Common-Ground-Trugschluss, der unsere Interaktionen mit anderen grundlegend dominiert, d. h., wenn wir mit anderen kommunizieren, halten wir sie für uns ähnlicher als es tatsächlich der Fall ist. Folglich verlassen wir uns oft darauf, dass unser Gegenüber von sich aus versteht, welche Absichten, Gedanken, Gefühle und Bedeutungen wir ausdrücken möchten. In Wahrheit ist es jedoch grundsätzlich *unmöglich*, dass zwei oder mehr Menschen ein absolut einheitliches Verständnis erzeugen, insbesondere, wenn sie unterschiedliche soziokulturelle bzw. berufliche Hintergründe haben (s. Kapitel 2).

Der elementarste Kommunikationsprozess findet zwischen zwei Kommunikationspartnern statt und lässt sich als Diagramm mit drei Schritten darstellen: (1) individuelles Enkodieren, (2) individuelles Dekodieren und (3) transaktionale (miteinander verhandelte) Sinnfindung. Allerdings ist es treffender, wenn wir uns diese Kommunikation als fortlaufendes, interaktives Aushandeln von Bedeutungswahrnehmungen vorstellen, bei dem zwei Parteien ihre zwischenmenschlichen Wahrnehmungsdifferenzen überwinden bzw. sich auf sie beziehen, um ein einheitliches Verständnis miteinander zu erzeugen. Da Aussagen aber nur annäherungsweise wiedergeben, was eine Person wirklich assoziiert, ist jeder Verständnisfindungsprozess eine zwischenmenschliche Herausforderung. Dazu spielen manchmal noch Motive und Ziele hinein, die nicht unbedingt nach einem einheitlichen Verständnis streben, was den Akteuren oft nicht einmal bewusst ist.

In diesem Buch wurden immer wieder die **neun Prinzipien der zwischenmenschlichen Kommunikation** betont, die als Merksätze für eine sichere und hochwertige Gesundheitsversorgung gelten können (s. Kapitel 2).

1. *Kommunikation vereint Gedanke, Symbol und Referent*
   Menschen konstruieren ein einheitliches Verständnis, indem sie Zeichen erschaffen, interpretieren und miteinander abgleichen. Dazu zählen Worte, Gestik, Erscheinungsbilder, Laute und Artefakte. Durch Kommunikation erschaffen Menschen also eine gemeinsame Realität.
2. *Kommunikation lässt sich nicht auf Teilprozesse reduzieren*
   Es handelt sich immer um den Austauschprozess in seiner Gesamtheit, der so lange fortgesetzt werden muss, bis ein einheitliches Verständnis erzielt wird.
3. *Kommunikation verfolgt verschiedene Ziele*
   Kommunikation bezweckt mehr als den bloßen Informationsaustausch. Andere Ziele beinhalten, jemanden zu beeindrucken, ein gutes Verhältnis aufrechtzuerhalten, Unsicherheit zu reduzieren, andere von einer bestimmten Handlung zu überzeugen, die eigene Privatsphäre zu schützen, Konflikte zu vermeiden oder aufzulösen usw.
4. *Kommunikation beinhaltet mehr als nur Worte*
   Verbale Aussagen werden immer von nonverbalen Ausdrücken oder Verhaltensweisen begleitet. Kommunikation fließt somit typischerweise durch mehrere Kanäle.
5. *Kommunikation vermittelt Fakten und definiert zwischenmenschliche Verhältnisse*
   Botschaften beinhalten neben Fakten immer auch relationale Informationen.

6. *Kommunikation ist kontextgebunden*
   Die Bedeutung von Aussagen und Verhaltensweisen hängt stark vom Kontext ab, in dem diese enkodiert, dekodiert und interpretiert werden. Der Kontext beinhaltet Ziele, vorangegangene gemeinsame Erfahrungen, zwischenmenschliche Hierarchiegefälle, das Timing und die Rechtzeitigkeit eines Gesprächs, die umgebungsspezifische Situation und soziokulturelle Konventionen.

7. *Kommunikation beruht auf subjektiven Vorannahmen und Wahrnehmungen*
   Hierin liegt häufig die Ursache für unterschiedliche Erwartungshaltungen, Interpretationen und die weitverbreitete Fehlannahme, dass andere schon verstehen werden, was gemeint ist.

8. *Inhaltliche Redundanz durch direkte Kanäle fördert die Richtigkeit der kommunizierten Inhalte und deren Verständnis*
   Das Wiederholen von Aussagen mittels möglichst direkter Gesprächskanäle erhöht die Wahrscheinlichkeit für eine einheitliche Verständnisfindung.

9. *Ein und derselbe Kommunikationsansatz kann zu verschiedenen Ergebnissen führen – und verschiedene Kommunikationsansätze zum gleichen Ergebnis*
   Es gibt zahlreiche Kommunikationswege, die zu ein und demselben Ergebnis führen, und bestimmte Botschaften können dabei effektiver sein als andere. Andererseits kann ein Kommunikationsweg in verschiedenen Situation zu unterschiedlichen Ergebnissen führen.

Außerdem führte das Buch die fünf **Hannawa SACCIA Kernkompetenzen für eine sichere Kommunikation** ein (Kapitel 4 und 5).

1. Sufficiency – Suffizienz

   Inwiefern zwischenmenschliche Kommunikation in inhaltlich quantitativ ausreichendem Maße erfolgt, um einen Common Ground und ein einheitliches Verständnis zu gewährleisten.

2. Accuracy – Richtigkeit

   Inwiefern die Beteiligten den Aussagegehalt richtig enkodieren und dekodieren und inwieweit sie ihre transaktionale Kommunikation miteinander als gemeinsamen Validierungsprozess einsetzen.

3. Clarity – Klarheit

   Inwiefern zwischenmenschliche Kommunikation strategisch oder unbeabsichtigt vage, mehrdeutig und unklar bzw. klar genug erfolgt, damit die ursprünglichen Absichten, Gedanken und Gefühle wie beabsichtigt verstanden werden, und inwieweit transaktionale Kommunikation als Mittel eingesetzt wird, um empfundene Unsicherheiten oder Unklarheiten aus dem Weg zu räumen.

4. Contextualization – Kontextualisierung

Sichere Kommunikation muss ausreichend in die jeweils vorhandenen Kontextebenen eingebettet sein. Das gilt sowohl für die Enkodierung und die Dekodierung als auch für den transaktionalen Kommunikationsprozess.

5. Interpersonal Adaptation – Zwischenmenschliche Anpassung

Inwiefern Kommunikation sich flexibel an die Bedürfnisse und Erwartungen des Gegenübers anpasst, die ad hoc geäußert werden (verbal oder nonverbal).

Unter sicherer Kommunikation verstehen wir solche zwischenmenschlichen Handlungen, die die Wahrscheinlichkeit dafür steigern, dass ein einheitliches Verständnis erzielt wird und somit optimale Behandlungsergebnisse erfolgen (s. Kapitel 5). Alle Beteiligten haben dabei die Aufgabe, einen Common Ground und ein einheitliches Verständnis miteinander zu konstruieren. Nur so können sie die Folgen von unvermeidbaren Missverständnissen unterbinden bzw. minimieren.

Die Fallbeispiele im zweiten Buchteil handeln von Zwischenfällen, die durch eine fehlerhafte Enkodierung, Dekodierung oder transaktionale Kommunikation entstanden sind. In den 39 Fällen entstehen die transaktionalen Fehler vor allem dann, wenn nicht überprüft wird, ob vermittelte Informationen tatsächlich erhalten wurden und ob sie komplett und korrekt verstanden worden sind. Aus den Fällen ergeben sich mehrere *Kernthemen* für die zwischenmenschliche Kommunikation in der Patientensicherheit:

1. *Zeit* – Darunter fallen Rechtzeitigkeit, Zeitaufwand, Dauer und Zeitpunkt der zwischenmenschlichen Kommunikation.
2. *Patientenzentrierte Behandlung* – Sie adressiert, inwiefern spontan auf explizit oder implizit geäußerte Bedürfnisse und Erwartungen von Patienten und Familienangehörigen eingegangen wird.
3. *Verwechslungen* – Gleiches Aussehen und Namensähnlichkeiten bei Medikamenten verursachen häufig Missverständnisse, die – wenn sie nicht kommunikativ korrigiert werden – zu Fehlmedikation und vermeidbarem Patientenschaden führen.
4. *Sicherheitskultur* – Sie liegt vor, wenn Versorger sich mit den Risiken auseinandersetzen, die durch unzulängliche, inakkurate, unklare, unangepasste und kontextferne Kommunikation (verbal oder nonverbal) entstehen, und dementsprechend sicherer miteinander kommunizieren.
5. *Digitalisierung* – Entgegen der hohen Erwartungen vereinfacht die Informationstechnologie im Gesundheitswesen die Kommunikation kaum. Sie stellt kein einheitliches Verständnis für die Beteiligten her, weil sie keine nonverbalen Botschaften beinhaltet und zudem den Prozess der gemeinsamen Verständnisfindung nicht unterstützt. Sie beinhaltet lediglich *Informationen*, die häufig unvollständig und unvermittelt bleiben. Dies stiftet einen unverlässlichen Common Ground. Dazu kommt, dass die beabsichtigten Adressaten oftmals nicht auf die

gespeicherten Informationen zugreifen. Die Technologie lenkt Fachkräfte zudem häufig davon ab, die von den Patienten enkodierten Botschaften direkt wahrzunehmen.

6. *Verhältnis zu Patienten und Angehörigen* – Patienten und ihre Familienangehörigen können zu ihrer Sicherheit beitragen, indem sie sich aktiv am transaktionalen Kommunikationsprozess mit Fachkräften beteiligen.

7. *Übergaben* – Übergaben beeinträchtigen häufig die *Quantität* und die *Qualität* der Kommunikation, weil Informationen verloren gehen, wenn sie durch zu viele Individuen hindurch ausgetauscht werden (s. *latente Kommunikation*).

Insgesamt veranschaulicht die Aufarbeitung der Fallbeispiele in diesem Buch, dass eine sichere zwischenmenschliche Kommunikation das Mittel zum Zweck ist, eine sichere und hochwertige Gesundheitsversorgung zu gewährleisten. Wird dieses Mittel kompetent eingesetzt, fördert es positive Behandlungsergebnisse. Ist Kommunikation jedoch unzureichend, inakkurat, unklar, unangepasst und kontextfern, kommt es zu Missverständnissen, die eine sichere und hochwertige Pflege ernstlich beeinträchtigen. Daher hoffen die Autoren, dass dieses Buch eine wertvolle Grundlage für umfassende Aus-, Weiter- und Fortbildungsmaßnahmen bieten kann. Es soll dabei helfen, evidenzbasierte Kommunikationsfertigkeiten in der Gesundheitsversorgung zu manifestieren, die wissenschaftlich fundiert sind und die sowohl in der Lehre als auch in der klinischen Praxis erfolgreiche Anwendung finden.

Schlusswort

Von der Patientensicherheit sind zuallererst die im System zu versorgenden und dort arbeitenden Menschen betroffen. Die Rahmenbedingungen der Versorgung durch eine zunehmende Fließbandmedizin und finanziellen Druck führen zu teilweise voraussehbaren Engpässen in der Versorgung. Die Folgen politischer Entscheidungen werden auf die Rücken der Gesundheitsberufe abgeladen. Aus einer falschen politischen Strategie des Wettbewerbs und der Ökonomisierung wird, im Zweifel, das individuelle Versagen eines einzelnen Arztes oder einer Pflegefachkraft. Burn-out, Rückzug aus der klinischen Versorgung und ein daraus resultierender Fachkräftemangel sind die Folgen. Das Problem nimmt große Ausmaße an.

Die Gegenstrategie basiert auf Aufklärung, Schulung und Verbesserung der Kommunikation und Zusammenarbeit der Gesundheitsberufe. Die Maßnahmen sind vielfältig (s. Handlungsempfehlungen des APS) und helfen den Gesundheitsberufen vor Ort, ihre Arbeitsbedingungen sicherer zu gestalten – für ihre Patienten und für sich selbst.

Die Motivation aller Gesundheitsberufe ist das Helfenwollen. Eine scheiternde Patientensicherheit ist die immer präsente, dunkle Seite der Berufsausübung. Es kann immer etwas schiefgehen. Niemand will das. Eine systematische Befassung mit dem Thema ist die Grundlage dafür, dass die Sicherheit zunimmt und somit die Qualität der Behandlung. Das Vertrauen in die Behandlung und in die Gesundheitsberufe nimmt damit ebenfalls zu.

Patientenversorgung ist immer ein zwischenmenschlicher Vorgang. Menschen machen Menschen gesund, und neben aller fachlichen Expertise ist die Beziehung zwischen Patient und Arzt bzw. Krankenpflege die Voraussetzung für eine erfolgreiche Behandlung. *„Medicine, even at its scientific best, is a social act"* (Davidoff 1997). Das Wesen der Beziehung zwischen Menschen beruht also auf *erfolgreicher Kommunikation*. Diese definiert die Kultur des Umgangs von Menschen. Nur dort, wo offen über Fehler und Beinahe-Ereignisse geredet werden kann – unabhängig davon, ob es sich um die Pflegeschülerin oder den Professor handelt –, können Ereignisse frühzeitig erkannt, vermieden und aus ihnen gelernt werden. „Reden rettet Leben" (Reader's Digest, Heft 10/2011) – diese Erkenntnis ist längst auf der populären Ebene angekommen.

Solche Kommunikationsfertigkeiten sind lernbar. Sie werden inzwischen an zahlreichen Universitäten den Medizinstudierenden beigebracht, in weiterführenden Kursen vermittelt und vom Bundesministerium vorangetrieben. Dieses Buch ist das derzeit umfassendste und methodisch am besten begründete Werk zu diesem Thema. Mittels einer aufwendigen kommunikationswissenschaftlichen Analyse unerwünschter Ereignisse führt es erstmals den Begriff **sichere Kommunikation** ein. Es zeigt: Eine sichere Kommunikation aller am Behandlungsprozess Beteiligten, inklusive der Patienten und deren Angehörigen, ist der Schlüssel zu einer besseren Patientensicherheit

https://doi.org/10.1515/9783110537345-014

und Versorgungsqualität. Eine sichere Kommunikation manifestiert sich in fünf konkreten kommunikativen Fertigkeiten (s. Hannawa SACCIA Typologie, Kapitel 5), die als evidenzbasiertes Vehikel für eine sicherere und bessere Gesundheitsversorgung dienen.

Die Autoren und Herausgeber freuen sich auf Ihre Rückmeldungen. Auch wir wollen lernen – und besser und sicherer werden.

Dr. med. Günther Jonitz
Präsident der Ärztekammer Berlin 1999–2017
Gründungsvorstand des Aktionsbündnis Patientensicherheit (APS)
und des Deutschen Netzwerks Evidenzbasierte Medizin (DNEbM)

Literatur

Agency for Healthcare Research and Quality (AHRQ). Common formats for patient safety data collection and event reporting. Federal Register. Rockville, MD: Agency for Healthcare Research and Quality. 2014;79:9214–9215.

Aktionsbündnis Patientensicherheit (APS). http://www.aktionsbuendnispatientensicherheit.de, letzter Zugriff 22.09.2017.

Aktionsbündnis Patientensicherheit (APS). Glossar. http://www.aps-ev.de/glossar, letzter Zugriff 22.09.2017.

Alicke MD, Govorun O. The better-than-average effect. In: Alicke MD, Dunning DA, Krueger JI (Eds). The self in social judgment. New York: Psychology Press; 2005.

Ärztliches Zentrum für Qualität in der Medizin (ÄZQMed). Krankenhaus-CIRS-Netz Deutschland. http://www.kh-cirs.de

Aspden P, Wolcott J, Bootman JL, Cronenwett LR (Eds). Preventing Medications Errors. Committee on Identifying and Preventing Medication Errors. Washington, DC: The National Academies Press; 2007.

Australian Institute of Health & Welfare and the Australian Commission on Safety and Quality in Healthcare. Sentinel events in Australian public hospitals 2004–2005 (AIHW Cat. No. HSE 51). Canberra, ACT, Australia: Australian Institute of Health & Welfare and the Australian Commission on Safety and Quality in Healthcare; 2007.

Barker L, Gladney K, Edwards R, Holley F, Gaines C. An investigation of proportional time spent in various communication activities of college students. J of Applied Comm Res. 1981;8:101–109.

Barnlund DC. A transactional model of communication. In. C. D. Mortensen (Eds). Communication theory (2nd edn, pp. 47–57). New Brunswick, New Jersey: Transaction; 2008.

Bassett RE, Whittington N, Staton-Spicer A. The basics in speaking and listening for high school graduates: What should be assessed? Communication Education. 1978;27:293–303.

Beatty MJ, Pascual-Ferrá P. Genetics and communication competence. In AF Hannawa & BH Spitzberg (Eds). Handbook of Communication Competence (pp. 273–288). Berlin: Walter de Gruyter; 2015.

Ben-Sira Z. The function of the professional's affective behavior in client satisfaction: a revised approach to social interaction theory. J Health Soc Beh. 1976;17:3–11.

Berlo DK. The process of communication. New York: Holt, Rinehart, & Winston; 1960.

Beyer M, Rohe J, Nicklin PJ, Haynes K. Communication and patient safety. In: Sandars J (Eds). ABC of patient safety. Hoboken, NJ: BMJ Books; 2009:16–19.

Blendon RJ, DesRoches CM, Brodie M, Benson JM, Rosen AB, Schneider E, Altman DE, Zapert K, Herrmann MJ, Steffenson AE. Views of practicing physicians and the public on medical errors. N Engl J Med. 2002;347(24):1933–1940.

Bleuler E. Das autistisch-undisziplinierte Denken in der Medizin und seine Überwindung. Heidelberg: Springer; 1919.

Bond CF, Kahler KN, Paolicelli LM. The miscommunication of deception: An adaptive perspective. Journal of Experimental Social Psychology. 1985;21:331–345.

Brasaite I, Kaunonen M, Suominen T. Healthcare professionals' knowledge, attitudes and skills regarding patient safety: a systematic literature review. Scand J Caring Sci. 2015;29(1):30–50.

Brennan TA, Leape LL, Laird NM, Hebert L, Localio AR, Lawthers AG, Newhouse JP, Weiler PC, Hiatt HH. Incidence of adverse events and negligence in hospitalized patients – results of the Harvard Medical Practice Study I. N Engl J Med. 1991;324:370–376.

Brook RH, Kamberg CJ, Mayer-Oakes A, Beers MH, Raube K, Steiner A. Appropriateness of acute medical care for the elderly: an analysis of the literature. Health Policy. 1990;14(3):225–242.

https://doi.org/10.1515/9783110537345-015

Chassin MR. Improving the quality of healthcare: what's taking so long? Health Aff (Millwood). 2013;32(10):1761–1765.

Chassin MR, Loeb JM. High-reliability healthcare: Getting there from here. The Milbank Quarterly. 2013;91(3):459–490.

Clark E. Language and representations. In: Dedre Gentner and Susan Goldin-Meadow (Eds). Language in Mind: Advances in the Study of Language and Thought, 17–24. Cambridge, MA: MIT Press; 2003.

Clark H. Using language. Cambridge, MA: Cambridge University Press; 1996.

Classen DC, Resar R, Griffin F, Federico F, Frankel T, Kimmel N, Whittington JC, Frankel A, Seger A, James BC. "Global trigger tool" shows that adverse events in hospitals may be ten times greater than previously measured. Health Aff (Millwood). 2011;30(4):581–589.

Council of the European Union. Council recommendations on patient safety, including the prevention and control of healthcare associated infections. Official Journal of the European Union. 2009;C151–156.

Coupland N, Wiemann J, Giles H. Talk as "problem" and communication as "miscommunication": An integrative analysis. In: Nikolas Coupland, Howard Giles and John Wiemann (Eds). "Miscommunication" and problematic talk, 1–49. Newbury Park: Sage; 1991.

Davidoff, Frank; Continuing Medical Education Ressources. JGIM. 1997:15–19. DOI:10.1046/j.1525-1497.12.s2.2.x

De Saussure F. Course in general linguistics. New York, NY: Philosophical library; 1959.

Deutsches Netzwerk Evidenzbasierte Medizin (DNEbM), http://www.ebm-netzwerk.de

DiMatteo MR, Hays RD, Prince LM. Relationships of physicians' nonverbal communication skill to patient satisfaction, appointment noncompliance, and physician workload. Health Psychol. 1986;5:581–594.

Donabedian A. The quality of care. How can it be assessed? JAMA. 1988;260(12):1743–1748.

Duck S. Meaningful Relationships: Talking, Sense, and Relating. Thousand Oaks, CA: Sage; 1994.

Egbert LD, Battit GE, Welch CE, Bartlett MK. Reduction of postoperative pain by encouragement and instructions of patients. A study of physician–patient rapport. N Eng J Med. 1964;270:825–827.

Farquhar CM, Kofa EW, Slutsky JR. Clinicians' attitudes to clinical practice guidelines: a systematic review. MJA. 2002;177:502–6.

Freidson E. Profession of medicine: a study of the sociology of applied knowledge. Chicago: University of Chicago Press; 1988 (Erstausgabe 1970).

Gesellschaft für Qualitätsmanagement im Gesundheitswesen (GQMG), http://www.gqmg.de, letzter Zugriff 22.09.2017.

Guerrero LK, Floyd K. Nonverbal communication in close relationships. New York: Routledge; 2006.

Hannawa AF. Miscommunication and error. In AF Hannawa & BH Spitzberg (Eds). Handbook of Communication Competence (pp. 683–711). Berlin: Walter de Gruyter; 2015.

Hannawa AF, Roter DL. TRACEing the roots: a diagnostic "Tool for Retrospective Analysis of Critical Events". Patient Educ Couns. 2013;93(2):230–238.

Harrison R, Cohen AW, Walton M. Patient safety and quality of care in developing countries in Southeast Asia: a systematic literature review. Int J Qual Healthcare. 2015;27(4):240–254.

Holt-Lunstad J, Smith TB, Baker M, Harris T, Stephenson D. Loneliness and social isolation as risk factors for mortality: A meta-analytic review. Perspect Psychol Sci 2015;10(2):227–237.

Holzer E, Thomeczek C, Hauke E, Conen D, Hochreutener MA. *Patientensicherheit: Leitfaden für den Umgang mit Risiken im Gesundheitswesen*. Wien: Facultas; 2005.

Hwang Y. Is communication competence still good for interpersonal media?: Mobile phone and instant messenger. Comput Hum Behav. 2011;27:924–934.

ICHOM. See http://www.ichom.org/who-we-are/

Ilott I. Incompetence: An unspoken consensus. In: John Raven and John Stephenson (Eds). Competence in the Learning Society, 57–66. New York: Peter Lang Publishing; 2001.

Institute for Safe Medication Practices (ISMP). ISMP's list of confused drug names. Updated February 2015, http://www.ismp.org/Tools/confuseddrugnames.pdf, letzter Zugriff 22.09.2017.

Institute of Medicine, Committee on Patient Safety and Health Information Technology, Board on Healthcare Services. Health IT and Patient Safety: Building Safer Systems for Better Care. Washington, DC: National Academies Press; 2011.

Institute of Medicine, Committee on Quality Healthcare in America. Crossing the quality chasm: a new health system for the 21st century. Washington, DC: National Academies Press; 2001.

Institut für Allgemeinmedizin, Johann Wolfgang Goethe-Universität Frankfurt. Fehlerlernsystem in der hausärztlichen Versorgung. http://www.jeder-fehler-zaehlt.de, letzter Zugriff 22.09.2017.

Institut für Patientensicherheit (IFPS), Friedrich-Wilhelms-Universität Bonn. www.ifpsbonn.de

Jha AK, Larizgoitia I, Audera-Lopez C, Prasopa-Plaizier N, Waters H, Bates DW. The global burden of unsafe medical care: analytic modelling of observational studies. BMJ Qual Saf. 2013;22(10):809–815.

Jha AK, Prasopa-Plaizier N, Larizgoitia I, Bates DW; Research Priority Setting Working Group of the WHO World Alliance for Patient Safety. Patient safety research: an overview of the global evidence. Qual Saf Healthcare. 2010;19(1):42–47.

IQME Institut für Qualitätsmessung und Evaluation. MB Monitor 2017: Ergebnisbericht der Mitgliederbefragung. https://www.marburger-bund.de, letzter Zugriff 22.09.2017.

Jones K. Miscommunication between pilots and air traffic control. Lang Probl Lang Plan. 2003;27(3):233–248.

Jonitz G, Barth S. Die Etablierung von Patientensicherheit national und international. Trauma Berufskrankh. 2013;15:154–159.

Jucker A, Smith S, Lüdge T. Interactive aspects of vagueness in conversation. J Pragm. 2003;35(12):1737–1769.

Kelly L, Keaten JA, Hecht M, Williams JA. Effects of reticence, affect for communication channels, and self-perceived competence on usage of instant messaging. Commun Res Rep 2010;27:131–142.

Kesten KS. Role-play using SBAR technique to improve observed communication skills in senior nursing students. J of Nurs Educ. 2010;50:79–87.

Klemmer ET, Snyder FW. Measurement of time spent communicating. J Commun. 1972;20:142.

Klinkhammer G. Top VII – Ärztliches Fehlermanagement/Patientensicherheit: Offenheit und Transparenz. Dtsch Arztebl. 2005;102(19):A-1352/B-1129/C-1069.

Klipfel JM., Gettman MT, Johnson KM, et al. Using high-fidelity simulation to develop nurse-physician teams. J of Cont Educ in Nurs. 2011;42: 347–357.

Kohn LT, Corrigan JM, Donaldson MS. To Err is Human: Building a Safer Health System. Institute of Medicine (US) Committee on Quality of Healthcare in America. Washington (DC): National Academies Press (US); 2000.

Landrigan CP, Parry GJ, Bones CB, Hackbarth AD, Goldmann DA, Sharek PJ. Temporal trends in rates of patient harm resulting from medical care. N Engl J Med. 2010;363(22):2124–2134.

Leatherman S, Sutherland K. Quality of care in the NHS of England. BMJ. 2004;328:E288.

Ledbetter AM. Measuring online communication attitude: Instrument development and validation. Communication Monographs. 2009;76:463–486.

Lee C. Managing perceived communication failures with affordances of ICTs. Comput Hum Behav. 2010;26:572–580.

Madea B, Doberentz E. Häufigkeit letaler Behandlungsfehler in deutschen Kliniken. Rechtsmedizin. 2015;25:179.

Mafela MJ. Cultural diversity and the element of negation. Intercultural Communication Studies. 2013;12(2):124–133.

Mahaffey, B. Couples counseling directive technique: A (mis)communication model to promote insight, catharsis, disclosure, and problem resolution. The Family Journal. 2010;18:45–49.

Makary MA, Daniel M. Medical error: the third leading cause of death in the US. BMJ. 2016;353:i2139.

Mazzocco K, Petitti DB, Fong KT, Bonacum D, Brookey J, Graham S, Lasky RE, Sexton JB, Thomas EJ. Surgical team behaviors and patient outcomes. Am J Surg. 2009;197(5):678–685.

McGlynn EA, Asch SM, Adams J, Keesey J, Hicks J, DeCristofaro A, Kerr EA. The Quality of Healthcare Delivered to Adults in the United States, NEJM. 2003;348(26).

McLoughlin V, Leatherman S. Quality or financing: what drives design of the healthcare system? Qual Saf Healthcare. 2003;12(2):136–142.

Meeks DW, Smith MW, Taylor L, Sittig DF, Scott JM, Singh H. An analysis of electronic health record-related patient safety concerns. J Am Med Inform Assoc. 2014;21(6):1053–1059.

Mortensen CD. Miscommunication. Thousand Oaks, CA: Sage; 1997.

Mustajoki A. 2012. A speaker-oriented multidimensional approach to risks and causes of miscommunication. Language and Dialogue. 2012;2:216–243.

National Center for Education Statistics. National Assessment of Adult Literacy (NAAL): A First Look at the Literacy of America's Adults in the 21st Century. Washington DC: U.S. Department of Education (NCES 206–470); 2003.

National Learning Consortium. Shared Decision Making Fact Sheet. December 2013. https://www.healthit.gov/sites/default/files/nlc_shared_decision_making_fact_sheet.pdf, letzter Zugriff 22.09.2017.

Nyqvist F, Pape B, Pellfolk T, Forsman AK, & Wahlbeck K. Structural and cognitive aspects of social capital and all-cause mortality: A meta-analysis of cohort studies. Social Indicators Res. 2014;116(2):545–566.

Ogden CK, Richards IA. The meaning of meaning: A study of the influence of language upon thought and of the science of symbolism (8th edn). New York, NY: Harcourt, Brace & Co; 1946.

Pannick S, Davis R, Ashrafian H, Byrne BE, Beveridge I, Athanasiou T, Wachter RM, Sevdalis N. Effects of Interdisciplinary Team Care Interventions on General Medical Wards: A Systematic Review. JAMA Intern Med. 2015;175(8):1288–1298.

Pfrimmer D. Teamwork and communication. J Cont Educ Nurs. 2009;40:294–295.

Philpott JS. The relative contribution to meaning of verbal and nonverbal channels of communicaton: A meta-analysis. Unpublished master's thesis, University of Nebraska, Lincoln; 1983.

Pinquart M, Duberstein PR. Associations of social networks with cancer mortality: A meta-analysis. Critical Rev in Oncology/Hematology. 2010;75(2):122–137.

Plattform Patientensicherheit. https://www.plattformpatientensicherheit.at, letzter Zugriff 22.09.2017.

Pronovost P, Needham D, Berenholtz S, Sinopoli D, Chu H, Cosgrove S, Sexton B, Hyzy R, Welsh R, Roth G, Bander J, Kepros J, Goeschel C. An intervention to decrease catheter-related bloodstream infections in the ICU. N Engl J Med. 2006;355(26):2725–2732.

PSNet. Glossary of terms, https://psnet.ahrq.gov/glossary

Reason J. The contribution of latent human failures to the breakdown of complex systems. Philos Trans R Soc Lond. Ser B, Biol Sci. 1990;327(1241):475–484.

Reason J. Human error. New York, NY: Cambridge University Press; 1990.

Schuster MA, McGlynn EA, Brook RH. How good is the quality of healthcare in the United States? Milbank Q. 2005;83(4):843–895.

Sedikides C, Gaertner L, Toguchi Y. Pancultural self-enhancement. J Personality Soc Psychol. 2003;84:60–79.

Seiler W, Beall M. Communication: Making connections (4th edn). Boston, MA: Allyn & Bacon; 2000.

Shannon CE, Weaver W. The mathematical theory of communication. Urbana, Illinois: University of Illinois Press; 1949.

Shor E, Roelfs DJ, Yogev T. The strength of family ties: A meta-analysis and meta-regression of self-reported social support and mortality. Soc Netw. 2013;35(4):626–638.

Spitzberg BH. Preliminary development of a model and measure of computer-mediated communication (CMC) competence. J of Comp–Mediat Commun. 2006;11:629–666.

Spitzberg BH. What is good communication? J of the Assoc for Communication Admin. 2000;29:103–119.

Spitzberg BH, Cupach WR (Eds). The Dark Side of Interpersonal Communication (2nd edn). Mahwah, NJ: Lawrence Erlbaum Associates; 2007.

Stiftung Patientensicherheit Schweiz. http://www.patientensicherheit.ch, letzter Zugriff 22.09.2017.

The Joint Commission. Improving America's hospitals: The Joint Commission's Annual Report on Quality and Safety 2007. www.jointcommissionreport.org, letzter Zugriff 22.09.2017.

The Joint Commission. Improving Transitions of Care: Hand-off Communications. Oakbrook Terrace, IL: Joint Commission Center for Transforming Healthcare; 2012.

The Joint Commission. Patient safety event types by year. https://www.jointcommission.org/se_data_event_type_by_year_/, letzter Zugriff 22.09.2017.

Twedell D, Pfrimmer D. Teamwork and communication. J of Cont Educ in Nurs. 2009;40:294–295.

Verdonik D. Between understanding and misunderstanding. J Pragmat. 2010;42:1364–1379.

Vincent C, Neale G, Woloshynowych M. Adverse events in British hospitals: preliminary retrospective record review. BMJ. 2001;322:517–519.

Vincent C, Taylor-Adams S, Stanhope N. Framework for analysing risk and safety in clinical medicine. BMJ. 1998;316(7138):1154–1157.

Von Bertalanffy L. General system theory: Foundations, development, application (rev. edn). New York, NY: George Braziller; 1968.

Vorauer J and Sakamoto Y. I thought we could be friends, but …: Systematic miscommunication and defensive distancing as obstacles to cross-group friendship formation. Psychological Science. 2006;17(4):326–331.

Vorauer J. Miscommunications surrounding efforts to reach out across group boundaries. Personality and Social Psychology Bulletin. 2005;31:1653–1664.

Wakefield J. Patient safety: From learning to action – first Queensland health report on clinical incidents and sentinel events. Brisbane, Queensland, Australia: Queensland Health; 2007.

Watzlawick P, Bavelas JB, Jackson DD. Pragmatics of human communication: A study of interactional patterns, pathologies and paradoxes. New York: Norton; 2014.

Weigand E. The standard case. J Pragmat. 1999;31:763–785.

White P, McGillis Hall L, Lalonde M. Adverse patient outcomes. In Nursing Outcomes. The State of the Science, 2nd edn (Doran D ed), 2010, Jones & Bartlett Learning, LLC, Mississauga, ON, 241–284.

Wilden A. System and structure: Essays in communication and exchange (2nd edn). New York, NY: Tavistock; 1972.

Wilson RM, Michel P, Olsen S, Gibberd RW, Vincent C, El-Assady R, Rasslan O, Qsous S, Macharia WM, Sahel A, Whittaker S, Abdo-Ali M, Letaief M, Ahmed NA, Abdellatif A, Larizgoitia I; WHO Patient Safety EMRO/AFRO Working Group. Patient safety in developing countries: retrospective estimation of scale and nature of harm to patients in hospital. BMJ. 2012;344:e832.

Woodward HI, Mytton OT, Lemer C, Yardley IE, Ellis BM, Rutter PD, Greaves FE, Noble DJ, Kelley E, Wu AW. What have we learned about interventions to reduce medical errors? Annu Rev Public Health. 2010;31:479–497.

World Health Organisation. Patient safety: making healthcare safer. Geneva: World Health Organisation, 2017.

World Health Organisation. The World Health Report 2000. Health systems: improving performance. Geneva: World Health Organisation, 2000.

World Health Organisation. Patients for Patient Safety, http://www.who.int/patientsafety/patients_for_patient/en/, letzter Zugriff 22.09.2017.

Wu AW (Eds). The value of close calls in improving patient safety. Oakbrook Terrace, IL: Joint Commission Resources; 2011.

Zegers M, de Bruijne MC, Wagner C, Hoonhout LHF, Waaijman R, Smits M et al. Adverse events and potentially preventable deaths in Dutch hospitals: results of a retrospective patient record review study. BMJ Qual Saf. 2009;18:297–302.

Lösungen

1. 3, 4, 5, 6, 7, 8, 10, 11, 12, 13, 15, 16, 17
2. 4, 6, 7, 8, 9, 10, 11, 12, 13, 15, 16, 17, 18, 19, 27, 29
3. 7, 9, 10, 11, 13, 16, 17, 18, 19, 27
4. 6, 7, 8, 10, 11, 12, 13, 15, 16, 20, 24, 27
5. 7, 8, 9, 10, 11, 12, 13, 15, 16, 17, 18, 19, 20, 28
6. 4, 6, 7, 8, 9, 10, 11, 12, 13, 16, 17, 18, 20, 27, 29
7. 1, 4, 7, 9, 11, 12, 13, 17, 18, 24, 26
8. 2, 4, 7, 11, 12, 13, 17, 18, 26, 27, 29
9. 3, 4, 5, 7, 8, 10, 11, 12, 13, 15, 16, 17, 18, 24, 27
10. 3, 5, 6, 8, 10, 11, 12, 13, 15, 16, 17, 18, 20, 24, 27
11. 3, 4, 5, 7, 8, 9, 10, 11, 13, 15, 16, 17, 18, 20, 27
12. 4, 7, 8, 10, 11, 12, 13, 16, 17, 18, 24, 25, 27
13. 1, 3, 4, 5, 6, 7, 8, 9, 11, 12, 13, 15, 16, 17, 18, 19, 20, 24, 27, 28, 29
14. 8, 11, 12, 13, 17, 18, 19, 20, 22, 26, 27, 28
15. 1, 4, 5, 7, 8, 11, 12, 13, 15, 16, 17, 18, 22, 24, 25, 27
16. 4, 6, 7, 8, 9, 10, 11, 12, 13, 15, 16, 127, 18, 19, 24, 25, 27, 28
17. 7, 8, 11, 12, 13, 15, 16, 17, 18, 19, 20, 21, 22, 24, 28
18. 7, 11, 13, 15, 16, 17, 18, 19, 20, 22, 24, 27, 28, 30
19. 6, 7, 8, 9, 10, 11, 12, 13, 16, 17, 18, 19, 22, 27
20. 1, 2, 4, 11, 12, 13, 17, 18, 26, 27, 29
21. 1, 3, 5, 7, 9, 10, 11, 13, 15, 17, 18, 26, 28
22. 4, 5, 6, 7, 8, 9, 11, 12, 13, 16, 17, 18, 20, 27, 28
23. 1, 3, 6, 7, 8, 10, 11, 12, 13, 15, 16, 17, 18, 20, 21, 24, 27
24. 4, 5, 6, 7, 8, 9, 10, 11, 12, 13, 15, 16, 17, 18, 20, 21, 27, 28
25. 4, 8, 10, 11, 12, 13, 15, 16, 17, 18, 20, 21, 24, 25, 27
26. 1, 2, 4, 11, 13, 16, 17, 26, 27, 28, 29
27. 1, 2, 4, 7, 8, 9, 10, 11, 13, 14, 16, 18, 23, 26, 27, 29
28. 3, 4, 5, 7, 9, 10, 11, 13, 15, 16, 18, 27, 29
29. 4, 10, 11, 12, 13, 15, 16, 17, 18, 20, 27, 29
30. 3, 4, 5, 6, 7, 8, 9, 10, 11, 12, 13, 15, 16, 17, 18, 27
31. 4, 6, 7, 8, 9, 11, 12, 13, 15, 16, 17, 18, 19, 24, 25, 27
32. 4, 7, 9, 11, 12, 13, 15, 16, 17, 18, 20, 27
33. 4, 6, 7, 8, 9, 10, 11, 13, 16, 17, 27, 28, 29, 30
34. 1, 4, 5, 7, 8, 11, 12, 13, 15, 16, 27, 29
35. 4, 7, 8, 11, 12, 13, 15, 16, 17, 18, 20, 23, 27, 28, 29
36. 1, 3, 4, 5, 7, 11, 12, 13, 15, 16, 17, 18, 27
37. 5, 10, 11, 12, 16, 18, 24, 27
38. 5, 8, 11, 17, 18, 22, 27
39. 1, 3, 5, 7, 9, 10, 11, 12, 13, 15, 16, 17, 18, 24, 27

https://doi.org/10.1515/9783110537345-016

Stichwortverzeichnis

https://doi.org/10.1515/9783110537345-017